監修　田尻 久雄
編集　田中 信治
　　　長南 明道
　　　武藤　学

改訂第4版

内視鏡診断のプロセスと疾患別内視鏡像

下部消化管

日本メディカルセンター

■監 修
田尻 久雄　東京慈恵会医科大学先進内視鏡治療研究講座教授

■編 集
田中 信治　広島大学大学院医歯薬保健学研究科内視鏡医学教授
長南 明道　仙台厚生病院診療管理者/消化器センター消化器内科部長
武藤 学　京都大学大学院医学研究科腫瘍薬物治療学教授

■執筆者 (執筆順)

田村 智　田村クリニック胃腸科・内科 理事長・院長
赤松 泰次　長野県立病院機構長野県立信州医療センター副院長/内視鏡センターセンター長
安藤 正夫　金上病院院長
佐野 寧　薫風会佐野病院消化器センター センター長/院長
斎藤 豊　国立がん研究センター中央病院内視鏡センター センター長/内視鏡科科長
鶴田 修　久留米大学医学部消化器病センター教授
向笠 道太　久留米大学医学部内科学講座消化器内科部門助教
草場 喜雄　久留米大学医学部内科学講座消化器内科部門助教
山本 博徳　自治医科大学内科学講座消化器内科学部門主任教授
斉藤 裕輔　市立旭川病院副院長/消化器病センター
中村 哲也　獨協医科大学医療情報センター教授・センター長
生沼 健司　にがみどう内科クリニック院長
寺野 彰　獨協学園理事長/獨協医科大学名誉学長
細江 直樹　慶應義塾大学医学部内視鏡センター専任講師
緒方 晴彦　慶應義塾大学医学部内視鏡センター教授・センター長
津田 純郎　進英会大阪内視鏡クリニック
岡 志郎　広島大学病院消化器・代謝内科診療准教授
田中 信治　広島大学大学院医歯薬保健学研究科内視鏡医学教授
西川 佳孝　京都大学大学院医学研究科腫瘍薬物治療学
堀松 高博　京都大学大学院医学研究科腫瘍薬物治療学助教
徳安 秀紀　久留米大学医学部内科学講座消化器内科部門助教
佐野 互　薫風会佐野病院消化器センター内科部長
住元 旭　広島大学病院内視鏡診療科/広島大学大学院医歯薬保健学研究科内視鏡医学
林 奈那　広島大学病院内視鏡診療科/広島大学大学院医歯薬保健学研究科内視鏡医学
渡辺 憲治　兵庫医科大学腸管病態解析学特任准教授
吉田 直久　京都府立医科大学大学院医学研究科消化器内科学講師
村上 貴彬　京都府立医科大学大学院医学研究科消化器内科学
内藤 裕二　京都府立医科大学大学院医学研究科消化器内科学准教授
松田 尚久　国立がん研究センター中央病院内視鏡科/検診センター センター長
玉井 尚人　東京慈恵会医科大学内視鏡科講師
稲場 勇平　市立旭川病院消化器病センター医長
藤谷 幹浩　旭川医科大学内科学講座消化器・血液腫瘍制御内科学分野准教授
工藤 進英　昭和大学横浜市北部病院消化器センター センター長・特任教授
片岡 伸一　昭和大学横浜市北部病院消化器センター助教
三宅 直人　上杉胃腸科内科クリニック副院長
長南 明道　仙台厚生病院診療管理者/消化器センター消化器内科部長
寺井 毅　寺井クリニック院長
阿部 哲史　武藤医院院長
永田 務　久留米大学医学部内科学講座消化器内科部門助教

五十嵐正広	がん研有明病院消化器センター下部消化管内科
浜本　順博	浜本クリニック理事長・院長
井上　拓也	いのうえ消化器内科クリニック院長
平田　一郎	大阪中央病院特別顧問
池上　雅博	東京慈恵会医科大学病理学講座教授
小林　広幸	福岡山王病院副院長 兼 消化器内科部長・消化器センター長/国際医療福祉大学教授
蔵原　晃一	松山赤十字病院消化器内科（胃腸センター）部長
渕上　忠彦	松山赤十字病院院長
長坂　光夫	藤田保健衛生大学消化管内科講師
大宮　直木	藤田保健衛生大学消化管内科教授
為我井芳郎	がん研有明病院内視鏡診療部
永田　尚義	国立国際医療研究センター消化器内科
鴫田賢次郎	広島市立安佐市民病院消化器内科/内科・総合診療科副部長 兼 内視鏡内科副部長
樫田　博史	近畿大学医学部消化器内科教授
山野　泰穂	札幌医科大学医学部消化器内科学講座准教授/同 附属病院内視鏡センターセンター長
松本　主之	岩手医科大学内科学講座消化器内科消化管分野教授
川崎　啓祐	岩手医科大学内科学講座消化器内科消化管分野助教
鳥谷　洋右	岩手医科大学内科学講座消化器内科消化管分野助教
中村昌太郎	岩手医科大学内科学講座消化器内科消化管分野准教授
笹田　寛子	ハワイ大学医学部病理
花房　正雄	神戸労災病院消化器内科副部長
岩男　　泰	慶應義塾大学病院予防医療センター教授・センター長
別府　剛志	福岡大学筑紫病院消化器内科助教
矢野　　豊	福岡大学筑紫病院消化器内科講師
平井　郁仁	福岡大学筑紫病院炎症性腸疾患センター診療教授
清水　誠治	大阪鉄道病院統括副院長
原田　　英	九州大学大学院病態機能内科学
江﨑　幹宏	九州大学大学院病態機能内科学講師
八板　弘樹	松山赤十字病院消化器内科（胃腸センター）部長
大城　由美	松山赤十字病院病理診断科部長
中村　　直	安曇野赤十字病院第一消化器内科部長
山本　香織	丸の内病院消化器内科科長
下平　和久	長野県立病院機構長野県立信州医療センター消化器内科部長
菅井　　有	岩手医科大学病理学講座分子診断病理学分野教授
上杉　憲幸	岩手医科大学病理学講座分子診断病理学分野講師
松田　　聡	松田病院理事長・院長

改訂第 4 版の序

　本書の初版は 2005 年に刊行され，好評のもと 2007 年には改訂 2 版が，2011 年には改訂 3 版が刊行されました．本書は，通常の書籍と異なり所見ごとに項目立てされているのが特徴です．すなわち隆起・陥凹といった所見を見て，その所見から質的診断に至るプロセスを鮮明で美しい内視鏡写真と簡潔な説明・フローチャートを用いて解説しています．また，疾患ごとにも大切な事項は疾患別内視鏡像の項にまとめて示し，最新のトピック・技術的なコツは充実したコラムに盛り込まれています．このように，本書は診療の現場での即戦力として，また，診断学を系統的に脳裏に焼き付けるためのテキストとして手離すことのできない最高の書籍の一つとして皆さんのお役に立ってきたものと自画自賛しております．

　今回，改訂 4 版を発刊することになりました．ここ数年の間に，NBI（Narrow Band Imaging），BLI（Blue Laser Imaging），LCI（Linked Color Imaging）などの画像強調観察（IEE；Image-Enhanced Endoscopy）を用いた新しい診断学が普及し，また，新しい分類も提唱され，日常の診療のなかでルーチン検査として導入されています．さらに，内視鏡のシステムも改良され内視鏡画像は著しく進歩しました．また，バルーン小腸内視鏡やカプセル内視鏡の普及と症例の集積によって，小腸疾患診断学も大きく進歩していますし，新しい疾患概念も構築されています．また，『大腸癌取扱い規約』『大腸癌治療ガイドライン』，さらに炎症性腸疾患の診断・治療指針や分類の改訂，新しい分類の提唱も相次いで行われ，内視鏡医が理解し身に付けねばならない新しい情報が山積しております．そこで，今回の 3 度目の改訂にあたり，最新の情報を詳しく解説するとともに，症例の差し替え・追加に加えて，各項目の内視鏡画像にも IEE 画像を追加していただきました．稀少疾患は比較的古い画像も使用されていますが，全体的にはかなり洗練された内容に更新しています．

　本書は，バルーン小腸内視鏡やカプセル内視鏡の画像診断学や改訂された種々の規約・指針や，新しいガイドラインの内容も盛り込み，最新の下部消化管診断学の情報を網羅した診療に必須の書籍となっていると思います．

　本書の読者は，消化器内視鏡専門医を目指す若手医師をターゲットにしています．最近，ESD（endoscopic submucosal dissection）などの内視鏡治療手技の修得ばかりに没頭し，診断学が軽視される風潮があります．良質の画像による正確で緻密な診断学を論理的・系統的に身につけてこそ，正しい治療方針の決定が可能であり，治療の確実性が得られることは論を待ちません．この改訂 4 版を是非とも座右に備えて新しい情報を整理し，日常の消化器病診療に役立てていただきたいと思います．

　最後に，ご多忙のなか快く改訂に協力して下さった諸先生に御礼申し上げますとともに，このような素晴らしい書籍を刊行する機会を下さり御協力頂いた日本メディカルセンターのスタッフに心から感謝致します．

2018 年立春

田中　信治
長南　明道
武藤　　学
田尻　久雄

改訂第 3 版の序 (抜粋)

　ここ数年の間に，NBI などの画像強調観察（IEE）を用いた新しい診断学が発展・普及し，日常の診療の中でルーチン検査として導入されつつあります．また，バルーン小腸内視鏡やカプセル内視鏡の普及によって，小腸疾患の診断学も大きく進歩しています．さらに，『大腸癌取扱い規約』『大腸癌治療ガイドライン』，『炎症性腸疾患の診断指針・治療指針』の改訂が相次いで行われ，内視鏡医が理解し身に付けねばならない新しい情報が山積しております．そこで，今回の 2 度目の改訂にあたり，この数年間で大きな飛躍を遂げた IEE による内視鏡診断について項を追加し詳しく解説するとともに，症例の差し替え・追加に加えて，各項目の内視鏡画像にも IEE 画像を追加していただきました．また，バルーン小腸内視鏡やカプセル内視鏡の画像診断学や改訂された種々の規約・指針や，新しいガイドラインの内容も盛り込み，最新の下部消化管診断学の情報を網羅した内容になっております．

　2011 年初秋

　　　　　　　田中　信治　　長南　明道　　武藤　　学　　田尻　久雄

改訂の序 (抜粋)

　今回の改訂にあたり，この 1 年で大きな飛躍を遂げた特殊光による内視鏡診断について項を追加し，改訂された種々の規約や，新しいガイドラインの内容も盛り込み，最新の情報を網羅して提供できる内容にするとともに，全体の内容も画像の追加・変更も含めて加筆していただき，この度改訂版として再刊行することとなった．

　本書は「論理的・系統的に診断学を学ぶことのできる書籍」を目指したが，多くの先生に必要とされたことは，すなわち診断学の重要性を認識し，学ぼうという内視鏡医が数多いということであり，大変喜ばしいことである．是非とも座右に備え，何度も読み込むことで己の血肉とし，質的診断に至るプロセスを学んでいただきたい．本書が，読者の日々の消化器診療に役立つことを願っている．

　2007 年春

　　　　　　　田中　信治　　長南　明道　　田尻　久雄

初版の序 (抜粋)

　診断学は，薬物治療・内視鏡治療・外科的治療などの治療方針を決定するうえで必要不可欠の重要なステップであり，正確な診断なくして正しい治療はありえない．

　消化管診断学には，日常診療で汎用されているものだけでも，X線造影検査，内視鏡検査，拡大観察，超音波内視鏡検査，体外式超音波検査，CT スキャン，MRI など多くの modality があるが，本書は，とくに内視鏡診断学を中心に初学者から中級者までの先生方に実践的に役に立つ内容を目指した．

　本書の最大の特徴は，各論を疾患別の項目立てのみでなく，所見別の項目立てにも力を入れた点である．疾患別の特徴的な内視鏡診断学に加えて，ひとつの内視鏡所見から導かれる鑑別診断の実際と多くの参考症例・その解説がたっぷり盛り込まれた本書は，内視鏡鑑別診断学を系統的に習得するためにきわめて有意義であると確信する．

　最近，内視鏡診断に関する成書も数多く出版されており，どの本を購入しようかと迷うことであろう．このようななかで，本書は他の成書とは異なった切り口から「小腸・大腸内視鏡診断学習得のための初級～中級者必須のテキスト」という観点で作成されたものであり，その内容は内視鏡専門医を目指す先生方が手に取ってすぐに役立つきわめて実践的な内容となっている．本書は，内視鏡診断学習得にきわめて有用な教科書であると，編集させていただいたわれわれも自画自賛している．

　2005 年盛夏

田中　信治　　長南　明道　　田尻　久雄

初版 (2005 年発行)，改訂第 2 版 (2007 年発行)
　監修　丹羽　寛文
　編集　田中　信治，長南　明道，田尻　久雄

改訂第 3 版 (2011 年発行)
　監修　田尻　久雄
　編集　田中　信治，長南　明道，武藤　　学

Contents

内視鏡診断のプロセスと疾患別内視鏡像

下部消化管

I. 総　論

1. 症状・身体所見から何を考えるか● 21

田村　智

腹痛と病態生理/21
便通異常/23
下　血/25
腹部膨満感（abdominal distension, abdominal fullness）/25
発　熱/27

2. 内視鏡検査の適応と禁忌● 29

赤松泰次

下部消化管内視鏡検査の心構え/29
適応と禁忌/29
インフォームド・コンセント/29
偶発症/31

3. 内視鏡検査の準備● 35

赤松泰次

前処置/35
前投薬/36
使用するスコープの特徴と選択/37
内視鏡機器の再生処理/38

4. 部位別解剖と正常内視鏡像● 41

田村　智

大腸の走行と部位別解剖/41
大腸の正常組織所見と血管支配/46

5. 大腸内視鏡挿入観察法● 48

佐野　寧, 斎藤　豊

スコープ操作の基本/48
内視鏡挿入法について/49
内視鏡観察の基本/53

6. 小腸内視鏡挿入観察法—バルーン法を中心に● 56

山本博徳

バルーン内視鏡の原理/56
ダブルバルーン電子内視鏡システム/57
シングルバルーン電子内視鏡/57
挿入方法/59
バルーン内視鏡による観察/61

7. カプセル内視鏡検査

（1）コヴィディエン・メドトロニック● 65…中村哲也，生沼健司，寺野　彰
PillCam SB3 カプセル内視鏡システムとそのメカニズム/65
パテンシーカプセルとそのメカニズム/66
PillCam SB3 カプセル内視鏡，パテンシーカプセルの保険適用対象・禁忌/68
検査法の概要/68
カプセル内視鏡用画像調節機能 FICE について/70

（2）オリンパス● 73…細江直樹，緒方晴彦
第一世代オリンパス社製カプセル内視鏡のメカニズム/73
検査の実際/74
読影の実際/75
第二世代オリンパス小腸カプセル内視鏡（EC-10）/76

8. 色素内視鏡観察● 78

津田純郎

色素内視鏡観察の種類，原理，特徴/78
色素散布の方法とコツ/80

9. 色素拡大観察● 83

岡　志郎，田中信治

色素拡大観察の臨床的意義/83
色素拡大観察を始める前に/83
色素拡大観察の手順と手技/84
コントラスト法による拡大観察/84
染色法による拡大観察/84
色素拡大観察と実体顕微鏡観察による pit pattern 一致率/87
コントラスト法と染色法によるV型 pit pattern の診断能/89

10. 画像強調観察（IEE）

（1）総　論● 91…田中信治
画像強調内視鏡観察法の分類/91
基本的原理/92
大腸腫瘍に対する NBI 拡大内視鏡観察の基本所見/92

NBI 拡大内視鏡観察のピットフォール/94
NICE 分類/96
JNET 分類/96

（2）NBI ● 101
　①スクリーニングにおける有用性/101　西川佳孝，堀松高博
　　NBI によるスクリーニングの検討/101

　②腫瘍・非腫瘍の鑑別/106　佐野　互，佐野　寧
　　大腸非腫瘍/腫瘍性病変に対する質的診断/106

　③組織型・深達度診断/111　住元　旭，林　奈那，田中信治

　④炎症性腸疾患での有用性/114　渡辺憲治
　　潰瘍性大腸炎に対するサーベイランス内視鏡の基本的事項/114
　　NBI による潰瘍性大腸炎サーベイランス内視鏡の実際/115
　　NBI から色素拡大内視鏡へ：colitic cancer/dysplasia に対する精査/116

（3）BLI ● 119…吉田直久，村上貴彬，内藤裕二
　　レーザー内視鏡の各種モードの特徴/119
　　小病変の検出/120
　　JNET 分類を用いた BLI 拡大観察/121
　　SSA/P の診断/123

（4）AFI ● 125…松田尚久，玉井尚人，斎藤　豊
　　AFI 画像の原理/125
　　AFI による大腸ポリープ拾い上げ診断能の評価/125
　　AFI による大腸病変の質的診断/126
　　症例呈示/126

11. 超音波内視鏡（EUS）● 129　　　　　斉藤裕輔，稲場勇平，藤谷幹浩

　　EUS（超音波細径プローブ）の適応/129
　　EUS の種類/129
　　EUS（超音波細径プローブ）の検査手技/129
　　正常大腸壁の HFUP 像/132
　　HFUP による早期大腸癌の深達度診断/132
　　HFUP による大腸粘膜下腫瘍の診断と治療/135

Ⅱ. 診断のプロセス

形態を表現する用語 ● 143　　　　　　　　三宅直人，長南明道

　　隆起性病変を表現する用語/143
　　陥凹性病変を表現する用語/144

目 次

［大　腸］

隆　起● 146
田中信治，岡　志郎

上皮性か非上皮性か？/146
単発か多発か？/148
随伴症状はないか？/149

ひ　だ● 168
寺井　毅，阿部哲史

腫瘍性病変に伴うひだの所見/168
炎症性病変に伴うひだの所見/169

陥　凹● 178
鶴田　修，向笠道太，永田　務

病変の発見/178
陥凹の有無の確認/178
陥凹主体の病変か，隆起主体の病変か？/179
陥凹の性状/179

アフタ・びらん● 191
五十嵐正広

腫瘍か非腫瘍か？/191
主病変の有無/191
注目すべき所見/192
病歴聴取/193

潰　瘍● 198
浜本順博，井上拓也，平田一郎

潰瘍性病変の鑑別におけるポイント/198

色　調● 214
寺井　毅，阿部哲史

腫瘍性病変に伴う色調の所見/214
炎症性病変に伴う色調の所見/215

血管透見● 228
斎藤　豊

炎症性疾患/228
過形成性ポリープ/229
腫瘍性病変/229

変形，狭窄・狭小化● 238
小林広幸，蔵原晃一，渕上忠彦

変形（狭窄・狭小化）の形態/238

随伴病変/239
好発部位/239
臨床像/239
他の画像所見/240

［小　腸］

隆　起 ● 254
岡　志郎，田中信治

上皮性か非上皮性か？/254
腫瘍性病変の内視鏡像について/254
内視鏡所見のみで診断できない場合には？/255

アフタ・びらん ● 260
長坂光夫，大宮直木

潰　瘍 ● 264
長坂光夫，大宮直木

Ⅲ. 疾患別内視鏡像

［大腸・小腸］

大腸癌取扱い規約の分類 ● 276
鵜田賢次郎，田中信治

解剖（腫瘍の占居部位）/276
肉眼型分類/276
内視鏡像　表在型大腸腫瘍の肉眼形態（0-Ⅰp 型・0-Ⅰsp 型・0-Ⅰs 型・0-Ⅱa 型・
0-Ⅱb 型・0-Ⅱc 型・複合型）
LST の細分類（顆粒均一型・結節混在型・扁平隆起型・偽陥凹型）
進行大腸腫瘍の肉眼形態（1 型・2 型・3 型・4 型）

大腸の pit pattern 分類 ● 288
樫田博史

内視鏡像　工藤分類（Ⅰ型・Ⅱ型・Ⅲs 型・ⅢL 型・Ⅳ型・Ⅵ型・Ⅴℕ型）
Ⅵ型 pit pattern の亜分類（Ⅵ型軽度不整・Ⅵ型高度不整）

JNET 分類（大腸腫瘍 NBI 拡大内視鏡所見統一分類） ● 292
住元　旭，田中信治

内視鏡像　JNET 分類（Type 1・Type 2A・Type 2B・Type 3）

目　次

大腸鋸歯状病変（SSA/P，TSA） ● 298

山野泰穂

大腸鋸歯状病変の分類/298
SSA/P，TSA の定義/298
SSA/P，TSA の内視鏡所見/298
取扱指針，癌化の特徴/299
　内視鏡像 ┃ SSA/P，Cancer in SSA/P

大腸ポリポーシスの分類と鑑別 ● 302

松本主之，川崎啓祐，鳥谷洋右

大腸ポリポーシスの分類/302
大腸ポリポーシスの内視鏡所見/302
　内視鏡像 ┃ 家族性大腸腺腫症，Peutz-Jeghers 症候群，若年性ポリポーシス，
　　　　　　　　Cowden 病，Cronkhite-Canada 症候群

大腸悪性リンパ腫の分類 ● 305

中村昌太郎，松本主之

大腸悪性リンパ腫の分類/305
大腸悪性リンパ腫の内視鏡所見/305
　内視鏡像 ┃ MALT リンパ腫・濾胞性リンパ腫・マントル細胞リンパ腫・DLBCL・
　　　　　　　　成人 T 細胞白血病/リンパ腫・末梢性 T 細胞リンパ腫

GIST（Gastrointestinal Stromal Tumor）の定義 ● 308

浜本順博，笹田寛子，平田一郎

GIST の定義とその病理組織学的特徴/308
GIST の発生部位および予後の組織学的評価について/309
大腸の GIST の特徴/309
他の消化管間葉系腫瘍との鑑別診断/310
　内視鏡像 ┃ GIST（直腸・小腸）

潰瘍性大腸炎の内視鏡所見 ● 313

岩男　泰

潰瘍性大腸炎の診断/313
潰瘍性大腸炎の内視鏡所見/313
　内視鏡像 ┃ 軽度・中等度・強度

潰瘍性大腸炎の内視鏡分類 ● 316

五十嵐正広

潰瘍性大腸炎の内視鏡分類/316
潰瘍性大腸炎の Matts 分類（内視鏡的重症度）/317
Mayo スコア/317
UCEIS/317
　内視鏡像 ┃ 潰瘍性大腸炎の Matts 内視鏡分類（Grade 2・3・4）

大腸クローン病の内視鏡所見● 320
岩男　泰

クローン病の診断/320
クローン病の典型的な内視鏡所見/321
内視鏡像 ▎縦走潰瘍・敷石像・縦列する小不整形潰瘍・上部消化管病変

小腸クローン病の内視鏡所見● 324
別府剛志，矢野　豊，平井郁仁

クローン病の分類についての概説・現況/324
クローン病小腸病変の内視鏡像/324
内視鏡像 ▎縦走潰瘍・敷石像・不整形〜類円形潰瘍・アフタ

感染性腸炎の分類と鑑別● 326
清水誠治

感染性腸炎の分類/326
感染性腸炎の内視鏡所見と鑑別診断/327
内視鏡像 ▎カンピロバクター腸炎・サルモネラ腸炎・腸管出血性大腸菌感染症・
Clostridium difficile 感染症・エルシニア腸炎・腸結核・
アメーバ性大腸炎

虚血性腸炎の重症度分類● 330
松本主之，川崎啓祐

虚血性大腸炎の病型/330
虚血性大腸炎の重症度分類/330
内視鏡像 ▎急性期・治癒期・瘢痕期

薬剤性大腸炎の分類と特徴● 333
松本主之，鳥谷洋右，蔵原晃一

薬剤性大腸炎の病態と診断/333
薬剤性大腸炎の分類と内視鏡所見/333
内視鏡像 ▎偽膜性大腸炎・出血性大腸炎・NSAIDs 起因性大腸炎

腸の血管性病変の分類● 336
浜本順博，平田一郎

動静脈奇形（AVM）/336
血管拡張症（angioectasia）/337
血管の腫瘍性病変/337
内視鏡像 ▎虚血性腸炎・動静脈奇形・海綿状血管腫・血管拡張症・放射線照射性腸炎・静脈
硬化性虚血性腸炎・直腸静脈瘤

特発性腸間膜静脈硬化症● 340
原田　英，江﨑幹宏，松本主之

臨床病理学的所見/340
X 線・内視鏡所見/340
内視鏡像 ▎下部消化管内視鏡所見・注腸 X 線検査・腹部単純 CT 検査

目　次

Collagenous colitis ● 343
蔵原晃一，八坂弘樹，大城由美

臨床病理学的所見/343
内視鏡所見/344

内視鏡像 ｜ 血管増生・顆粒状粘膜・ひび割れ様所見・縦走潰瘍・粘膜裂創

Cap polyposis ● 348
中村　直，赤松泰次，山本香織

Cap polyposis の疾患概念および自覚症状/348
Cap polyposis の内視鏡所見および病理組織所見/348

内視鏡像 ｜ 典型像・地図状発赤・生検組織像

粘膜脱症候群 ● 350
赤松泰次，下平和久

粘膜脱症候群の疾患概念/350
直腸粘膜脱症候群の臨床症状/350
直腸粘膜脱症候群の診断/350
鑑別診断/350
直腸粘膜脱症候群の治療/351

内視鏡像 ｜ 隆起型・潰瘍型

［その他］

大腸疾患の病理組織 ● 353
菅井　有，上杉憲幸

大腸粘膜内腫瘍性病変は通常型腺腫，粘膜内癌，鋸歯状病変に大別される/353
大腸の粘膜内癌の概念は本邦と欧米で近接してきている/354
鋸歯状病変の分類は独立した分類が望ましい/354
大腸癌の組織分類は本邦と WHO では基本設計が異なっている/355
IBD の病理診断/357

病理組織像 ｜ 大腸腫瘍性病変（通常型腺腫）
大腸腫瘍性病変および腫瘍類似病変（粘膜内癌・鋸歯状病変・SSA/P・大腸癌）
大腸炎症性病変（潰瘍性大腸炎・クローン病・虚血性腸炎・アメーバ赤痢・偽膜）

内視鏡医が知っておくべき肛門病変 ● 369
松田　聡

概説/369
各種肛門病変の特徴/370

画　　像 ｜ 痔核および痔核と間違いやすい疾患（内痔核・直腸ポリープ・血栓性外痔核・肛門皮垂・直腸粘膜脱・ホワイトヘッド肛門）肛門周囲膿瘍・痔瘻・膿皮症・裂肛・尖圭コンジローマ・毛巣瘻・直腸瘤・直腸脱・肛門ポリープ・肛門帯状疱疹・壊疽性筋膜炎・クローン病・出産時会陰裂傷
肛門部悪性疾患（痔瘻癌・扁平上皮癌・Paget 病・Pagetoid 現象・肛門管癌・肛門部悪性リンパ腫）

Column

- 空気量/安藤正夫 …………………………………………………… 34
- 粘液の洗浄（大腸）/鶴田　修，向笠道太，草場喜雄 ……… 55
- 受動湾曲細径スコープ/斉藤裕輔 …………………………… 64
- 生検すべき場所（大腸）/鶴田　修，向笠道太，徳安秀紀 ……… 105
- Endocytoscopy（EC）分類（大腸）/工藤進英，片岡伸一 …… 138
- クッションサイン/松田尚久，佐野　寧 …………………… 167
- 大腸腫瘍の発育様式―PG・NPG 分類/池上雅博 ………… 212
- 悪性黒色腫の大腸転移/田村　智 …………………………… 227
- blue rubber bleb nevus（BRBN）症候群/田中信治 ………… 237
- 大腸腫瘍と生検/田中信治 …………………………………… 253
- AIDS の下部消化管病変/為我井芳郎，永田尚義 …………… 271
- 早期大腸癌の治療の原則と根治度判定/田中信治 ………… 286
- 『大腸癌取扱い規約』の記載を再確認
　―内視鏡的摘除標本の切除断端の評価を中心に/田中信治 …… 291
- 大腸癌のハイリスクとは？/松田尚久，佐野　寧 ………… 295
- 大腸 SM 癌の浸潤距離実測法/田中信治 …………………… 296
- 鉗子触診/安藤正夫 …………………………………………… 311
- aberrant crypt foci/花房正雄，佐野　寧 …………………… 312
- 大腸病変術前のマーキング/安藤正夫 ……………………… 347

I 総 論

1. 症状・身体所見から何を考えるか　21

2. 内視鏡検査の適応と禁忌　29

3. 内視鏡検査の準備　35

4. 部位別解剖と正常内視鏡像　41

5. 大腸内視鏡挿入観察法　48

6. 小腸内視鏡挿入観察法
   —バルーン法を中心に　56

7. カプセル内視鏡検査　65

8. 色素内視鏡観察　78

9. 色素拡大観察　83

10. 画像強調観察（IEE）　91

11. 超音波内視鏡（EUS）　129

1．症状・身体所見から何を考えるか

田村　智

　腹腔内の各種臓器の障害で，同じような腹部症候を呈することがあるため，単純に消化管や下部消化管の症候に限って述べることは困難である．ここで扱う各症候では，おもに消化管疾患と関連する一般的な症候について述べ，そのなかで下部消化管に関連する事項を強調するようにした．

腹痛と病態生理

　腹痛を主訴とする疾患はきわめて多岐にわたっているため，単に「お腹が痛い」というだけでは，病態と疾患を特定することは困難である．また，痛みの程度は，個人差があり，客観的に評価することが難しいため，原疾患の重篤さをそのまま表しているわけでもない．また，腹部臓器だけでなく，血管系，泌尿生殖器や心疾患などでも腹痛を訴えることが，その病態を複雑にしている．そのため，基本的な診察手技である，問診・視診・触診・打診・聴診から，その局在性・重篤度・緊急性などを判断する必要がある．

1．病　　態

1）内臓痛（visceral pain）

　内臓神経を介して伝えられる痛み．臓器の腫脹に伴う皮膜の伸展，腸管内圧の上昇や強い攣縮に伴う痛みで，シクシクした感覚の気分が悪くなるような鈍痛である．境界は不明瞭で，上腹部中央から臍周囲に感じる．急性虫垂炎の初期に感じる心窩部痛や，胆石発作の初期・間欠期にしばしば訴える心窩部の鈍痛がこの疼痛である．自律神経症状（悪心・嘔吐，発汗，頻脈，徐脈）を伴うこともある．

2）腹膜刺激痛

　壁側腹膜や腸間膜に炎症・刺激が加わったときに発生する．自律神経症状を伴うこともある．

3）関連痛（referred pain）

　障害臓器と同レベルの脊髄支配を受ける皮膚・筋肉に感じる痛みである．痛みは，広範囲に普遍的に感知されるが，病変のみに限局しない鋭く，境界明瞭なキリキリした痛みである．臓器に限局した段階の炎症性病変に伴う腹痛・関連痛は，Head 帯といわれる皮膚の限局した知覚過敏・痛覚過敏を伴って現れるのが一般的で，軽度の場合は知覚過敏帯のみが現れる．

4）放散痛（radiating pain）

　一つの脊髄分節では説明困難な，遠隔部への痛みの投影である．直腸疾患では仙骨部へ，十二指腸潰瘍穿孔や胆石症では右肩甲骨へ，食道疾患では左鎖骨上窩や左腋窩への放散痛を自覚することがある．

I．総　論

5）心因性疼痛

　　心理的因子に反応して起こる，消化管の異常による痛み（胃痛，蠕動亢進など）．

2．種　類

1）疝　痛（colicky pain）

　　腸管に代表される，周期的に消長する痛みで，圧迫や暖めることで軽快する．腸疝痛は，階段状に増強し，その頂点で急に消失するのが特徴的である．胆道疝痛は，階段状に増強するが，その頂点でしばらく持続し，次第に軽減するのが特徴，といわれている．

2）持続性刺激痛

　　臓器の破裂・穿孔・強い炎症などに伴って発生する痛みで，圧迫で増強する．

3）持続性鈍痛

　　軽度の腸管内圧の上昇など，さまざまな原因で発生するもっとも多い腹痛である．

3．痛みの局在と疾患

1）腹部全体

　　胃腸炎や過敏性腸症候群でみられる程度の軽い痛みから，汎発性腹膜炎の急激な痛みまである．

2）心窩部痛（epigastric pain, epigastralgia）

　　上部消化管疾患，肝胆道疾患，膵疾患，虫垂炎の初期などで認める．胃・十二指腸潰瘍ではこの部位に痛みを自覚することが多く，疝痛であることが多い．肝胆膵疾患では背部痛を伴うことが多い．逆流性食道炎の訴えもこの部位に多い．心筋梗塞も念頭においておくことも重要である．

3）右季肋部痛（right hypochondriac pain, right hypochondralgia）

　　胆石症に伴う胆囊・胆管炎，十二指腸潰瘍が代表的．右側尿路疾患でも認める．肝炎でもこの部位に，軽い持続性の痛みを自覚する．肺・胸膜炎も念頭におく．

4）左季肋部痛（left hypochondriac pain, left hypochondralgia）

　　まず膵疾患を疑うが，胃・脾臓・左側尿路疾患でも認める．肺・胸膜炎も念頭におく．

5）右下腹部痛

　　まず虫垂炎を疑うが，上行結腸憩室炎，急性腸炎，クローン病，移動盲腸，尿路結石，卵巣囊腫茎捻転，右鼠径ヘルニアなどでも認める．急性腸炎や過敏性大腸でもこの部位の痛みを訴える場合がある．

6）左下腹部痛

　　急性・慢性大腸炎，潰瘍性大腸炎，クローン病，虚血性大腸炎，S状結腸憩室炎，便秘症，過敏性大腸，尿路結石，左鼠径ヘルニアなどで認める．

7）臍下部痛

　　6）で挙げた疾患で認められるほかに，限局性の腹膜炎や癌播種の好発部位でもある．

4．腹痛の原因

　　腹痛の原因としては，**表1**のごとく多くの疾患が挙げられる．

　　小腸疾患では，急性腸炎による痙攣性の痛みと慢性疾患の狭窄に由来する痛みが多く，食後20分くらい経過して自覚する．大腸疾患では，腫瘍・炎症・過敏性腸症候群などに

表1 腹痛の原因

1）悪性疾患：大腸癌などの癌腫	11）婦人科系疾患：子宮内膜症，月経痛，卵巣囊腫茎捻転，骨盤の炎症性疾患，卵巣癌
2）腸閉塞	
3）虚血性腸炎	
4）腹膜炎（限局性，汎発性）	12）細菌，ウイルス等の感染とそれに伴う毒素：食中毒（サルモネラ菌，赤痢菌によるもの），ウイルス性胃腸炎，虫垂炎，憩室炎，腹膜炎
5）消化性潰瘍に伴う病態	
6）膵胆道疾患，肝疾患：胆囊・胆管炎，肝炎	
7）腹膜伸展	13）ヘルニア
8）腸管の機能異常と過剰なガス：過敏性腸症候群，消化不良，乳糖不耐症	14）代謝疾患：ポルフィリン症，Zollinger-Ellison症候群，原発性副甲状腺機能亢進
9）動静脈系疾患	15）外傷
10）泌尿器系疾患：感染症，結石	16）心因性など

伴って起こるが，排便排ガスと関連して症状が変化することが多い．

これらの鑑別には，痛みの発生時期，持続時間，部位，性状，程度や，悪心・嘔吐，便の性状などについて問診した後，発熱の有無，圧痛点（tenderness），筋性防御（muscular defense），反跳痛（Blumberg's sign）といった理学的所見から疾患を同定していく．

5．緊急の処置を要する所見

緊急の処置を要する所見には，
1）悪心や発熱を伴い，痛みが激しいもの
2）筋性防御や反跳痛を伴うもの
3）吐・下血を伴うもの
などがある．

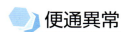

便通異常

1．下　痢

水様便を頻繁に排泄する状態であり，便中水分量が増加するために発生する．正常の便中水分量は，100〜200 g/dayであり，それ以上になった場合に発生する．その程度は，原因疾患や便中水分量に左右される．排泄回数が多くても，有形便である場合は頻便であり，下痢と区別する．

下痢の多くは腸の感染症によって起こり，通常は短期で軽快する自己制限型であり，薬物治療なしでも数日で軽快する場合が多い．

下痢症は，いくつかの種類に分類されるが，急性か慢性か，血便や全身症状を伴うか否かで，原因疾患がある程度推測可能となる（**表2**）．

2．便　秘

なんらかの原因で排便回数の減少に伴う便中水分量が減少して，排出困難となった状態であるが，腹部膨満感や腹痛，不快感などは個人差があるため，単純に排便回数や排便量から定義することは困難である．

Ⅰ．総　論

表2　下痢の種類と原因

1）水様性下痢 　**a．浸透圧性下痢**：薬剤，食物の吸収障害により腸管内浸透圧が上昇することが，腸管内への水分の分泌をきたす. 　　①Mg^{2+}製剤 　　②難吸収性有機イオン：乳糖不耐症，ラクツロース 　　③胃切後・短腸症候群：脂肪などの栄養素吸収障害，乳糖不耐症をきたす. 　　④回腸末端部の病変：胆汁酸吸収障害 　**b．分泌性下痢**：腸管粘膜障害，細菌毒素，ホルモンなどによるactive secretionが起こることで発生. 　　①感染性腸炎：細菌の細胞内侵入に伴う粘膜障害型と菌体内毒素型，ウイルス，寄生虫による場合がある. 　　　発熱,腹痛,下痢という共通の症状があるが，サルモネラ腸炎のように1年を通じて高頻度にみられるものから，腸炎ビブリオのように夏季に多いものがあり，起因菌推測に役立つ. 　　②非感染性粘膜障害：クローン病，潰瘍性大腸炎,虚血性腸炎，放射線腸炎，薬剤性（NSAID，抗生物質，抗癌剤など），アレルギー性	③腫瘍性：ポリポーシス，絨毛腫瘍，大腸癌，カルチノイド，など 　　④脂肪性：食物脂肪中のオレイン酸がNa$^+$と水の吸収を抑制する（膵疾患，小腸疾患）. 　　⑤胆汁酸性：抱合型が腸内細菌で非抱合型となることによる. 　　⑥ホルモン産生腫瘍：Zollinger-Ellison症候群（ガストリン），WDHA症候群（VIP），カルチノイド 　**c．通過時間の異常** 　　①遅い場合：食物の停滞，細菌の増殖による脂肪性・胆汁性の下痢.原因疾患としては，糖尿病，消化管狭窄，アシドーシス，盲係蹄症候群，強皮症などが挙げられる. 　　②速い場合：消化吸収が間に合わずに腸管内容が増加した状態で通過することによる.過敏性腸症候群，甲状腺機能亢進症などによる. 　**d．Collagenous colitis**：PPIやNSAIDなどの薬剤に起因する場合が多い.水様性の下痢をきたす. **2）刺激性下痢　少量・頻回の排便を呈する.** 　**a．過敏性腸症候群**：慢性下痢の多くの原因である. 　**b．炎症性疾患**：IBD，憩室炎，虫垂炎，骨盤内炎症など 　**c．直腸・肛門腫瘍**

表3　便秘の種類と原因

1）器質的便秘：腫瘍，腸管の癒着，炎症性腸疾患に伴う狭窄などで発生する.
　a．管内性：腫瘍・炎症に伴う狭窄，S状結腸過長症，ヒルシュスプルング病
　b．管外性：腹腔内臓器の腫瘍・炎症，術後癒着，ヘルニア
2）機能的便秘：腸管運動と腸管分泌が関与.生活習慣や精神的変化に伴って一時的に発生する便秘や，イレウスなどの腹部疾患などに伴って急に発生する便秘と，以下に述べる慢性的な便秘がある.
　a．慢性弛緩性：Auerbach神経叢の興奮が不完全であるための蠕動低下が原因で，もっとも多い便秘.便の停滞時間が長くなり，硬便となる.低残渣食の摂取，胃-結腸反射の減弱（幽門狭窄，小食，朝食を摂らない），安静臥床，高齢者，便意をこらえる習慣，などが原因となる.女性の習慣性便秘に多い原因である.
　b．慢性痙攣性：運動は亢進していても，便を肛門側へ送り出す協調的な運動が障害されている.S状結腸を中心とする緊張が亢進し，糞便の直腸内への送り出しが阻害され，水分吸収も亢進し，硬い兎糞状となる.腹痛を伴うことが多い.便秘下痢交代型過敏性腸症候群の原因となる.
　c．慢性直腸性：直腸内圧上昇に伴う骨盤神経の排便反射が低下しているために起こる.浣腸乱用者や習慣的に便意を抑制している場合に起こる.直腸内は拡張し，多量の糞便停滞を認める.
3）その他の便秘をきたす疾患と薬剤
　a．全身疾患：内分泌（甲状腺機能低下症,原発性副甲状腺機能亢進症，褐色細胞腫）・代謝疾患（糖尿病），膠原病（強皮症），神経・精神疾患
　b．薬　　剤：麻薬，抗うつ薬，パーキンソン病薬，抗コリン薬，降圧薬，利尿薬

腸管の運動は，ペースメーカーとしてのカハール間質細胞によりコントロールされ，排便を促す腸管蠕動運動が誘発されていることがわかってきた．結腸にたまった糞便が，1日数回発生する大蠕動や胃結腸反射によって直腸へ送られると，直腸内圧の上昇に伴う便意を自覚し，神経反射により肛門括約筋の弛緩が生じ排便が行われる．大腸は水分吸収臓器であるから，大腸内での便停滞時間が長くなると，便の硬さが増すことになる．

便秘症は，器質的なものと機能的なものに分類される（表3）．

下　血

肉眼的に認識できる経肛門的な出血である．消化管出血をきたす疾患では，すべて下血を呈する可能性があるが，下血を主訴とする病変は，一般に十二指腸球部から肛門側に存在する．下血は，タール（黒色）便と鮮血便，粘血便に分類される．

1．タール（黒色）便とその原因疾患

タール便は，ヘモグロビンが胃酸で酸化された（ヘマチン，メトヘモグロビン）ことによる．一般に上部消化管からの出血であるが，大量の出血の場合は，胃酸の作用を受けない血液が存在するため，鮮血便を呈する．下部消化管でも，黒褐色便を呈することがある．黒甘草，鉛，またはブルーベリーや赤ワインの大量摂取でも，黒色便が出たり，偽の下血を起こしたりする場合がある（表4）．

2．鮮血便（hematochezia）とその原因疾患

空腸から肛門側の病変では，一般に鮮血便となる．ただし，少量の場合は，ヘモグロビンが腸内細菌で分解され，ヘマチンやメトヘモグロビンに変化することで黒褐色となる．大腸または直腸からの出血が大部分だが，小腸からの出血もある（表5）．

3．粘血便とその原因疾患

炎症に伴う，粘液分泌の増加と，粘膜病変（びらん，潰瘍）からの出血が原因で，イチゴゼリー状とかトマトケチャップ様などとも形容される．潰瘍性大腸炎に典型的な症状であるが，他の疾患でも認められる（表6）．

腹部膨満感（abdominal distension, abdominal fullness）

腹部膨満感は，腹部の張った感じを訴える症状の一つであり，一般的には理学所見としての腹部膨隆を認める．その原因は多岐にわたるが，常習性便秘や消化不良によることが多い．女性では，妊娠を常に念頭において診療する必要がある．以下のごとく成因によって分類した．

1．鼓　腸（meteorism）

腸管内の貯留ガスが増加することが，そのおもな原因である．腸管内ガスの主供給源は，嚥下（70%）と血中からの遊離（20%）や腸内細菌による産生（10%）であるが，その排泄経路である血中への移行や排ガスの障害でも起こる（表7）．

Ⅰ．総　論

表4　タール（黒色）便とその原因疾患

1）食　道

- a．Gastroesophageal reflux disease（GERD）
- b．食道静脈瘤
- c．食道潰瘍
- d．食道癌

2）胃・十二指腸

- a．胃静脈瘤
- b．潰瘍
- c．Diffuse antral vascular ectasia（DAVE）
- d．癌
- e．Portal hypertensive gastropathy
- f．急性胃粘膜病変
- g．膵臓癌の十二指腸浸潤
- h．胆道・膵管からの乳頭出血

表5　鮮血便（hematochezia）とその原因疾患

1）小　腸

- a．潰瘍
- b．gastrointestinal stromal tumor（GIST），平滑筋（肉）腫
- c．Meckel 憩室
- d．血管性病変
- e．癌

2）大　腸

- a．癌
- b．潰瘍性大腸炎
- c．クローン病
- d．憩室炎
- e．虚血性大腸炎
- f．放射線性腸炎
- g．腸管ベーチェット病
- h．腸結核
- i．感染性腸炎
- j．薬剤性出血性腸炎
- k．血管性病変
- l．Mucosal prolapse syndrome
- m．痔核
- n．急性出血性直腸潰瘍

表6　粘血便とその原因疾患

- a．潰瘍性大腸炎：ほとんど必発
- b．感染性腸炎：いろいろな原因で起こるが，アメーバ赤痢では約半数で認められるといわれている．
- c．偽膜性腸炎：下痢が多いが，5〜10％で粘血便を呈する．
- d．放射線性腸炎：早期症状としてみられることがある．
- e．アフタ様大腸炎
- f．その他（頻度は低い）：虚血性腸炎，薬剤性出血性腸炎，憩室症，mucosal prolapse syndrome，大腸癌，など．

2．腹　　水（ascites）

表8 参照．

3．腫　　瘤（tumor）

　　　　腹腔内に発生する腫瘤が巨大になれば膨満感として自覚するが，視診で左右・上下腹部の不自然な膨隆を認めた場合に，その存在を疑う．触診による，硬さや可動性，圧痛，拍動の有無などから，炎症性，囊胞性，動脈性などが推測可能である．**表9** に示すような疾患が重要である．

表7　腹部膨満感の原因 ①
鼓腸（meteorism）

1．供給過剰
　　a．空気嚥下症，神経症，ヒステリー：女性に多い
　　b．食餌性
　　c．吸収不良症候群
　　d．腸内細菌叢の変化

2．排泄障害
　　a．常習性便秘
　　b．過敏性腸症候群
　　c．イレウス（閉塞性，麻痺性）
　　d．S状結腸過長症
　　e．運動低下：甲状腺機能低下症，アミロイドーシス，
　　　　糖尿病，強皮症，慢性特発性偽性腸閉塞症
　　f．吸収障害（炎症性腸疾患，循環障害）
　　g．幽門狭窄

表8　腹部膨満感の原因 ②
腹水（ascites）

1．漏出性
　　a．うっ血性心不全
　　b．静脈閉塞
　　c．肝硬変症

2．滲出性
　　a．腹膜炎
　　b．悪性腫瘍の破裂・腹膜播種

3．その他
　　a．血性腹水
　　b．乳び腹水

表9　腹部膨満感の原因 ③
腫瘤（tumor）

　　a．大腸癌
　　b．原発性・転移性肝臓癌
　　c．胆嚢・胆管癌
　　d．膵臓癌
　　e．膵嚢胞性疾患
　　f．胃癌
　　g．後腹膜腫瘍
　　h．子宮・卵巣の良・悪性腫瘍

発　熱

　　体温調節は視床下部で制御されており，正常体温は36.8±0.4℃で変動する．通常，朝の起床時には低く，食事，厚着，興奮，および不安によって体温は上昇する．また，激しい運動でも，体温は上昇する．女性の場合，月経周期によっても体温が変動する．程度によって，微熱（37〜37.9℃），中等度（38〜38.9℃），高熱（39℃〜）に分けられる．

　　発熱は，熱型によっても分類される（**表10**）．発熱の機序，原因疾患を**表11**，**12**に示した．

表10　熱型による発熱の分類

1．**稽留熱**（continuous fever）
　　1日の体温差が1℃以内の持続する高熱（肺炎，脳炎，化膿性髄膜炎，腸チフス）．
2．**弛張熱**（remittent fever）
　　1日の体温差が1℃以上で上下するが，平熱とならない発熱（敗血症，感染性心内膜炎，膠原病，悪性腫瘍）．
3．**間欠熱**（intermittent fever）
　　1日の体温差が1℃以上で，平熱まで下がる（マラリア，敗血症，胆道感染）．
4．**波状熱**（undulant fever，Pel-Ebstein 熱型）
　　有熱期と無熱期を繰り返す（ホジキンリンパ腫，ブルセラ症）．

総論

1

症状・身体所見から何を考えるか

Ⅰ. 総　論

表 11　発熱の機序

1．中枢性

　　a．脳腫瘍
　　b．脳血管障害
　　c．脳炎

2．発熱物質

　　　発熱物質には，外因性（exogeneous pyrogen），内因性（endogeneous pyrogen）があり，前者は病原微生物が，後者は炎症性サイトカイン（IL-1，6，TNF，免疫複合体＋補体）がおもに関与している．

表 12　発熱の原因疾患

1．**感染症**：細菌，ウイルス，真菌
2．**膠原病**：SLE，RA，など
3．**悪性腫瘍**：悪性リンパ腫，白血病，癌
4．**クローン病**
5．**甲状腺機能亢進症**
6．**細菌性心内膜炎**
7．**肝硬変症**：侵入細菌の処理能力低下
8．**熱射病**：水分や塩分を摂らずに過度な運動を行うことで起こり，体温が 40℃ 以上まで上昇する．
9．**原因不明**：3 週間以上にわたって持続する，1 週間以上の検査で原因不明の熱は，不明熱（FUO）*として扱われる．もっとも多いのは感染症である．
10．**薬剤アレルギー**：抗生物質類，抗ヒスタミン薬類，バルビツール酸誘導体などの薬剤投与および高血圧用の薬剤，salazosulfapyridine（サラゾピリン®）

*fever of unknown origin

参考文献

1）川上　澄：腹痛．木原　彊，他 編：新消化器病学．1 消化管．65-88，医学書院，東京，1989
2）佐々木大輔：便秘．木原　彊，他 編：新消化器病学．1 消化管．175-181，医学書院，東京，1989
3）木下芳一，足立経一：症候・検査値から見た内分泌疾患　6．消化器症状．日内会誌　1998；87：1023-1027
4）笹田昌孝：発熱．井村裕夫 編：わかりやすい内科学（第 2 版）．973-975，文光堂，東京，2002
5）中村武史：腹痛．井村裕夫 編：わかりやすい内科学（第 2 版）．1025-1029，文光堂，東京，2002
6）工藤正俊：腹部膨満．井村裕夫 編：わかりやすい内科学（第 2 版）．1045-1049，文光堂，東京，2002
7）笹川　力：下痢の病態生理．名尾良憲，笹川　力 編：下痢―病態生理と治療．1-13，ライフ・サイエンス出版，東京，1985

2．内視鏡検査の適応と禁忌

赤松泰次

下部消化管内視鏡検査の心構え

　大腸は，①解剖学的に屈曲の強い部位が存在する，②腸管の長さや走行に個人差がある，③壁の厚さが薄い，④開腹術の既往のある患者では腸管に癒着が存在する，などの点から，スコープの挿入は上部消化管内視鏡検査に比べてより高度な技術と経験を必要とする．したがって，スコープの挿入は常に愛護的に行うとともに，危険を感じた場合には上級者に交代したり検査を中止する勇気が必要である．また観察は，半月ひだの裏面に存在する病変を見逃さないように丹念に行い，スコープの抜去時だけでなく挿入時にも観察を行うことが大切である．

適応と禁忌

　下部消化管内視鏡検査の適応は幅広い．腹痛や便通異常，血便などの症状を認める場合だけでなく，個別検診や集団検診の要精査としても広く行われている．とくに血便を訴える場合には器質的病変（とくに大腸癌）が存在する可能性を疑って積極的に施行すべきである．

　一方，強い腹膜刺激症状を認める場合は，腸管穿孔や腸管壊死などの可能性があるため原則的に禁忌であり，まず腹部単純X線検査や腹部CT検査などの非侵襲的検査を行う．これに対して腸管狭窄や腸管の強い炎症が疑われるときは，前処置として用いられる腸管洗浄液の服用は避けるべきであるが，スコープの挿入自体は禁忌ではない．このような場合には，グリセリンや微温湯による浣腸を行えばS状結腸までは容易に観察できる．また，心疾患や呼吸器疾患などの重篤な合併症を有する患者では，術中に心電図や酸素分圧などのモニタリングを行うとともに，患者の状態をよく観察しながら，より慎重な態度で行う必要がある．

インフォームド・コンセント

　検査に先立って内視鏡検査の方法，必要性，危険性などについて患者によく説明し，同意を得る．最近では偶発症に関して発生頻度を具体的な数字を挙げて説明することが推奨されている．実際には術者の技量や患者の身体条件によって異なるために正確な数字を挙げることは難しいが，後述するような偶発症に関する全国調査の数字を参考にするとよい．

　当院では下部消化管内視鏡検査を施行するすべての患者に対して**図1**のような説明書を用いてインフォームド・コンセントを得ている．その内容は前投薬と偶発症に大別され，①抗コリン薬の使用の可否，②静脈麻酔薬使用の希望の有無（本院では患者の希望によっ

I. 総　論

【大腸内視鏡検査】
説明同意書

　　　　　　　　　　　　　平成　年　月　日

　　　　　　殿

氏名

1. 病名

2. 本検査の目的
　内視鏡を使って大腸を観察し、大腸腫瘍（癌やポリープ）や炎症などの病変があるかどうかを検査します。

3. 方法
（1）前処置
　大腸の中にある便を取り除くため、検査の前に前処置が必要になります（別紙参照）。
（2）検査の当日
　静脈麻酔（眠り薬）を希望する場合は帰りに車の運転ができませんので、他の交通手段で来院して頂くか、また運転のできる家族の方といっしょに来院して下さい。
（3）検査の手順
　1）肛門の麻酔
　キシロカインという麻酔薬を使いますが、まれにこの薬にアレルギーをおこす方がいます。以前に内視鏡検査や歯科治療の際の麻酔で具合が悪くなったことがある方はお申し出下さい。
　2）注射
　・検査をしやすくするために腸の動きを止める薬（抗コリン剤）を注射することがあります。しかし、緑内障（眼圧が上がって目が痛くなる病気）、前立腺肥大、虚血性心疾患（狭心症や心筋梗塞）のある方はその薬が使用できませんので、以上のような病気にかかっている方はお申し出下さい。（上記参照）
　3）内視鏡の挿入・観察
　内視鏡を肛門から挿入して、大腸の粘膜を観察します。内視鏡の挿入時には腹部の張りや多少の痛みを感じることがありますが、痛みが強い時は、検査中に遠慮なくおっしゃって下さい。
　4）生検組織検査
　病変が発見された場合、必要に応じて病変の一部を採取して病理検査（生検）を行うことがあります。血液をサラサラにするようなアスピリン、パナルジン、ワーファリンなどを受けている場合は出血する恐れがありますので、お申し出下さい。数日前より中止して頂くことがありますが、中止している間に大量出血などをおこす可能性もありますので、中止の良し悪しを担当医とよく相談してください。抗血栓薬を継続している場合は生検を行うことができませんが、内視鏡検査（観察のみ）を受けることは可能です。
　5）ポリープ切除
　大きなポリープを認めた場合には、後日入院してからあらためてポリープ切除を行います。小さなポリープの場合は通常観察します。小さくても病変（陥凹）を伴うような病変は悪性度が高いことが多いため、当日ポリープ切除を行う場合は出血や穿孔の危険性があり、小さな病変ではその危険性が低いため原則的に入院せずに外来にて施行します。

---

4. 偶発症
日本消化器内視鏡学会の全国調査によれば、大腸内視鏡検査に伴う偶発症は 7,274,996 件中 4,051 件（内視鏡治療の偶発症も含む）と報告されています（0.06%）。そのうち死亡事故は、約 10 万分に 1 件（0.001%）といわれています。

（1）出血
診断の目的で行った生検や、ポリープ切除によって出血があることがあります。通常はすぐに自然止血しますが、出血が止まりにくい場合には内視鏡止血術（クリップによる出血部位の結紮や止血剤の局所注射）を行います。また、検査が終了した後で数時間経ってから出血することがありますので、帰宅後に血便があった場合にはすぐに病院へ連絡して下さい。状況によっては再度来院して頂き、内視鏡的な止血術を行う必要になります。

（2）穿孔
内視鏡を挿入する際に大腸の壁を損傷したり、ポリープ切除に伴って穿孔（大腸の壁に穴があく）したりすることもあります。絶食と抗生物質の点滴で改善することもありますが、穴が大きい場合や消化管の外へ一次的に便が広がる場合には外科手術が必要になります。穿孔を来すと大腸の壁が広がり、まれにそのまま入院（約1週間）が必要です。

（3）前投薬による副作用
　1）肛門麻酔（キシロカイン）
　肛門の麻酔（キシロカイン）によってショック症状（血圧低下、呼吸困難、意識消失など）が生じることがあります。このような症状が発生した場合には、直ちに適切な加療を行います。
　2）抗コリン薬
　緑内障の発作を誘発したり、前立腺肥大の既往症のある方はおしっこが出にくくなることがあります。また狭心症や心筋梗塞（尿がでなくなる）をおこすことがあります。このような病気のある方は、注射をせずに内視鏡検査を行うか、またはグルカゴンという薬を使用します。
　3）静脈麻酔薬
　静脈麻酔によって呼吸抑制あるいは停止する場合があります。従って、静脈麻酔を使用する場合には、呼吸状態や酸素飽和度を持続的にモニターしながら内視鏡検査を受けて頂きます。呼吸抑制が強い場合には、内視鏡検査の途中であっても拮抗薬（麻酔薬の効果を低下させる薬）と投与したり、検査を中断したり注意が散漫になります。また、静脈麻酔を受けた当日は静脈麻酔の影響が残り、居眠り運転などの影響が残り、居眠り運転などをおこすことがあります。前述した通り、検査を受けた当日は静脈麻酔の影響が残るので当日の車の運転はしないでください。

図1　下部消化管内視鏡検査のインフォームド・コンセントに用いている書面（長野県立信州医療センター）前投薬や偶発症について記載してある。

生検検査を行った＿＿＿＿＿＿＿＿＿様へ

本日組織検査を行いましたので、以下のことにご注意ください。

1. 本日はアルコールを飲まないでください。また、辛いものなどの刺激物も避けてください。

　＊血液循環がよくなり、出血のおそれがあるからです＊

2. 帰宅後腹痛や、検査後2〜3日の間に出血や黒い便が出るようなことがありましたら、下記にご連絡下さい。

3. 検査後の食事について

① 胃カメラの方　水分は(水・お茶など)検査後 1時間(　　時　　分)

　　　　　　お食事は検査後 2時間(　　時　　分)から摂って下さい。

② 大腸カメラの方　すぐに摂っていただいてかまいません

　　　　　　特に水分は多めに摂って下さい。

4. 結果については

　　＿＿月＿＿日 (　) ＿＿時＿＿分

　　＿＿科外来にて説明します。　　　　　　　医師＿＿＿＿

　　結果説明の日は食事をして来院して下さい。

※ 同日に他科の検査(食事制限)などの予約がある時はその科にご相談ください。

連絡先 平日診療時間内　TEL 026-245-1650 内視鏡センター
　　　　時間外　　　　　TEL 026-245-1650(代表)
長野県立病院機構　長野県立信州医療センター　内視鏡センター

図2　外来患者に対して鉗子生検や内視鏡治療を行った場合に渡している書面
（長野県立信州医療センター）
　出血や腹痛があった場合にすぐに連絡できるように，電話番号が記載されている．

てドルミカム®を使用し，使用する場合には帰宅時に車の運転をしないように注意している），③ 偶発症として，挿入時の腸管穿孔と鉗子生検による出血の可能性，④ 病変が発見された場合，必要に応じて当日，内視鏡的粘膜切除術（以下，EMR）ないし内視鏡的ポリペクトミー（以下，EP）を施行する可能性とそれに伴う偶発症の危険性，について説明し，患者および家族のサインをもらっている．また，鉗子生検や EMR（ないし EP）を行った患者に対しては，**図2**のような緊急連絡先を書いた用紙を渡し，帰宅後に万一出血や腹痛があった場合に速やかに対応できるような体制を整えている．

偶 発 症

　　古田ら[1]の偶発症の第6回全国調査（2008〜2012年）では，大腸内視鏡検査の偶発症発生件数は 3,815,118 件中 438 件（0.011％），死亡数 16 件（0.0004％）であったと報告している．しかし，これらの数字は日本消化器内視鏡学会の指導施設を対象としたアンケート調査であり，実際にはさらに多くの偶発症が発生しているものと予想される．

　　下部消化管内視鏡検査で起こりうる偶発症は，**表**に示すように，前投薬による副作用と手技に伴う偶発症に大別される．

I．総　論

表　検査前に必要なチェック項目とインフォームド・コンセント

1．前投薬に関するもの
1）抗コリン薬使用の可否 　　　虚血性心疾患，緑内障，前立腺肥大などの有無を確認 　2）静脈麻酔使用の希望の有無 　　希望のある場合 　　a．静脈麻酔による副作用の説明 　　b．検査終了後は車の運転を控えることの注意
2．偶発症に関するもの
1）検査に伴う偶発症 　　a．スコープ挿入時の穿孔 　　b．鉗子生検による出血 　2）病変が発見された場合に内視鏡治療を行う可能性 　　内視鏡治療を行う場合の危険性（出血と穿孔）
3．その他
1）既往症 　2）腹部手術歴の有無 　3）抗凝固薬服用の有無

1．前投薬による副作用

1）抗コリン薬

　虚血性心疾患，緑内障，前立腺肥大症を有する患者では症状を増悪させる可能性があるので使用しない．このような疾患を有する患者ではグルカゴンを使用する場合がある．

2）局所麻酔薬（キシロカイン®）

　キシロカインの副作用には，アナフィラキシー・ショックと過剰投与によるキシロカイン中毒の二つがある．上部消化管内視鏡検査時に比べてキシロカインの使用量は少ないためキシロカイン中毒となるおそれは低いが，アナフィラキシー・ショックは少量でも起こりうるので前もって問診を行っておく必要がある．もしキシロカインによるアレルギーがある場合には，キシロカインの入っていない潤滑剤を使用する．アナフィラキシー・ショックはキシロカインそのものではなく，防腐剤として混入しているメチルパラミンが原因物質といわれている．

3）静脈麻酔

　一般にセルシン®，ドルミカム®，オピスタン®などが用いられている．呼吸抑制が起きる場合があるので，使用する場合には，必ず酸素分圧などのモニタリングと拮抗薬の準備をしておく[2]．高齢者に使用する場合にはとくに注意が必要である．また検査後は十分なリカバリーが必要である．

2．手技に伴う偶発症

1）出　血

　鉗子生検やEMR（ないしEP）を行った場合に出血をきたす場合がある．とくに抗凝固薬を服用中の患者は注意が必要である[3),4)]．検査中の出血はただちに止血操作を行うことができるので問題になることは少ないが，遅発性出血（後出血）はしばしば止血操作に難

渋することがある．とくに大量出血して血液が腸管内に充満している場合，スコープを深部まで挿入したり，出血部位を同定することは容易ではない．患者のバイタルサインが落ち着いている場合は，洗腸（腸管洗浄液の服用または高圧浣腸）を行ってから緊急内視鏡検査を行うほうがよい．

2）穿　孔

穿孔はスコープの挿入時にもっとも注意すべき偶発症である．とくに開腹術の既往がある患者や高齢者は注意が必要である．予防策としては無理な挿入を行わないという一言に尽きるが，挿入困難例ではX線透視や内視鏡挿入形状観察装置を利用するとよい．また，細径の軟らかいスコープを用いるのも一つの方法である．

スコープの挿入時に万一穿孔をきたした場合は原則的に外科手術が必要になるが，① 穿孔部の大きさが比較的小さい，② 前処置が良好で腸管内が清潔である，③ 患者の身体条件が良好，といった条件が揃っていれば，止血用クリップを用いて内視鏡的穿孔部閉鎖術を行い，保存的治療（絶食，輸液，抗生剤投与）が可能な場合がある[5]．一方，EMR（ないしEP）によって生じた穿孔は，スコープの挿入時に起きた穿孔と比べて大きさが小さいため，上記のような適切な対応を行えば，多くの場合，保存的治療が可能である[5]．

穿孔に関してもっとも重要なことは，穿孔が起きたことに早く気づき，適切な処置を行うことである．しかし，まれに検査時には明らかな穿孔を認めないものの，数日後に汎発性腹膜炎となって発見される「遅発性穿孔」症例（図3）が存在するので注意が必要である．

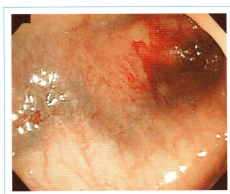 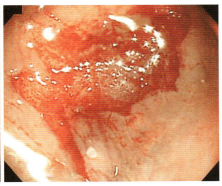

大腸内視鏡検査後に遅発性穿孔をきたした症例の検査時の内視鏡像．粘膜の一部が発赤しているが，明らかな穿孔所見は認めない．

図3　遅発性穿孔症例

70歳，女性．卵管癌の進展度診断の目的で大腸内視鏡検査を施行したところ，S状結腸に強い癒着があり結局，深部への挿入を断念した．挿入に難渋した部位の一部の粘膜に発赤を認めたが，明らかな穿孔を認めないため，そのまま検査を終了した．翌日から軽度の腹痛と微熱を認め，徐々に症状が増悪して3日後にエンドトキシン・ショックとなって当科を受診した．腹部全体に腹膜刺激症状を認め，腹部単純X線検査で少量の遊離ガス像がみられた．緊急開腹術を行ったところ，S状結腸の発赤部とほぼ一致する部位に穿孔がみられた．本例はスコープの挿入時に腸管壁（とくに固有筋層や漿膜）を損傷し，かろうじて残っていた粘膜が発赤して見えていたと推定される．本例は幸い救命することができたが，遅発性穿孔は発見が遅れると致命的となる場合があるので注意が必要である．

Ⅰ. 総　論

文　献

1) 古田隆久，加藤元嗣，伊藤　透，他：消化器内視鏡関連の偶発症に関する第6回全国調査報告 2008年〜2012年までの5年間. Gastroenterol Endosc　2016；58：1466-1491
2) 小原勝敏，春間　賢，入澤篤志，他：内視鏡診療における鎮静に関するガイドライン. Gastroenterol Endosc　2013；55：3822-3847
3) 藤本一眞，藤城光弘，加藤元嗣，他：抗血栓薬服用者に対する消化器内視鏡診療ガイドライン. Gastroenterol Endosc　2012；54：2075-2102
4) 加藤元嗣，上堂文也，掃本誠治，他：抗血栓薬服用者に対する消化器内視鏡診療ガイドライン―直接経口抗凝固薬（DOAC）を含めた抗凝固薬に関する追補 2017. Gastroenterol Endosc　2017；59：1547-1558
5) 井上勝朗，赤松泰次，菅　智明，他：クリップによる内視鏡的穿孔部閉鎖術にて保存的に治癒し得た医原性大腸穿孔の4例. Gastroenterol Endosc　2006；48：1006-1013

Column

コラム

空気量

＜存在診断時＞

存在診断時の空気量（腸管の伸展度合）に関しての考え方には，術者により多少の違いがみられる．発見対象が隆起性病変を主体としていた時代には，十分伸展して見落としのないように，と指導されることが多かった．しかし，陥凹型を含めた丈の低い表面型腫瘍や，より微細な変化の発見を目的とした場合，過伸展状態はこれらの存在診断を困難とする．また，横走ひだの発達した部位における過伸展は，ひだの裏側の観察を不十分なものにする．

現時点では，一定の区域に対し，スコープを出し入れしつつ過伸展に注意して空気量を変えながら（送気・吸引を小まめに行いながら）観察している．なお，過送気による患者の苦痛を鑑み，体位による腸管内の空気分布を念頭に置いて，少ない空気を効率よく利用できる体位変換を適宜行いながらの観察を心がけている．近年は炭酸ガス（CO_2）が用いられることも多く，検査中，検査後の患者の苦痛軽減に寄与している．

＜精密診断時＞

病変の質的・量的診断を目的とした場合の空気量調整には，大きく三つの意味合いがあるだろう．① 空気量の変化に伴う病変の変形具合とその程度をみる．② 腸管を十分伸展した場合の病変の周囲の変化を読む．③ 病変の観察角度や観察距離を調節する．

それぞれ具体的に述べると，

① 病変がある程度以上の硬さをもっている場合，空気量が変化しても病変の形態は変化しない．柔らかい場合には，空気量の増減により病変が伸展し平坦化したり折れ曲がったりする．これらを応用して，質診断や深達度に有用な情報を得る．陥凹型病変における空気変形は，M から SM 軽度浸潤陥凹型癌においては，空気を減ずると陥凹が顕著化し，空気量を増大させると平坦に近づく変化．また，SM 深部浸潤をきたすと，これらの変化が乏しくなるため深達度診断にも役立つとされる．

② 腫瘍性病変の深部浸潤や線維化によって病変部の伸展が制限されると，周囲正常部の良好な伸展との間に差が生じるために起こる所見を捉えるもの．この差が強ければ，弧の硬化像や台状変形と表現される伸展不良所見を呈する．

③ 空気量を減ずることによって，接線方向でしか観察できなかった病変の正面視ができるようになったり，病変との距離を調節できることがある．これは，治療時にも応用できる．

〔安藤正夫〕

3. 内視鏡検査の準備

赤松泰次

前処置

　下部消化管内視鏡検査の前処置は，かつては注腸造影検査の場合と同様に検査前日に大腸検査食と下剤を服用するBrown変法が一般に行われていた．近年，腸管洗浄液が登場し，下部消化管内視鏡検査の前処置は大きく変貌した．腸管洗浄液による前処置がBrown変法に比べて優れている点は，① 洗腸効果がよい，② 粘膜が湿潤な状態に保たれるため，スコープの挿入が容易，③ 検査前日に大腸検査食を摂取する必要がない，などが挙げられる．一方，腸管洗浄液の使用は消化管狭窄が疑われる症例には禁忌であり，強い腸管の炎症が存在する場合にも慎重に投与する必要がある．一方，錠剤型経口腸管洗浄剤も発売され，腸管洗浄液が十分量飲めない患者に対して使用されている．

　腸管洗浄液による前処置は，原法では検査前日には処置は行わず検査当日に4 l 服用することになっており，米国ではこの方法が用いられている．しかし，このような大量の腸管洗浄液を服用することは実際には困難であり，わが国では前日に下剤を服用させることによって腸管洗浄液の服用量を減らしている施設が多い．本稿では当院における前処置について紹介する（表1）．

1．検査前日

　検査前日はとくに食事の制限はなく，夕食後1時間してからマグコロール®P 1包を150 ml の水に溶かして服用させる．普段から便秘傾向の患者では，3〜4日前より少量の下剤を服用させておくと前処置を円滑に行うことができる．

表1　下部消化管内視鏡検査の前処置

1．全大腸内視鏡検査	
検査前日	・食事制限なし ・夕食後1時間経ってからマグコロール®P 1包を150 ml の水に溶かして服用 ・便秘傾向の強い患者は3〜4日前より就寝前にプルゼニド®2〜3 T服用させる
検査当日	・食止め（飲水は可） ・検査開始4〜5時間前より腸管洗浄液を服用（当院ではモビプレップ®を使用）
2．S状結腸内視鏡検査	
検査30分前にグリセリン浣腸60〜120 ml 食事制限なし	

（長野県立信州医療センター）

I．総　論

表2　各種洗腸剤の比較

	ニフレック®	モビプレップ®	ピコプレップ®	マグコロール®	ビジクリア®
服用時の形状	液状（等張性）	液状（高張性）	液状（高張性）	液状（等張性）	錠剤
必要な摂取量 （個人差あり）	2.0 L	1.5〜2.0 L＋水	2.3 L＋水 （2回に分ける）	1.8 L	50錠＋水
洗腸効果	○	○	○	△	△
味 （個人差あり）	△	○	○	○	―
患者の受容性 （個人差あり）	△	○	◎	◎	◎

L：リットル，◎：大変よい，○：よい，△：やや問題あり

2．検査当日

　食止め（飲水は可）とし，検査開始4〜5時間くらい前から腸管洗浄液を服用させる．腸管洗浄液の服用は原則として検査当日に病院内で行っているが，患者の希望により自宅で服用する場合もある．現在市販されている各種洗腸剤の比較を**表2**に示す．
　なお，S状結腸までの観察の場合は前日の下剤服用は不要で，当日検査30分前にグリセリン浣腸のみ（60〜120 ml）を行っている．

前 投 薬

1．抗コリン薬

　抗コリン薬を投与したほうが腸管の収縮が少ないためスコープの挿入や観察が容易である．内視鏡治療を行う場合は必ず用いる．抗コリン薬が禁忌（虚血性心疾患，緑内障，前立腺肥大など）の患者にはグルカゴン®を用いる場合がある．また，このような患者ではペパーミントオイル（散布）を用いる方法もある．

2．静脈麻酔（sedation）

　欧米では全例に静脈麻酔を行っているが，わが国では施設によって使用状況や使用薬剤の種類が異なっている．当院では，患者があらかじめ静脈麻酔を希望する場合と，検査中に強い痛みや不快感を訴える場合に限ってドルミカム®（0.1 mg/kg）を使用している．

1）使用薬剤

　下部消化管内視鏡検査の際に一般によく使用される薬剤は，セルシン®，ドルミカム®，ロヒプノール®，オピスタン®などがある．

2）施行時の注意（表3）

　静脈麻酔を行う場合は呼吸抑制に注意し，酸素分圧，脈拍，血圧などのモニタリング（**図1**）は必須である[1]．心疾患を有する患者では心電図のモニタリングも必要になる．万一に備えて内視鏡室内に救急カート（**図2**）の準備をし，挿管に必要な道具を日頃から点検しておく．また，アネキセート®などの拮抗薬を用意しておくことも大切である．検査終了後はリカバリー室で十分休ませ，当日は車や自転車の運転は避けるように注意する．なお，麻酔医でない医師がsedationを行う場合のガイドライン[2]が米国麻酔学会より提唱されて

表3 静脈麻酔施行時の問題点と注意点

1. 問題点
   呼吸抑制，不穏，しゃっくり，記銘力障害，せん妄など
2. 注意点
   1）モニター（酸素分圧，脈拍，心電図など）をつける
   2）拮抗薬（アネキセート®）を準備しておく
   3）万一に備えて，救急カートを用意しておく
   4）リカバリールームを充実させる
   5）帰宅時の注意（車等の運転はしないように注意）
   6）高齢者に使用する際はとくに注意が必要

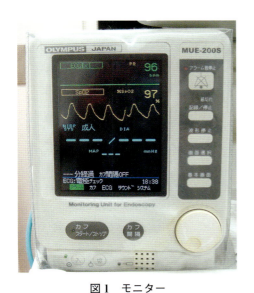

図1 モニター

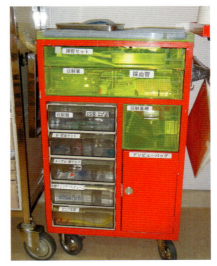

図2 救急カート

いるので参照されたい．

使用するスコープの特徴と選択

　下部消化管用のスコープには細くて軟らかいタイプと，硬いタイプがある．スコープの選択は術者の好みもあるが，挿入法の違いによって適するスコープが異なる．一般に細径の軟らかいスコープは，S状結腸を越える際に多少ループを作りながら挿入する手技に適している[3]．一方，硬いスコープはS状結腸をループを作らずに挿入する工藤ら[4]の「軸保持短縮法」に適している．

　オリンパス社から硬度可変式スコープが商品化されており，検査中に状況に合わせて4段階（0〜3）にスコープの硬度を変更できるようになった．筆者らが硬度可変式スコープを用いる場合は，S状結腸を越えるまではもっとも軟らかい0に設定し，脾彎曲から横行結腸に進める場合に，必要に応じて設定を2（やや硬め）にしている．軟らかい設定のほうがループを形成した場合でも患者の疼痛は少なく，腸管への負荷が少ないため穿孔防止になると考えられる．とくに腹部手術歴があって腸管の癒着が強い場合やS状結腸に多数

の憩室を認める場合には，細径（PCF）の軟らかい設定のスコープを用いるとS状結腸を越えるのが容易である．一方，硬い設定のほうがスコープの手元操作が先端部に伝わりやすく，いったんストレートにしたスコープが再びたわむのを防止するのに役立つ．

内視鏡機器の再生処理

　スコープおよび内視鏡処置具の洗浄・消毒は，ガイドライン[5]を遵守して標準的予防策（standard precausion）の原則に従い，1回検査ごとに繰り返し行う．標準的予防策とは，すべての患者が感染症を有する可能性があるという前提のもとに，毎回同じ方法で再生処理を行うことを指し，従来のように感染症のある患者に使用した機器だけを念入りに再生処理するという方法とは相反する考え方である．下部消化管用スコープの再生処理方法は基本的に上部消化管用スコープの場合と同じでよい．Spauldingの分類（表4）によれば，粘膜に直接接触するスコープは「やや危険」な医療機器に相当し，高水準消毒が必要である．一方，無菌の組織や血管に接触する内視鏡処置具の大部分は「危険」な医療機器に分類され，滅菌ないしディスポーザブル使用が要求される．

1．スコープの洗浄・消毒

　スコープの再生処理は図3に示す順序で行う．

1）洗　　浄

　洗浄のポイントを表5に示す．もっとも重要な点はチャンネル内のブラッシングである．水を吸引するだけでは血液や粘液などの付着が残存し，十分な洗浄効果が得られない[6]．不十分な洗浄のまま消毒薬に浸漬すると，残存した血液や粘液が固化して消毒薬が浸透せず，結果的に不十分な再生処理となるので，洗浄をおろそかにしてはならない．

2）消　　毒

　消毒のポイントを表6に示す．高水準消毒薬（グルタルアルデヒド，フタラール製剤，過酢酸）に一定時間浸漬するが，この工程は作業レベルの均一性や消毒薬の医療従事者への曝露の軽減などから，自動洗浄機を用いるほうが望ましい．高水準消毒薬を使用するときの注意点として，消毒薬に浸漬した後に消毒薬がスコープに残留していると腸管の粘膜障害をきたすので，すすぎを十分に行うことが重要である．自動洗浄機で消毒する場合はこの工程は機械が行うので問題はないが，用手で消毒する場合には注意しなければならない．また，医療従事者への曝露を軽減するため，十分な換気と防具の着用（マスク，手袋，ガウン，ゴーグルなど）が必要である．

表4　Spauldingの分類

医療機器の患者に対する感染危険度の分類	
1．危　　険	血管や粘膜内などの無菌の組織に直接接するもの 内視鏡処置具（生検鉗子，局注針，高周波スネアなど）
2．やや危険	粘膜に接触するもの スコープ，超音波プローブなど
3．危険でない	上記以外のもの 光源装置，モニター，カート，ベッドなど

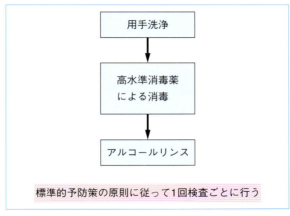

図3　スコープの再生処理

表5　スコープの用手洗浄のポイント

1．鉗子チャンネル内のブラッシング
2．スコープの複雑な構造をよく理解する
3．酵素洗剤や中性洗剤の使用

・後で消毒するからといって，用手洗浄で手抜きをすると，スコープに付着した血液や粘液が固化して消毒薬が十分浸透しない
・用手洗浄をしっかり行えば，洗浄だけで菌数を1/1,000〜1/10,000に減らすことができる
・自動洗浄機による洗浄効果は過大に期待しない

表6　スコープの消毒のポイント

1．高水準消毒薬を用いる
　　グルタルアルデヒド，フタラール製剤，過酢酸
2．自動洗浄機を用いて消毒することが望ましい
　　作業時間の短縮，作業レベルの均一性，消毒薬の人体への影響の軽減
3．すすぎを確実に行って消毒薬を残留させない
4．消毒薬の取り扱いに注意する
　　十分な換気，防具（マスク，手袋，ガウンなど）の着用

　強酸性水による消毒は，①コストが低い，②消毒薬のような毒性がない，③短時間ですむ，という長所がある反面，①抗酸菌に対する消毒効果が低く，高水準消毒になっていない，②安定性に問題があり，有機物に接触すると急速に消毒効果が低下する，という欠点がある．

3）アルコールリンス

　アルコールリンスは乾燥だけでなく，抗酸菌の消毒効果をさらに高めるという報告がある．

4）スコープの保管

　スコープは保管庫に吊るした状態で保管する．次回使用時に改めて洗浄・消毒が必要か

Ⅰ．総　論

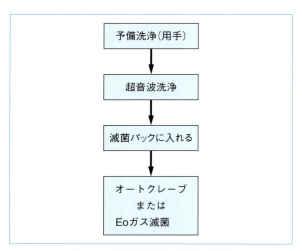

図4　内視鏡処置具の再生処理

否かのデータは少ない．当院で実験を行ったところ，ガイドラインどおりに再生処理を行って通常の保管庫で保管すれば，少なくとも1週間程度は再度消毒の必要はないという結果を得ている．

2．処置具の再生処理

内視鏡処置具の再生処理は図4に示す順序で行う．重要な点は，
① 分解できる処置具はいったん分解してから洗浄する
② 超音波洗浄を行う
③ 滅菌パックに入れてオートクレーブまたはエチレンオキサイド（Eo）ガスによる滅菌を行う（耐熱性のものはオートクレーブで行う）
の三つである．

一方，最近の内視鏡処置具はディスポーザブル製品が普及してきている．コストや医療廃棄物が増加するという問題はあるものの，安全性やコ・メディカルスタッフの仕事量の軽減という面で優れている．

文　献

1) 小原勝敏，春間　賢，入澤篤志，他：内視鏡診療における鎮静に関するガイドライン．Gastroenterol Endosc　2013；55：3822-3847
2) Practice guideline for sedation and analgesia by non-anesthesiologist. A report by the American Society of Anesthesiologists Task Force on Sedation and Analgesia by Non-Anesthesiologists. Anesthesiology　1996；84：459-471
3) 光島　徹：私はこうしている：Screening colonoscopy の手技の実際．臨牀消化器内科　1999；14：107-115
4) 工藤進英：大腸内視鏡挿入法—ビギナーからベテランまで．医学書院，東京，1997
5) 赤松泰次，石原　立，佐藤　公，他：消化器内視鏡の感染制御に関するマルチソサエティ実践ガイド．Gastroenterol Endosc　2014；56：89-107
6) 赤松泰次，矢野いづみ，茅野仁美，他：内視鏡の用手洗浄方法—潜血反応および極細内視鏡を用いた検討．消化器内視鏡　2000；12：549-554

4. 部位別解剖と正常内視鏡像

田村　智

　大腸内視鏡検査は，その目的が病変の発見・診断にあることはいうまでもないが，その前提として，内視鏡を盲腸まで挿入できなければ，検査・診断そのものが成り立たないことになる．しかし，大腸では，他臓器の内視鏡検査と異なり，盲腸までの挿入が難しいという特徴がある．そのために，内視鏡診断・治療を行うためのファーストステップとして，盲腸までの確実な挿入法が重要となる．そのためには，大腸の解剖学的特性を理解し，その特徴的な走行を思い浮かべながら，内視鏡を深部へ挿入していくことが大切である．本稿では，大腸内視鏡検査を念頭においた部位別解剖について述べて，各部位の正常内視鏡像を提示する．

大腸の走行と部位別解剖

　大腸は，盲腸に始まり直腸で終わる管腔臓器であるため，その近位側（proximal）は盲腸側で，遠位側（distal）は直腸側に相当する（図1）．しかし，内視鏡検査施行に際しては，遠位側からの挿入であるため，その順序で述べていく．

　大腸の長さは，内視鏡で短縮して盲腸まで到達した場合は，70〜80 cmであるが，通常の状態では，120〜150 cmである．口径は盲腸で最大で，遠位側にいくに従って小さくなる（直腸は別にして）．

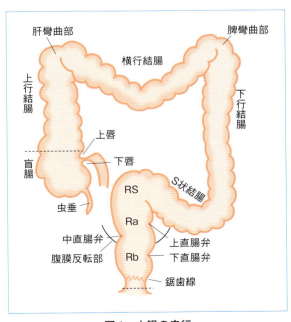

図1　大腸の走行
（田村　智：臨牀消化器内科　1999；14：p.12）

Ⅰ. 総　論

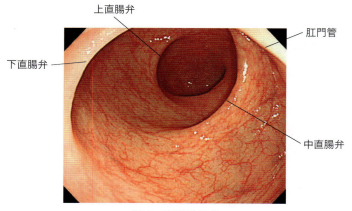

図2　直腸横ひだ
肛門管越しに下・中・上直腸弁が観察される．

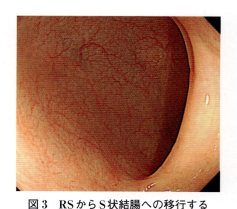

図3　RSからS状結腸への移行する屈曲部
RSからS状結腸への移行部はモニター上は，右方向への屈曲部として観察される．

1．直腸からRS

　直腸の長さは，歯状線（dentate or pectinate line：円柱上皮と扁平上皮の境界）から直腸S状結腸移行部までで，10〜15 cmである．その長軸は仙骨前面の彎曲に沿って走行する．直腸膨大部は，3個の突出と反対側の不完全な横ひだ（直腸横ひだ，Houston's valves）からなっており（図2），肛門側より下直腸弁，中直腸弁（コールラウシュ：Kohlraushひだ），上直腸弁と呼ばれる．これらの弁のうち，通常は上下の直腸弁は左側に，もっとも目立つ中直腸弁は右側にあり，腹膜反転部のやや上方に位置する．肛門管〔ここでは肛門縁（anal verge；AV）より恥骨直腸筋付着部上縁までの外科的肛門管を指す．解剖学的肛門管はAVより歯状線までで外科的肛門管の下2/3に相当する〕口側縁より腹膜反転部までがRb（下部直腸），腹膜反転部から第2仙椎下縁までがRa（上部直腸），第2仙椎下縁から岬角までがRS（直腸S状部）に相当する．RSは一部腸間膜を有し解剖学的にはS状結腸が含まれるが，脈管支配の関係から臨床上は直腸として扱っている．内視鏡上は，RbとRaの境界は，ほぼ中直腸弁に相当すると理解しておいて差し支えないが，RaとRSおよび，RSとS状結腸の境界は，明確に認識できない．しかし，実際に内視鏡を施行するに当たり，RSの肛門側は上直腸弁付近，口側はその次の屈曲部（完全な横ひだ）として認識する場合が多い（図3）．この直腸の部位に関する定義は，次のS状結腸と同様，注腸造影によらないと明確に決めることは困難である．しかし，病変の局在を記載するに当たっては，内視鏡上の部位とAVからの距離をともに記載しておけば日常診療上問題になることはほとんどない．また，AVと下直腸弁の間のRb（とくに後壁側）は，病変の見落としの多い部位なので注意が必要である．

2．S状結腸

　S状結腸は腸間膜に覆われ，その長さは20〜85 cm（平均40 cm）と変化に富み，岬角から腸間膜付着部の口側（左腸骨窩上部）までに相当する．内視鏡的には，S状結腸と下行結腸の境界は，比較的強い屈曲部（SD junction）として認識される（図4）（この場合も厳密には左腸骨窩上部とは一致していない場合が多い）．このS状結腸は変化に富んだ腸間膜と相俟って，腸管の走行もさまざまで（図5），短く屈曲のほとんどない場合から腹

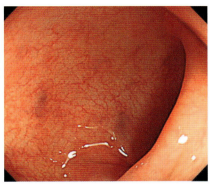

図4 S状結腸から下行結腸へ移行する屈曲部
ループを作らずにSD junctionに到達した場合は，図のようにモニター上，右方向への屈曲部として観察される場合が多い．

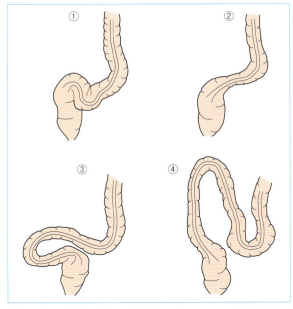

図5 S状結腸の走行
①，②は，腸管は左へ向かい，内視鏡モニター上は右へ右へと走行する．③は，腸管は右へ向かい，内視鏡上は左へ走行する．④は，腸管が腹腔内で横隔膜近くまで伸びるタイプである．
（田村　智：臨牀消化器内科　1999；14：p.13）

腔の高い位置まで伸びる極端に長い例まで存在する．このS状結腸の走行パターンの認識が，内視鏡挿入に際し非常に重要である．

3．下行結腸

下行結腸は，長さ約20〜25 cmで，SD junctionから脾彎曲部（**図6**）までの後腹膜腔にあり，後腹壁に固定され可動性がない．下行結腸は半月ひだやhaustraの突出が著明でな

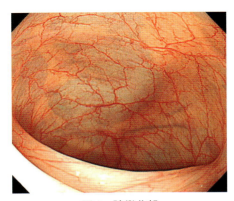

図6 脾彎曲部
下行結腸が，腹腔内で前壁側へ方向を変えて，横行結腸に至る屈曲部であり，腸管壁と接する脾臓が透見される．

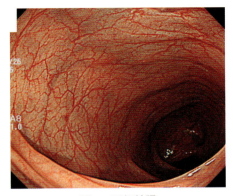

図7 下行結腸
半月ひだやhaustraの突出が少なく，内視鏡観察しやすい部位である．

I．総論

いため，内視鏡観察で見落としの少ない部位である（図7）．

左腎外側で脾臓下縁に位置する脾彎曲部（左結腸曲）は，大腸のなかで腹腔内のもっとも高い位置に存在する．この近傍は，上・下腸間膜動脈の支配血流境界に相当し，吻合して辺縁動脈を形成しているが個人差があり，虚血性大腸炎の好発部位となっている．

4．横行結腸

横行結腸は，腸間膜に覆われた30〜60 cmのU字型の状態で腹腔内に存在する．被覆された横行結腸間膜の根部で後腹膜に付着しているだけなので，S状結腸と同様，可動性に富み，その長さにも個人差がある．脾彎曲部から，腹壁側（腹腔内前壁側）へ屈曲し骨盤側へ下行する．その中央部（図8）において，もっとも下垂した後，背側へ上行し肝彎曲部に至る．全体としては，腹壁側（前面）に凸の形をとっている．肝彎曲部では，腸管壁と接する肝臓が青斑として観察される．

5．上行結腸

上行結腸は，長さ15〜20 cmで，肝彎曲部から回盲弁（Bauhin弁）の上唇に至る後腹膜腔にあり，腸間膜には覆われていない．肝彎曲部（図9）において横行結腸から右背側へ

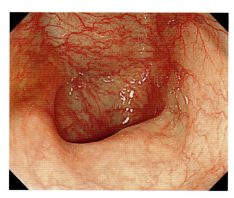

図8　横行結腸中央屈曲部
脾彎曲部から前壁側方向へ下垂した後，背側へ上行して腹壁側（前面）に凸の形をとっていく屈曲部である．

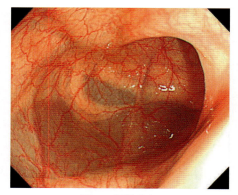

図9　肝彎曲部
横行結腸から右背側へ屈曲し上行結腸へと移行する屈曲部で，腸管壁と接する肝臓が青斑として観察される．

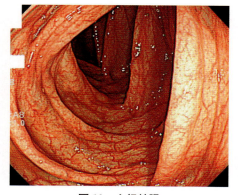

図10　上行結腸
半月ひだが発達しているため，内視鏡観察時にひだの口側にある病変を見逃しやすいので，注意が必要である．

屈曲し上行結腸となる．上行結腸は半月ひだがよく発達しており（**図 10**），直線的な走行にもかかわらず内視鏡観察上盲点が多くなる部位である．

6．盲　　腸

　盲腸と上行結腸は Bauhin 弁の上唇を境界としている（**図 11**）．盲腸は右腸骨窩にあり，後腹壁に固定されている場合と腹膜に覆われて可動性を有する場合がある．その遠位端には虫垂開口部（**図 12**）がある．大腸内視鏡挿入の終着点は，この虫垂開口部を確認することであり，それができなければ全大腸内視鏡検査ではない，と認識して Bauhin 弁口側の盲点となりやすい部位での見落としを防ぐことも重要である．Bauhin 弁は上唇・下唇からなっている（**図 13**）．この二つの隆起が両端で融合し回盲弁小帯（**図 14**）と呼ばれる粘膜隆起を形成し，半月ひだとなり上行結腸と盲腸の境界となっている．

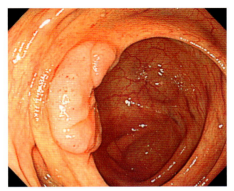

図 11　Bauhin 弁
ループを形成しない状態で到達すると，モニターの左側に観察される．

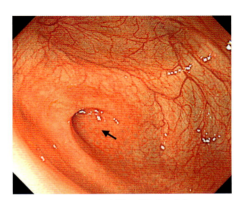

図 12　虫垂開口部（矢印）

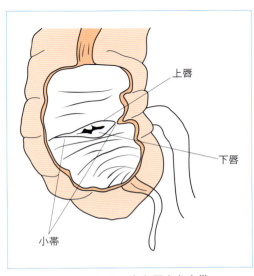

図 13　Bauhin 弁と回盲弁小帯
（田村　智：臨牀消化器内科　1999；14：p.13）

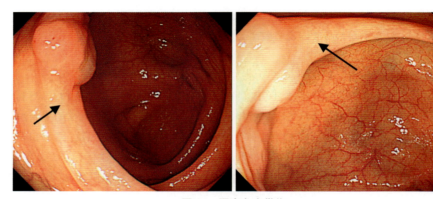

図 14 回盲弁小帯像
Bauhin 弁の上唇・下唇が両端で融合し回盲弁小帯と呼ばれる粘膜隆起を
形成し（矢印），半月ひだとなって上行結腸と盲腸の境界となっている．

大腸の正常組織所見と血管支配

1．大腸の正常組織所見

　　　正常大腸壁の厚さは約 5 mm で，粘膜〔mucosa（粘膜固有層：lamina propria mucosae，粘膜筋板：muscularis mucosae）〕，粘膜下層（submucosa），固有筋層（muscularis propria），漿膜（serosa）からなっている（**図 15**）．粘膜内の長い管状の腸腺は，リーベルキューン陰窩と呼ばれる陰窩を形成する 4 種類の細胞が腺底部の stem cell から発生する．円柱細胞（columnar absorptive cell）は表面に多く，陰窩では杯細胞（goblet cell）に圧排されて目立たない．陰窩を構成する細胞は杯細胞が多く，粘液分泌が豊富であることがわかる．上皮は粘膜表面に到達すると apoptosis を起こすため，粘膜表層では apoptotic bodies を認めるが，陰窩ではまれである．内分泌細胞（endocrine cell）は，全大腸で腺底部に存在するが，遠位側に多い傾向がある．パネート細胞（Paneth cell）は，一般的には大腸にはみられない（盲腸と上行結腸にのみ認めるとの記載もある）が，慢性炎症に伴って出現することもある[1]．また，大腸粘膜には，正常でも孤立リンパ小節が散在する．神経の集合は，粘膜下層ではマイスネル神経叢（Meissner's plexus），筋層ではアウエルバッハ神経叢（Auerbach's plexus）（粘膜下層深部の神経叢は Henle's plexus とも呼ばれるが，通常はアウエルバッハ神経叢に含まれる）として観察される．筋層は，内輪筋と外縦筋層からなる．外縦筋は，幅 0.6〜1.0 cm の 3 本の結腸ひも（teniae coli）に終結しているため，ひもの間にはほとんど存在しない．この結腸ひもが，腸管の長さより短いことで，結腸膨起（haustra coli）と内腔の半月ひだ（semilunar fold）が形成される．結腸ひもは，直腸までは続いておらず，腸管壁を取り巻く外縦筋層へ移行する．そのため，直腸では典型的な内輪筋層と外縦筋層が観察される．また，結腸ひもは，虫垂では融合して縦走筋層を形成している．

2．大腸の血管支配

　　　大腸の血管支配は，上腸間膜動脈の ileocolic，right colic，middle colic 各分枝が盲腸から脾彎曲部までを，下腸間膜動脈が残りの下行結腸と S 状結腸に分布している．上・下腸間膜動脈の分枝は，多くのアーケイド状吻合を形成し，腸間膜側の大腸辺縁で辺縁動脈

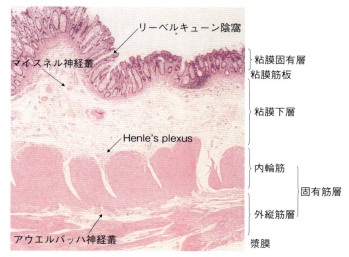

図15 大腸の正常組織断面

(marginal artery of Drummond) として集合している．この辺縁動脈はバリエーションに富んでおり，その径が脾彎曲部近傍で小さくなっていることがあり，虚血性腸炎の原因にもなっている．直腸は，下腸間膜動脈の分枝である上直腸動脈，内腸骨動脈の分枝である中直腸動脈，内陰部動脈の分枝である下直腸動脈で栄養されているため，上直腸動脈領域の静脈は門脈系へ，他は下大静脈から体循環へ入る．

文　献

1) Ridell RH, Petras RE, Williams GT, et al：Normal anatomy and histology. Rosai J（ed）：Tumors of the Intestines. 1-24, Armed Forces Institute of Pathology, Washington, 2003

Ⅰ．総　論

5．大腸内視鏡挿入観察法

佐野　寧，斎藤　豊

　消化器内視鏡もその主役がファイバースコープから電子スコープに取って代わり，挿入法も変わってきたといえよう．もともと胃の挿入法にはblindで梨状陥凹を越える方法，直視しながら挿入する方法，大腸ではone man method, two man methodなどがあるが，決まったルールがあるわけではない．当然それぞれの挿入法には一長一短があるし，同じことをしても施行者の経験年数，機械の違い，熟達したコメディカル・スタッフの有無，患者の既往などでうまく挿入できないこともある．しかしながら，医師として安全で患者に楽な挿入を行う基本姿勢を常に忘れてはならない．

　われわれ内視鏡医は先人が何年あるいは何十年もかけて築いてきた挿入法を，彼らから伝授してもらうことで比較的短期間で習得できる恵まれた環境にいる．若い内視鏡医の先生には多くの本を読破し，機会があれば研修や見学に出向いたり，研究会に参加したりして内視鏡挿入法に対する向上心を常にもつことが重要である．外科手術を本で読んで行う人がいないように，独学はこの分野では好ましくないように思われる．誰もができる検査になってきたゆえ，問題も多くなってきたのではなかろうか．

　本稿では大腸内視鏡挿入法（一人法）および色素内視鏡観察法について，われわれが日常臨床で行っている基本事項を中心に述べる．

スコープ操作の基本

　すべての症例に対して，挿入困難例を想定して常に基本に忠実な挿入法を施行することを心がけるが，その際に以下の基本的なポイントに気をつけるようにしている．

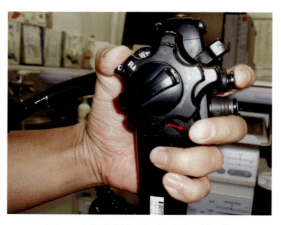

図1　内視鏡操作部の持ち方（左手）
　up/downの操作は親指と中指の協調運動で操作する．治療や拡大観察の際，中指がup/downアングルのストッパー的役割を果たすので（矢印），この基本操作を習得することが重要である．

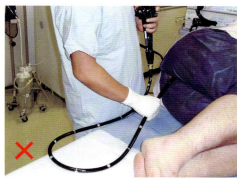 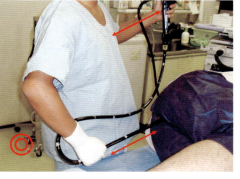

図2 内視鏡の持ち方（右手）
内視鏡は肛門縁から20〜40 cm離して持つ（矢印）．筆者は挿入されていないスコープは垂らすのではなく（左図），左手の操作部を左前方に移動させ（矢印），空中に浮いたように持つこと（ギターをかかえたような感覚）で左右のトルクの操作性をより簡単に可能にしている．

① 左手でup/down/right/leftアングルを操作し，"てこの原理"を使うためにもスコープは右手で肛門縁から20〜40 cm離して持つ（**図1，2**）．両手は独立して操作し，両手でup/down/right/leftアングルを操作することは避けるよう心がける．
② スコープはフリー感を感じるためにもソフトに握る．また，内視鏡の軸が患者の長軸方向に沿うように操作する（図2）．
③ スコープの操作はあせらずゆっくり行う（初心者の場合，挿入が困難になるほどスコープ操作が荒くなるので，平常心を常に保つことが重要である）．
④ 無駄な操作は行わない（無意味なjiggling techniqueやひねりなど）．
⑤ 吸引は自然に腸管内に存在する空気を利用して必要にして最小限，その代わり無駄な送気は一切しない．

内視鏡挿入法について

1．RS junctionまで

被検者の体位は左側臥位で検査を開始する．直腸内挿入後最初の屈曲が左方向に見えるので，それを左回旋にてスコープを進める．この際，pushで入るのではなく，ひだを左右に掻き分けながら入り込むような感覚である．吸引に関しては，管腔が虚脱するほどの過度の吸引はしない．管腔が虚脱するまで吸引してしまうと，とくに初心者においては次の管腔を探すために再度送気が必要となり，吸引，送気を繰り返しているうちに腸管のspasmを誘発し，かえって過度の送気をしてしまう結果になりかねない．自然に腸管内に存在する空気を利用して吸引は必要にして最小限，その代わり無駄な送気は一切しないことが重要である．もちろんエキスパートの内視鏡医であれば吸引で管腔をつぶしていく挿入法[1]でも問題はない．

2．RSからSD junctionまで

基本的に右回転を主体に挿入する．スコープを押すのではなく回転で次々にカーブをパスしていく感覚である（スラロームテクニック[2,3]）．脾彎曲を越えるまでは基本的に右回

Ⅰ．総論

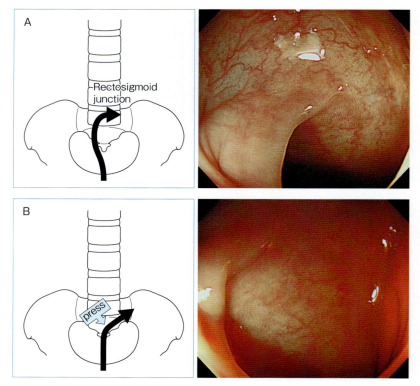

図3　腹壁圧迫の併用
腹壁圧迫のポイントは，基本は点で押してみて向こう側の腸管が
こちらに近づいてくるポイントをやさしく圧迫してもらうこと．

旋主体だが，左回旋したほうが軸を保てる，すなわち，スコープのフリー感がある場合は右回旋に必ずしもとらわれない．あくまでも軸保持短縮法である．ここで工藤のいうAパターンであれば，この右回旋主体の軸保持短縮法で腸（腸間膜）を伸ばすとSD junctionまで到達する[2]．

軸保持短縮法のみで短縮が困難な場合には，躊躇なく腹壁圧迫を併用する．腹壁圧迫のポイントは，基本は点で押してみて向こう側の腸管がこちらに近づいてくるポイントをやさしく圧迫してもらうことである（図3）．SD junctionの手前であれば恥骨上部のやや左側であることが多い[1),4),5]．熟練した介助者がいればその人に任せてもよいが，そうでない場合は内視鏡医が自分で圧迫のポイントを探して介助者に押してもらう．腹壁圧迫をしても短縮が難しい場合は，患者に仰臥位から右側臥位になってもらうと短縮が容易になることが多い．

結腸過長例では，この腹壁圧迫や体位変換を駆使した軸保持短縮法にてもSD junctionまでは到達しない．このような症例では，軸保持短縮法で挿入できるところまで挿入しても，なおその時点で腸管が土管状に見えている状態となる（図4）．その場合は，そこまでの右回旋主体の挿入法から方針を切り替えて，スコープの回転を左へ左と戻しながらやさしくpushで挿入していく（αループ法）[6]．ここでポイントは左回旋主体にスコープをゆっくり静かに押し進め，土管状に見える腸管の先の急峻な屈曲（いわゆるS-top）を越えるか越えないかのところで（要するに完全にループを作る前に）スコープをゆっくり右回転しながら短縮することである（right turn shortening）[7]（図5）．ここで完全にループを作っ

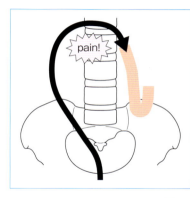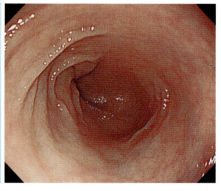

図4 結腸過長例
結腸過長例ではこの腹壁圧迫や体位変換を駆使した軸保持短縮法にてもSD junctionまでは到達しない．このような症例では，軸保持短縮法で挿入できるところまで挿入しても，なおその時点で腸管が土管状に見えている状態となる．

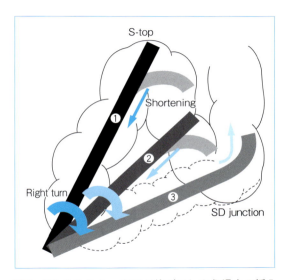

図5 RSからS-topまでが伸びてしまう場合の挿入
スコープをゆっくり静かに押し進め，土管状に見える腸管の先の急峻な屈曲（いわゆるS-top）を越えるか越えないかのところで（要するに完全にループを作る前に）スコープをゆっくり右回転しながら短縮する（①）ことである（right turn shortening）．この操作を繰り返すことで（②），徐々に腸管はたたまれてSD junctionをpushすることなく通過可能となる（③）．

てから，right turn shorteningをしようとすると，患者に苦痛を与えることになる．ここで強調したいことは，S状結腸を短縮できるところまで短縮したうえで上記の操作を行うことによって，以後の挿入がスムーズになるということである．もう一点大切なことは，right turn shorteningは単純な右回転だけではないということである．スコープのフリー感を感じながら，フリー感を損なわない方向，またスコープがずるずると抜けてこない方向へ微妙にトルクの方向を調整しながらゆっくりと短縮してくることである．最初は左方

Ⅰ. 総　論

向へねじりながら次に右方向へトルクをかけてきて，また微妙に左へねじるなどのコンビネーションが必要になることもある．このときに患者の痛みも参考になる．ねじりを加えて痛い場合は，間違った方向へねじっていることが多い．以上のように短縮して挿入すればSD junctionは肛門縁から30 cmで挿入されている．

3．SD junctionから脾彎曲まで

　　下行結腸は後腹膜に支持固定された状態で後腹膜腔に位置しているため，軸保持短縮された状態でのスコープ挿入は比較的容易である．注意点はスコープに右トルクをかけながら挿入し，S状結腸に再ループを作らないようにすることである．また脾彎曲を越えるときについpushしてしまうと患者は痛みを訴えるため，ここまできたら焦らずスコープをいったん引いて，ダウンアングル気味に引きの操作で脾彎曲を越えることがポイントである．

4．脾彎曲から横行結腸中部まで

　　脾彎曲までは，引きの操作が主体でスコープのpush操作はほとんど必要としなかったが，脾彎曲を過ぎてから横行結腸中部までが唯一push操作が必要となるところである．また挿入の重要な変更ポイントとして，今まで右トルクが中心であった回旋が，左トルクを中心としたスコープの回旋となることである．スコープへのトルクのみで横行結腸がたわんでしまう場合は，上腹部〔臍上部付近（これも腹部を軽く圧迫して向こう側の腸管が近づいてくるポイント）〕の圧迫が有効である．腹壁圧迫でもスコープが進まない場合は，右側臥位への体位変換が非常に有用であることが多い．この体位変換を面倒がって行わないと，患者に痛みを与えてしまうことになる．

5．横行結腸中部から肝彎曲部，盲腸まで

　　mid-Tの屈曲部を左トルクで越えた後に，右に切り返しながらスコープを引き込むことで肝彎曲部が近づいてくる．そこで空気をサクションしながら右回旋にて上行結腸にスコープを落とし込むのが理想的な肝彎曲部の越え方である．横行結腸は，結腸間膜による固定が緩やかで腹腔内での可動性に富んでいるため，過長症例において時に挿入が難しい場合がある．しかし，先に述べたような原理で上下のスラロームテクニック（スコープの保持）を駆使しながらスコープを進めることで解決できる．また横行結腸がW型になっているような過長例では，mid-Tを越える操作を2回繰り返すイメージで挿入する必要がある．肝彎曲の通過が難しい場合は，左側臥位に体位変換することや，右季肋部あるいは臍上部の軽い圧迫が有効である．

　　以上のテクニックを駆使してもなお盲腸まで到達しえない超long colonの症例にまれに遭遇する．そのような場合には，
　　①ミニスライディングチューブを使用する
　　②long typeのスコープに入れ替える
　　③それでも駄目なら患者を苦しめる前に潔く諦めて，注腸などに変更するタイミングを
　　　逸さないこと
が重要である．

内視鏡観察の基本

1．通常の抜去方法

　盲腸まで到達後，観察をしながらの抜去となる．抜去時も基本的には両手は独立して操作し，両手でアングルを操作することは避けるよう指導している．レンズが管腔の中心を捉えるように左手のup/down，右手の左右のトルク回転を利用しながら抜去してくる．その際，送気と吸引を交互に使用して管腔が過伸展するのを避けるよう心がける．吸引口は通常5時〜6時方向に位置しているので，吸引する際は，粘膜を吸引しないように左上方にスコープを位置するように訓練するとよい．S状結腸まで抜去してくると，外にあるスコープのあそびの部分が操作の邪魔となるので，左手を利用してあそびを逃がしてやるように心がける（前述）．

2．病変の観察法

　病変を発見した際は，十分に水洗いをしたあと観察を行う．病変を観察する際は，鉗子口の位置する5時から6時方向に病変をもってくることを心がける（図6）．これは内視鏡治療を行ううえでも重要になってくるので忘れてはならない．この操作を日頃から心がけることで右手と左手の内視鏡コントロールが上達し，切除しにくい病変でも，より簡単に切除できるようになる．

　病変の観察の際は，重力の方向を念頭においておくことも重要である．質的診断の際，色素散布を行うが，重力と同方向に病変が位置している場合，色素に病変がつかって観察が十分に行えない（図7）．この場合，体位変換を利用して重力方向と反対側に病変をもってくるとよい（図8）．このように，内視鏡医は画面で見ている映像だけでなく，その病変が患者のどの方向に位置しているかも常に考えながら観察治療を行うことが望まれる．

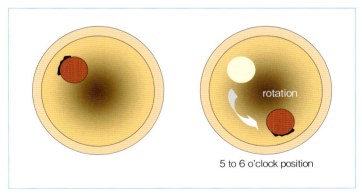

図6　観察治療の際の病変の位置
　病変を発見したら，可能なかぎり鉗子口の位置する5時〜6時方向に病変をもってくることが重要である．

Ⅰ. 総　論

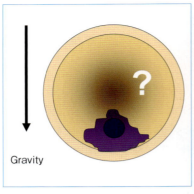
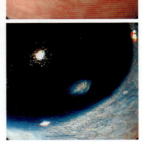

図7　重力方向と病変の位置関係
重力方向に病変が位置している場合，色素散布はかえって病変観察の妨げになり，治療の妨害にもなる．

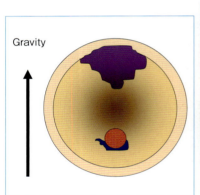
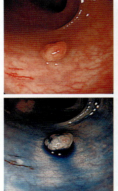
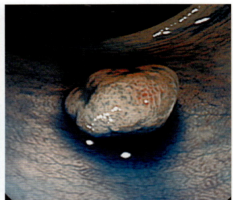

図8　重力方向と病変の位置関係
重力と反対側に患者体位を変換することで，観察治療環境が劇的に改善することが多いので，画面を平面的に捉えるだけでなく，常に立体的な感覚で内視鏡をアプローチしていく必要がある（平面の認識から立体の認識へ）．

 おわりに

　内視鏡挿入は，大腸内視鏡のすべてではなく観察・治療の出発点にすぎないということを忘れてはならない．軸保持短縮法にて短時間で確実に挿入できて初めて，拡大内視鏡観察などの詳細な病変の観察や，難しい病変の内視鏡治療を行うことができるのである．以前，ある雑誌に"盲腸まで5分をめざして"という特集が組まれた．5分をめざすことは内視鏡医にとって重要なことだが，患者にとって苦痛であったり，病変を見逃すようでは意味がなくなる．あらゆる問題をクリアーしたうえでの5分を可能にするためにも日々愛日の精神を忘れず内視鏡に携わっていくことが必要だと思う．かつてベテランの内視鏡医いわく"日常何気なく見ている所見でも，見るひとの立場によって石にも玉にもなる．不断の内視鏡に対する気迫が1年，5年と月日の積み重ねを経ると，人によっては驚くほど

の差となってゆく―中略―内視鏡が見せてくれる所見の一つ一つに感激し，それを記憶しさらに先を目指してほしい"（電子コロノスコピー．南江堂，1993 より抜粋）．挿入法は師匠によって異なる．胃内視鏡の挿入で blind だと危険だという先生もいる．正論であるが，かつてその方法で事故のない人もいた．要はセンスと，最初に教えた人がいかに内視鏡を持つ心を伝えるかであろう．方法論だけではない．

文　献

1) 藤井隆広，田村文雄，尾田　恭，他：大腸内視鏡における腹壁圧迫と体位変換．消化器内視鏡　1996；8：189-193
2) 工藤進英：大腸内視鏡挿入法―ビギナーからベテランまで．医学書院，東京，1997
3) 工藤進英：汎用内視鏡による total colonoscopy の挿入法．早期大腸癌　2000；4（1）：9-15
4) 松田尚久，藤井隆広，神津隆弘，他：苦痛のない大腸内視鏡―腹壁圧迫と体位変換の工夫．早期大腸癌　2000；7：418-422
5) 加藤茂治，藤井隆広：技術による大腸スコープ挿入困難例の克服―Rs-S〜SD junction をいかに越えるか．消化器内視鏡　2001；13：1161-1164
6) 田島　強，松永藤雄，宇野千春，他：Colonoscopy について．Gastroenterol Endosc　1970；12：221
7) Shinya H：Colonoscopy—Diagnosis and treatment of colonic diseases. Igakushoin, Tokyo, 1982

Column

粘液の洗浄（大腸）

　大腸病変の表面性状を内視鏡的に観察する際の妨げの一つとして粘液の付着がある．この粘液の除去方法について，①通常観察，NBI 観察（色素なし），②コントラスト法，③染色法，の順に解説する．

＜通常観察，NBI 観察（色素なし）＞

　冷たい水を腸管に散布すると，蠕動が亢進し観察に苦慮する場合がよくあるので体温程度に温めた水道水（微温湯）を使用している．また，泡の存在は観察の妨げになるので，ごく少量の消泡剤（バリトゲン®，ガスコンシロップ®）を微温湯に混ぜている．

　散布チューブで洗浄する場合，微温湯が強く出すぎて病変から出血することがあるので慎重に操作しなければならない．われわれは出血防止のために鉗子孔から直接微温湯を注入している．前方送水で洗浄する場合も，水勢が強すぎると病変から出血することがあるので洗浄の際には水勢を少し弱くしている．いずれにしても根気強く丁寧に洗浄することが粘液除去のコツである．

＜コントラスト法（インジゴカルミン）＞

　基本的にはインジゴカルミン散布前に通常観察前と同様の操作を行う．良好な画像が得られていても，観察中に粘液分泌のために表面性状が十分観察できなくなる場合があるが，この際には再度微温湯による洗浄から同じ操作を繰り返すと再度良好な画像が得られる．

＜染色法（クリスタルバイオレット，ピオクタニン）＞

　粘液の付着は染色液と病変表面の接触を妨げるので染色法による pit pattern 観察にとって最大の敵であり，クリスタルバイオレット散布前にインジゴカルミンとともに粘液を十分除去しなければならない．通常観察と同じ方法で洗浄するが，どうしても粘液が除去できない場合に蛋白分解酵素（プロナーゼ）を使用すると効果的なことがある．また，コントラスト法とは異なり，染色後良好な画像が得られる至適時間があるので観察途中の再染色による観察には限界があり，初回染色で最良の染色を行うことが重要である．

〔鶴田　修，向笠道太，草場喜雄〕

Ⅰ．総　論

6．小腸内視鏡挿入観察法 ── バルーン法を中心に

山本博徳

　消化管内視鏡検査のなかで小腸内視鏡は長年にわたって進歩から取り残された分野であったが，21世紀になりカプセル内視鏡，ダブルバルーン内視鏡という二つの新たな内視鏡の開発によって，そこに大きな改革がもたらされた．カプセル内視鏡は被検者に苦痛を与えることなく小腸全域の内視鏡画像を提供する素晴らしい技術革命であり，ダブルバルーン内視鏡は小腸全域において生検を含めた内視鏡的精査，そして内視鏡治療をも可能にした画期的方法である[1),2)]．ダブルバルーン内視鏡は2003年に市場に導入され，2007年に導入されたシングルバルーン内視鏡とあわせ，バルーン内視鏡として小腸内視鏡のスタンダードとして認められるようになっている．

　本稿ではバルーン内視鏡による小腸内視鏡検査をダブルバルーン内視鏡の挿入観察法を中心に解説させていただく．

バルーン内視鏡の原理

　ダブルバルーン内視鏡の挿入原理は，プッシュ式の小腸内視鏡が挿入困難となる理由は何かという疑問から考えついたものである[3)]．プッシュ式挿入が困難となる理由は挿入とともに内視鏡が複雑なループを形成し，内視鏡シャフトに加える挿入力が最終的に内視鏡先端に伝わらなくなるためと考えられ，内視鏡の直線化ばかりが深部挿入のために必要なことと考えられていた．しかし，内視鏡先端が進まなくなる本当の理由は腸管や内視鏡の

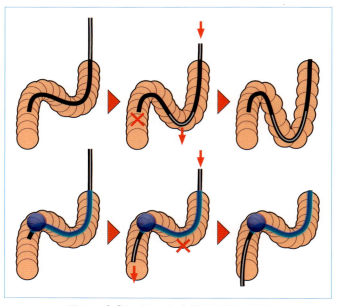

図1　ダブルバルーン内視鏡の挿入原理

屈曲そのものではなく，屈曲した腸管が伸展されることにあると考えたのである．**図1**にその原理を図解する．

　図1上段に示すように，通常のプッシュ式挿入では挿入された内視鏡はそのシャフトにより屈曲した腸管の伸展に費やされ，内視鏡先端はまったく先に進まない．進まないのみならず内視鏡先端近くの屈曲はより急峻となり，挿入をより困難としてしまう．それに対して下段に示すようにバルーン付のオーバーチューブを用いて腸管の伸展を防止すれば，内視鏡先端は深部に挿入されるようになる．なぜならオーバーチューブを通して挿入された内視鏡は挿入された長さだけオーバーチューブ先端から出てくることになり，バルーンがずれないかぎり内視鏡先端は進むということである．ここで用いているオーバーチューブは腸管同様軟らかく屈曲するが，腸管と異なり伸展されないという性質を利用している．

　シングルバルーン内視鏡の基本原理も同様である．

ダブルバルーン電子内視鏡システム

　現在，富士フイルム株式会社のダブルバルーン電子内視鏡システムが市場に導入されている．このシステムは**図2**に示すように先端に装着するバルーンへの送気，脱気のためのエアルートを内蔵した専用内視鏡，バルーン付オーバーチューブ，それぞれのバルーンへの送気，脱気を行うバルーンポンプコントローラーから構成されている．これらのバルーンはいずれも厚さ0.1 mmのラテックス製もしくは同様の柔軟性をもったシリコン製の軟らかいバルーンであり，腸管を損傷しないように工夫されている．バルーンの拡張は空気の注入量ではなく拡張時の内圧によって規定されるようになっており，バルーンポンプコントローラーによって正確にコントロールされる．したがって管腔径の異なる腸管においても同様に安全に腸管を把持することができる．拡張圧は45 mmHgと低圧に設定されており，バルーンの拡張による腸管の損傷や被検者の苦痛が起こらないように配慮されている．

　ダブルバルーン内視鏡には挿入性を重視した一般観察用のEN-450P5/20，EN-580XPと，処置能を重視したEN-450T5，EN-580 Tの4種類の小腸用内視鏡および小腸処置用と同じ径で有効長を150 cm台と短かくした内視鏡EC-450BI5，EI-580BTが準備されている（**図3**）．450P5/20は内視鏡外径8.5 mm，580XPは7.5 mmと細径化にこだわったため鉗子口径が2.2 mmと制限されており使用できる処置具に制約があるが，450T5は2.8 mm，580 Tは3.2 mmの鉗子口径を備えているためクリッピングやTTS型のバルーン拡張なども含めほとんどの内視鏡処置が可能となっている．450BI5，580 Tは大腸内視鏡としてのみならずRoux-en-Y吻合の輸入脚観察やERCPにも有用である．ダブルバルーン電子内視鏡システムの諸元を**表**に示す．

シングルバルーン電子内視鏡システム

　2003年導入のダブルバルーン内視鏡に続き，2007年にオリンパス株式会社からシングルバルーン内視鏡が市場に導入された（**図4**）．このシステムはダブルバルーン内視鏡と基本原理は同様だが，内視鏡先端へのバルーン装着はできず，バルーンがスライディングチューブ（ダブルバルーン内視鏡でのオーバーチューブに相当）にしか装備されていない点に違いがある．内視鏡先端にバルーンの装着をしないため，検査準備が簡便であり，操

Ⅰ. 総　論

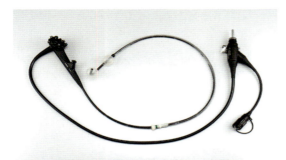

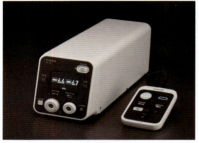

図2　ダブルバルーン電子内視鏡システム

表　ダブルバルーン電子内視鏡諸元

450 シリーズ

項目	EN-450P5/20	EN-450T5	EC-450BI5
観察深度	4〜100 mm	4〜100 mm	4〜100 mm
視野角	120°	140°	140°
外径	⌀8.5 mm	⌀9.4 mm	⌀9.4 mm
鉗子 ch	⌀2.2 mm	⌀2.8 mm	⌀2.8 mm
有効長	2,000 mm	2,000 mm	1,520 mm

580 シリーズ

項目	EN-580XP	EN-580T	EC-580BT
観察深度	2〜100 mm	2〜100 mm	2〜100 mm
視野角	140°	140°	140°
外径	⌀7.5 mm	⌀9.4 mm	⌀9.4 mm
鉗子 ch	⌀2.2 mm	⌀3.2 mm	⌀3.2 mm
有効長	2,000 mm	2,000 mm	1,550 mm

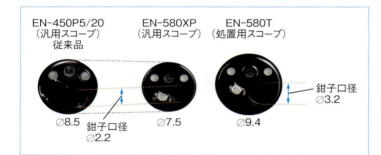

図3　一般観察用（EN-450P5/20：左，EN-580XP：中），および処置用（EN-580T：右）ダブルバルーン内視鏡先端の比較

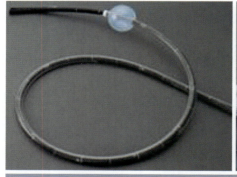

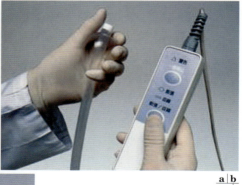

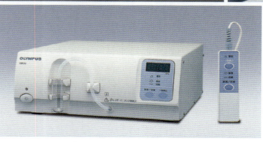

a | b
c

図4　シングルバルーン電子内視鏡システム

58

作するバルーンも一つしかないため，術中のバルーンコントローラーの取り扱いが簡略化されているという利点がある．しかし，内視鏡先端バルーンがないため，スライディングチューブの挿入時，内視鏡先端が固定されず抜けやすく，深部小腸で不安定となったり，症例によっては挿入が困難な場合がある．

挿入方法

ダブルバルーン内視鏡の挿入方法：高度な技術が必要だと考えられがちであるが実際はそうでもなく，技術的には比較的容易である．挿入原理をよく理解し，どういう状況でどうすればよいかということがわかってさえいれば，内視鏡の操作自体に特殊な技術は必要ではない．というのは，ダブルバルーン内視鏡の挿入ではバルーンで腸管を把持して引くことによりその先の腸管を伸展し，挿入が容易な形としてから内視鏡の挿入を行うからである．

ダブルバルーン内視鏡の挿入は腸管蠕動に頼るものではないので，経口的にも経肛門的にも同様の原理を用いて挿入が可能である（**図 5a，b**）[4]～[6]．以下に具体的な挿入方法を解説する．

経口的に進める場合は内視鏡が胃内に到達した時点で，経肛門的に進める場合は内視鏡がS状結腸下行結腸移行部または脾彎曲に達した時点でオーバーチューブを進め，その後は介助者が把持したオーバーチューブの遠位端に向かって内視鏡を挿入していく形の遠隔操作となる．術者は内視鏡がオーバーチューブから出ている約50 cmの部分を操作することになり，この操作が145 cmのオーバーチューブを介して先端部分に伝わる．内視鏡先端が深部に挿入されたら内視鏡先端のバルーンを拡張して腸管に固定し，オーバーチューブをそのバルーンを虚脱させたうえで内視鏡に沿わせて内視鏡先端バルーンのところまで進める．そこでオーバーチューブのバルーンも拡張し，両方のバルーンで腸管を把持した状態で内視鏡をオーバーチューブとともに引き，挿入された腸管をオーバーチューブ上に畳み込むように短縮する．オーバーチューブバルーンで腸管把持を続けたまま内視鏡先端バルーンを虚脱させ，再び内視鏡挿入を行う．上記の操作を繰り返すことで，腸管をオーバーチューブ上に畳み込みながら深部へ深部へと内視鏡先端を挿入していくことが可能となる．深部への挿入をスムーズに行うコツは，送気を最小限におさえることで，内視鏡がS字状になって進むのをできるだけ避け，同心円を描いていくように進ませることである（**図 6a，b**）．

経口的挿入と経肛門的挿入を組み合わせることによって，全小腸の内視鏡的観察が高率に可能となった．われわれの経験では，全小腸内視鏡観察を試みた場合の成功率は全体で86％であり，腹部手術の既往がなく小腸癒着のない症例に限れば，ほぼ全例で可能であった[7]．

シングルバルーン内視鏡の挿入方法[8]：基本的にはダブルバルーン内視鏡と同様である．具体的にはバルーンで腸管の伸展を防止し，そのバルーンを固定点として内視鏡を深部へ進めていく．しかし，前述のごとく内視鏡先端バルーンがないため，スライディングチューブ挿入のときに内視鏡先端が抜けやすい．この問題を解決するためにシングルバルーン内視鏡では内視鏡先端をアングル操作で屈曲させて腸を引っ掛けるように把持しなければならない．このとき内視鏡先端のカメラは腸管壁に接した状態になりやすく（いわ

Ⅰ．総　論

<a：経口的挿入>

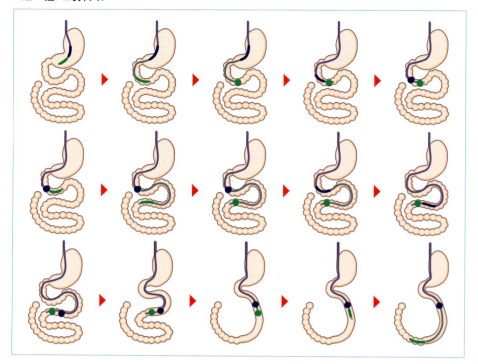

<b：経肛門的挿入>

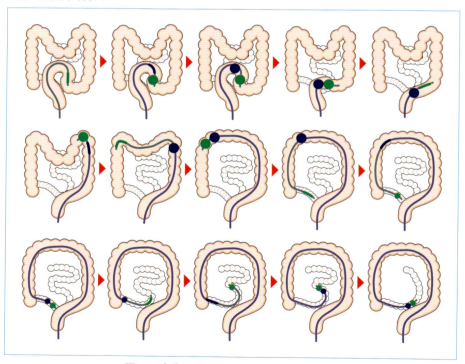

図5　ダブルバルーン内視鏡挿入の模式図

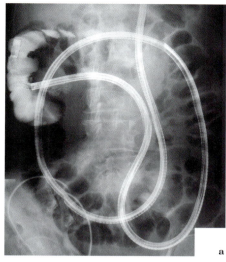
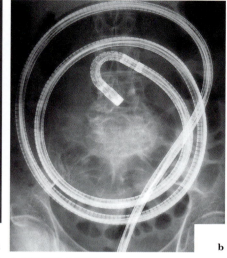

図6 ダブルバルーン内視鏡挿入の透視像
　　a：経口的挿入の際の透視像
　　b：経肛門的挿入の際の透視像

ゆる「赤玉」の画面），安全のための視野確保が難しいときがある．そのような理由により，スライディングチューブを挿入する際は，内視鏡先端による腸管壁への物理的損傷のリスクを考慮し，無理な操作とならないように注意しなければならない．

バルーン内視鏡による観察

　バルーン内視鏡の特徴は，その挿入性のみではなく深部小腸においても発揮される安定したコントロール性にある．小腸は腹腔内で固定されておらず可動性に富んでいる．そのため従来のプッシュ式の挿入法では安定した観察が困難であった．しかしバルーン内視鏡の場合，オーバーチューブのバルーンで腸管を固定するため内視鏡先端近くで腸管を安定化することができる．そのうえ内視鏡の動きはこのバルーンによる固定点を基点としてコントロールされるため，深部小腸においても操作性に優れているのである．このバルーンによる固定点は腸管の任意の部位におくことができるので，小腸のどの部位においても自由に往復観察や狙撃生検が可能である．

　大腸内視鏡検査と同様，観察は挿入時にも行うことが理想的だが，過剰な送気は挿入の妨げになるため，どうしても抜去時の観察が中心となる．抜去時に安定した観察を行うためには，抜去時にもオーバーチューブのバルーンで腸管を把持して安定させたうえで観察するのがよい．オーバーチューブのバルーンで腸管を固定した状態で観察するかぎり，意図せずに内視鏡先端が抜けてしまうということがなく，いつでも安定した往復観察が可能である．抜去時には腸管がオーバーチューブ上に短縮されて畳み込まれているため，一度に抜くオーバーチューブの長さは10〜15cm程度にとどめておかなくてはいけない．そうしないと，すぐに元の部位に戻ることができなくなってしまう．抜去時の短縮された10cmの小腸は，挿入時の30〜40cmにも相当しうるのである．

　小腸における内視鏡観察では，絨毛の所見に注意を払う必要がある．潰瘍，びらんなど

I. 総論

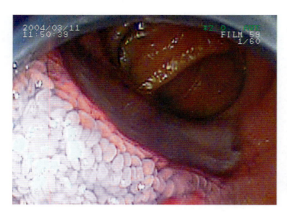

図7 潰瘍周囲の発赤腫大した絨毛
インジゴカルミン散布のうえ電子拡大した画像.

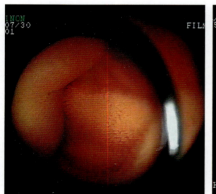

図8 粘膜下腫瘍上の萎縮した絨毛（水中観察）
画面中央に正常絨毛，画面左に粘膜下腫瘍上の萎縮絨毛を認める．

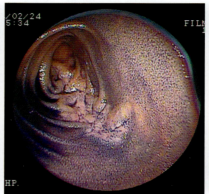

図9 回腸 MALT lymphoma の内視鏡画像
インジゴカルミンの散布により表面性状の詳細な観察が可能である．

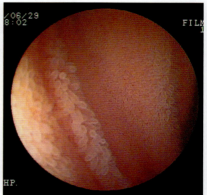

図10 回腸の正常絨毛（水中観察）

の周囲では，炎症のためか絨毛の発赤腫大を認めることが多く，この所見の有無は内視鏡挿入時の粘膜損傷との鑑別に役立つ（図7）．また，粘膜下腫瘍上の粘膜では絨毛の萎縮を認めることが多く，局所的な絨毛の萎縮が粘膜下腫瘍の存在に気づかせてくれることもある（図8）．また広範な絨毛の萎縮は日本ではまれにしかみられないが，celiac 病などの吸収不良症候群で認められる．また，小腸には絨毛が存在することから小さい angiodysplasia は大腸と比較してはっきり認識できないことが多く，見逃される危険があるので注意が必要である．

　小腸においても潰瘍や腫瘍などの病変の詳細な観察には色素散布が有用であり（図7，9），絨毛の詳細な観察には水中観察や拡大観察が有用である（図7，8，10）．

　バルーン内視鏡は深部小腸においても操作性に優れているため，局在病変の狙撃生検も容易であり，病理診断による確定診断が可能である．また，吸収不良，蛋白漏出などの場合も，小腸粘膜の生検による病理検査を考慮するべきである．

　小腸疾患の鑑別において，病変の局在が腸間膜付着側であるのかその対側であるのかは重要な所見であるが，これまでは手術所見や手術標本などの摘出後の観察でしかはっきりと示すことができなかった．バルーン内視鏡を用いると，その挿入特性から小腸は同心円

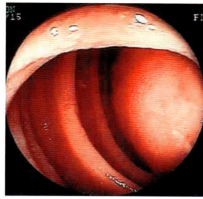
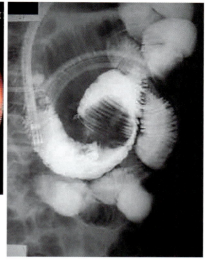

図11 腸GIST症例
a:内視鏡画像
b:ダブルバルーン内視鏡と併用した選択的造影画像

を描くような形になることが多い．その場合，小腸は腸間膜で張った扇の周囲に円を描くようになっている（図6）．このとき，同心円の中心側が腸間膜付着側であり，実際にはX線透視下に内視鏡の先端部を動かし，円の中心側に動かしたときに内視鏡画面上で近づく壁が腸間膜の付着側であると判断できる．クローン病の潰瘍は腸間膜付着側に縦走することが多く，メッケル憩室は腸間膜付着対側に存在するなどの特徴がある．

　小腸造影は小腸病変の客観的な画像を得るために有用な検査法であるが，複雑な走行のために腸管同士が重なりやすく，病変をうまく描出することが時に困難である．ダブルバルーン内視鏡と併用した造影検査の場合，内視鏡先端バルーンを拡張することにより造影剤の逆流を防止して選択的に造影画像を得ることが可能であり，有用である（図11）[9),10)]．

　そのほかにも小腸内視鏡診断に関する重要な所見はまだまだ存在すると思われ，さらなる経験の積み重ねが重要である．また，小腸疾患の病態解明に関してもまだまだ多くの課題が残されており，小腸内視鏡の活用により，さらに研究が進んでゆくことが期待される．

　バルーン内視鏡による小腸への挿入法および観察法に関して述べた．バルーン内視鏡の開発により小腸疾患への内視鏡的アプローチが実用的レベルで可能となった[11)]．バルーン内視鏡の普及が小腸疾患の診断，治療および病態解明に役立っていくことを願っている．

文　献

1) Yamamoto H, Yano T, Kita H, et al：New system of double-balloon enteroscopy for diagnosis and treatment of small intestinal disorders. Gastroenterology　2003；125：1556-1557
2) Yamamoto H, Sugano K：A new method of enteroscopy—The double-balloon method. Can J Gastroenterol　2003；17：273-274
3) Yamamoto H, Sekine Y, Sato Y, et al：Total enteroscopy with a nonsurgical steerable double-balloon method. Gastrointest Endosc　2001；53：216-220
4) 山本博徳，喜多宏人，砂田圭二郎，他：小腸内視鏡検査．日本内科学会雑誌　2004；93：1189-1199
5) 山本博徳，喜多宏人，砂田圭二郎，他：ダブルバルーン内視鏡を用いた小腸内視鏡検査の有用性．日本消化器病学会雑誌　2004；101：976-982
6) Miyata T, Yamamoto H, Kita H, et al：A case of inflammatory fibroid polyp causing small

bowel intussusception in which retrograde double-balloon enteroscopy was useful for the preoperative diagnosis. Endoscopy 2004 ; 36 : 344-347
7) Yamamoto H, Kita H, Sunada K, et al：Clinical outcomes of double-balloon endoscopy for the diagnosis and treatment of small intestinal diseases. Clin Gastroenterol Hepatol 2004 ; 2 : 1010-1016
8) 小腸内視鏡挿入法検討会：シングルバルーン挿入の実践．2007（医療従事者向けパンフレット）
9) Sunada K, Yamamoto H, Kita H, et al：Case report：Successful treatment with balloon dilatation using a double-balloon enteroscope for a stricture in the small bowel of a patient with Crohn's disease. Dig Endosc 2004 ; 16 : 237-240
10) Shinozaki S, Yamamoto H, Kita H, et al：Direct observation with double-balloon enteroscopy of an intestinal intramural hematoma resulting in anticoagulant ileus. Dig Dis Sci 2004 ; 49 : 902-905
11) May A, Nachbar L, Wardak A, et al：Double-balloon enteroscopy：Preliminary experience in patients with obscure gastrointestinal bleeding or chronic abdominal pain. Endoscopy 2003 ; 35 : 985-991

Column コラム

受動湾曲細径スコープ

大腸内視鏡の挿入においては軸保持短縮法が重要であるが，腸管の癒着，過長，複雑な走行などの症例では，プッシュ操作を主体とした挿入法を選択せざるをえない．従来の通常スコープはプッシュ挿入時に腸管の過伸展により苦痛が生じやすい．苦痛を軽減するためには，細径・軟性スコープが適しているが，再loopを形成しやすく深部挿入が困難となる．オリンパスPCF-PQ290は外径9.2 mmの細径・軟性スコープであり，受動湾曲と高伝達挿入部により，プッシュ操作主体の挿入法で，苦痛が少なく深部挿入性が向上した（図）．PCF-PQ290の良い適応は痩せ型の患者，炎症性腸疾患患者，複数回の腹部手術例を有する女性患者である．当センターで施行した半数以上の挿入困難例を含む4,029例では15分以内での盲腸までの到達率は80.3％であり，さらにsedationなしでのVisual analogue scaleを用いた疼痛の平均値は1.9±2.3と，苦痛の少ない検査が可能であった．しかし，通常の体格以上の男性患者では，やはり深部への挿入は困難な場合も多く，PCF-PQ290は汎用機としてではなく，backup scopeとしての位置づけと考えている．

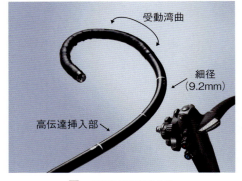

図　PCF-PQ290 I/L

本機種のみで大腸内視鏡挿入トレーニングを行うべきではない．本機種のプッシュ操作主体の挿入に馴れてしまうと，通常スコープを使用した際に患者の苦痛が大きくなり，場合によっては穿孔等の重篤な合併症を引き起こす可能性も危惧される．まずは，通常スコープで軸保持短縮法のトレーニングを十分行い，その後に挿入困難例を中心に本機種を使用することで，患者の苦痛軽減に役立つものと考える．

〔斉藤裕輔〕

7．カプセル内視鏡検査 （1）コヴィディエン・メドトロニック

中村哲也，生沼健司，寺野　彰

　カプセル内視鏡とは，カプセル状の小型内視鏡を絶食した患者がみずから飲み込むことで消化管内腔の撮影ができる消化管内視鏡検査である．2007年10月1日に，ギブン・イメージング社（以下，ギブン）のギブン画像診断システム（小腸カプセル内視鏡）が保険適用になった．その後大腸カプセル内視鏡（PillCam COLON，PillCam COLON2）を開発したギブンはコヴィディエン社に吸収合併され，さらにコヴィディエン社はメドトロニック社の一員となって現在に至っている．

　本稿では，まず2017年10月時点で最新の小腸カプセル内視鏡PillCam SB3カプセル内視鏡システム[1]と消化管の適切な開通性を評価するために開発されたPillCamパテンシーカプセル（以下，パテンシーカプセル）[2]について紹介し，それらの保険適用・禁忌などと検査法の概要について述べる．また，カプセル内視鏡用のIEE（Image-Enhanced Endoscopy）ともいえるFICE（Flexible spectral Imaging Color Enhancement）との併用についても解説する．

PillCam SB3カプセル内視鏡システムとそのメカニズム

　システムは，大きく分けて以下の①〜③の三つの機器で構成されている[1]．

① カプセル内視鏡本体（PillCam SB3カプセル：寸法26.2×11.4 mm，重量3.0 g，**図1a左**）．日本では，カプセル内視鏡回収キットが付属している．

② カプセル内視鏡本体から送信された画像データを送受信するPillCamセンサアレイ（**図1b**）と，外部記録装置（PillCamレコーダDR3，**図1c**）．新しいセンサアレイには送信アンテナが追加され，SB3カプセルとレコーダDR3を併用した場合，カプセルとレコーダとの間で双方向通信が可能になる．

③ 患者のデータや撮影された画像を処理し解析する専用のRAPID（Reporting and Processing Images and Data）ソフトウエアがインストールされた，コンピュータシステムRAPIDワークステーション（**図1d**）．2017年10月時点で最新のソフトウエアは，RAPID 8.3である．

　カプセル内視鏡本体先端の片側にある透明ドームは，小腸内で絨毛と接触することで透明な状態に保たれ，ドームの形は白色LED（light emitting diodes）から発光される照明光が反射して写り込まないように設計されている．画像センサとして，省電力で安価なCMOS（Complementary Metal Oxide Semiconductor）が採用されているが，SB3カプセルではこれまで以上に画質が向上している．カプセル内視鏡本体で撮影された画像データは，腹部の所定位置（**図2**）に貼り付けた8個のセンサアレイを介して外部記録装置であるレコーダDR3との間で無線による双方向通信が行われる．なお，その無線は日本の電波法の基準を満たした安全性の高いラジオ波が使用されている．SB3カプセルとレコーダDR3を併用して双方向通信が可能になるとフレームレート調整機能（AFR；Adaptive

I. 総論

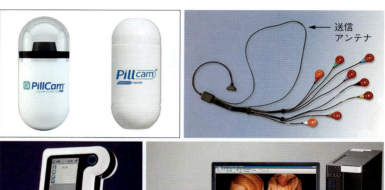
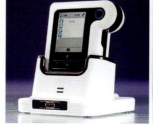
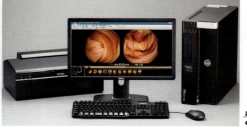

図1　PillCam SB3 カプセル内視鏡システム
a：PillCam SB3 カプセル（左），PillCam パテンシーカプセル（右）
b：PillCam センサアレイ（送信アンテナが追加された）
c：PillCam レコーダ DR3
d：RAPID ワークステーション（RAPID ソフトウエア）

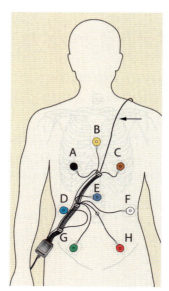

図2　小腸カプセル内視鏡検査センサアレイ取付ガイド
A：右第7肋間腔と右鎖骨中央線の交点
B：剣状突起
C：左第7肋間腔と左鎖骨中央線の交点
D：臍レベルの右腰部
E：臍の上方
F：臍レベルの左腰部
G：右鼠径部中央
H：左鼠径部中央
矢印：送信アンテナ
（コヴィディエンジャパン社の説明図より転載）

Frame Rate）が働き，カプセルの移動が遅いときには1秒間に2枚，移動が速いときには1秒間に6枚の静止画（フレーム）を撮影する．なおレコーダ DR2 を使用した場合は，従来どおりの固定フレームレート（1秒間に2枚撮影）になるため注意が必要である．

パテンシーカプセルとそのメカニズム

カプセル内視鏡特有の偶発症として滞留（retention）があり，それは「カプセル内視鏡

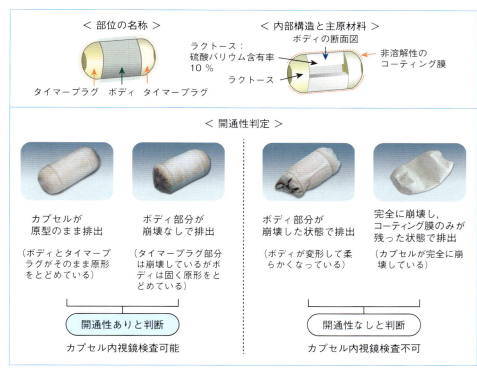

図3 PillCam パテンシーカプセルと開通性判定
(提供：コヴィディエンジャパン)

検査において，カプセルが消化管の狭窄の口側に少なくとも2週間以上とどまること」と定義されている[3]．パテンシーカプセル（PillCam パテンシーカプセル，**図1a右**）は，PillCam SB カプセル（SB2 plus, SB3）による検査前の"消化管の狭窄又は狭小化を有する又は疑われる場合"に，消化管の開通性を評価して滞留を避けるために開発された崩壊性カプセルである[2,4]．これは寸法約 26×11 mm，重量約 3.3 g で，PillCam SB カプセルとほぼ同じ大きさ，形をしているが，画像を撮影する機能はない．

パテンシーカプセルの添付文書における登録名称は「ギブンパテンシーカプセル内視鏡」であるが，海外で使用されている Agile Patency Capsule に内包されている RFID（Radio Frequency IDentification）タグを除いた日本独自仕様になっている[4]．

パテンシーカプセルは，両先端部のタイマープラグ（ラクトースから成る）と中心部のボディから構成され，ボディは硫酸バリウム含有ラクトース（含有率10％）から成り，この部分はX線不透過である（**図3上**）[2,4]．全体が非溶解性のコーティング膜で覆われているが，タイマープラグ部分の両先端には穴が開いている（図3上）．この穴から腸液が浸透するとラクトースが溶解するため，カプセルは徐々に崩壊していく．検査開始（嚥下）後約30時間より崩壊が始まり，100〜200時間で完全に崩壊する[5]．パテンシーカプセルを用いた消化管開通性判定の概要を，**図3下**に示す．

Ⅰ. 総 論

PillCam SB3 カプセル内視鏡，パテンシーカプセルの保険適用対象・禁忌

保険適用対象（患者）は，以下のとおりである[1),2)]．
1. 小腸疾患が既知又は疑われる患者（消化管の狭窄又は狭小化を有する又は疑われる場合には，パテンシーカプセルを使用する）．
2. 原因不明の消化管出血を伴う患者に使用する場合は，上部及び下部消化管の検査（内視鏡検査を含む）を行ってから実施すること．
3. 次の患者への使用には注意すること［安全性が確認されていないため］．
 ・妊婦
 ・重篤な消化器憩室疾患の患者

小腸カプセル内視鏡を「18 歳未満の患者」や「22 歳から 84 歳までの範囲を超える年齢層の患者」に使用することについて，これまで妊婦と同様に注意喚起がなされていた．しかし，日本小児栄養消化器肝臓学会からの要望を受けて独立行政法人医薬品医療機器総合機構（PMDA）で検討した結果，カプセル内視鏡を嚥下することができた患者において，年齢による滞留等の不具合発生に差異は認められないことが判明し，2014 年 12 月 9 日付の薬食機参発 1209 第 4 号，薬食安発 1209 第 5 号により，小腸カプセル内視鏡に係る使用上の注意が改訂された．

禁忌・禁止は，以下のとおりである[1),2)]．
1. 本品は再使用禁止．
2. 次の患者にはパテンシーカプセル及び SB カプセル共に使用しないこと．
(1) 腹部 X 線検査，腹部超音波検査，病歴や手術歴，臨床所見等で消化管の閉塞，瘻孔が既知又は疑われる患者．
(2) カプセル内視鏡検査を実施した際に明らかに SB カプセルが滞留すると考えられる消化管の狭窄が既知の患者．
(3) 心臓ペースメーカ又は他の電気医療機器が埋め込まれている患者．
(4) 嚥下障害がある患者．
(5) 硫酸バリウム製剤に対し，過敏症の既往歴のある患者（硫酸バリウムを含有するパテンシーカプセルについてのみ）．

また SB カプセルが体内にある状態で磁気共鳴画像診断（MRI 検査）を受けると腸管または腹腔に重篤な傷害を受けることがあるため，SB カプセルと MRI 装置とは併用禁忌になっている[1),2)]．

PillCam SB3 の適用対象選択のフローチャートを，図 4 に示す．

検査法の概要

小腸カプセル内視鏡の保険適用は，当初上部および下部消化管の検査を行っても原因が不明の消化管出血に限られていたが，パテンシーカプセルの登場により「小腸疾患が既知又は疑われる患者」に適用対象が拡大された（図 4）．しかし，小腸カプセル内視鏡検査法には大きな変化はない．小腸カプセル内視鏡検査の流れを，表 1 に示す[5)]．また報告書（レ

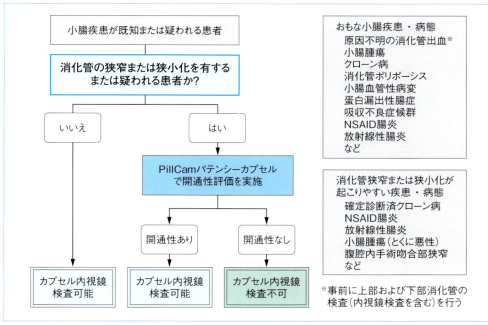

図4 PillCam SB3 カプセル適用対象フローチャート
(提供：コヴィディエンジャパン)

表1 小腸カプセル内視鏡検査の流れ

1. **初診時**
   適用対象の選別と同意書の取得，検査予約
   検査の予定，注意事項などの説明
   ＊事前の開通性評価（消化管の狭窄又は狭小化を有する又は疑われる患者の場合）
   パテンシーカプセルの嚥下→自然排出の確認，またはX線撮影等による大腸到達の確認（図4参照）

2. **検査前**
   検査に必要な機器の確認
   検査前の内服薬中止や前日からの絶食（8時間以上）など

3. **検査当日**
   検査準備
   カプセル内視鏡の嚥下
   検査機器の取り外しと機器の返却
   記録装置からワークステーションへのデータ転送
   検査機器，装置の手入れ

4. **画像診断**（検査当日または翌日以降）
   下見（プレビュー）
   詳細検討（レビュー）
   報告書（レポート）作成
   検査データの管理

5. **検査終了後**（カプセルが排出された時点を検査終了とする考えもある）
   カプセル排出の確認
   滞留の有無の確認
   検査結果説明

＊パテンシーカプセルを用いる場合のみ．

〔藤谷幹浩，中村哲也，他[5]より転載，一部改変〕

I．総　論

ポート）を作成する際は，これまでどおりカプセル内視鏡検査のレポート用に作成された標準用語集であるCEST（Capsule Endoscopy Structured Terminology）[6]に準拠して行う．

　2015年12月に，「小腸内視鏡診療ガイドライン」[7]が発刊された．これは日本消化器内視鏡学会が中心となり日本消化器病学会，日本消化管学会，日本カプセル内視鏡学会の協力のもと，小腸カプセル内視鏡とバルーン内視鏡に絞って作成された指針である．今後は，このガイドラインの内容を参考にして小腸カプセル内視鏡検査を行うことが望ましい．

カプセル内視鏡用画像調節機能 FICE について

　FICEとは分光画像（spectral imaging）を自由（flexible）に組み合わせて，色の差を強調する（color enhancement）ことを意味している．FICEは，2005年に三宅洋一教授（千葉大学フロンティアメディカル工学研究開発センター）と故 神津照雄教授（千葉大学医学部付属病院光学診療部）およびフジノン社（現 富士フイルム社）によって共同開発された，分光推定画像を使用したIEEである[8]．

　小腸カプセル内視鏡用FICEは，RAPID 6.5から使用可能となった．その原理は通常内視鏡用のFICEと同じで，白色光で撮影されたカプセル内視鏡画像をRAPIDワークステーションに転送した後に，RAPID内部で分光画像を作成し，IEE画像として再表示するというものである．カプセル内視鏡用FICEの波長設定にあたって，カプセルが腸管内で送気することなく腸液の内部を進んでいくため胆汁や出血の影響を受けやすく通常内視鏡と観察条件が大きく異なることから，使用目的を絞って**表2**に示すように三つの波長設定を行った[8]．

① **FICE 1（波長セット：Red 595 nm, Green 540 nm, Blue 535 nm）**

　胆汁の着色成分であるビリルビンの影響を抑えることにより，小腸出血の原因になることが多いangiectasia（angiodysplasia）に代表される赤色調の血管性病変がわかりやすくなるようにした．この画像調節機能は，腸管内に出血や残渣などによる濁りなどのない比較的条件の良い場合に効果的である．

② **FICE 2（波長セット：Red 420 nm, Green 520 nm, Blue 530 nm）**

　胆汁をシアンに着色することで，血液や血管，発赤部分との色差を大きくした．これは，いわばNBI（Narrow Band Imaging）を意識した画像調節機能であり，カプセルが病変に近接した場合に血管性病変が明瞭化するメリットがある半面，胆汁が多いときや遠景では画面が暗くなる．

③ **FICE 3（波長セット：Red 595 nm, Green 570 nm, Blue 415 nm）**

　血液と胆汁成分とを色分けすることを目的として設定した．これは腸管内に胆汁成分が多い状態で出血を伴っている際に，通常観察では出血点が見分けにくくなることへの対策である．出血がない場合にこの画像調節機能を使用しても，ほとんど意味はない．

　以上のように，FICE 1，2，3いずれも使用目的がある程度絞られているため，それぞれの条件に当てはまる場合に併用することが大切である．

　これらは，SB2 plusカプセルとRAPID 6.5の組み合わせで波長設定を行った．したがって，画質が向上し画面の明るさが明るくなったSB3カプセルとRAPID 8（および8.3）の組み合わせでは，これまでの見え方と異なっている点に注意が必要である．また大腸カプセル内視鏡（PillCam COLON2）検査におけるFICEは，小腸用FICE 2のみが流用され

表2 PillCam SB 用 FICE 設定

	FICE 1	FICE 2	FICE 3
全体的な色合い	赤系	青系	黄緑系
波長セット	R595 G540 B535	R420 G520 B530	R595 G570 B415
波長選定の根拠	ビリルビン（胆汁の着色成分）の透過波長	ヘモグロビンの吸光ピーク波長	FICE 1 & FICE 2 のミックス
狙 い	胆汁を透かして観察し，胆汁下の粘膜の色調変化を，上下部の通常内視鏡検査のように強調する	胆汁をあえてシアンに着色することで，血液や血管，発赤部分と反対色の関係とし，色差を大きくする	血液と血液の混ざった胆汁とを色分けする
症例画像例 　上：FICE 画像 　下：通常画像			
使用に適した観察状態	出血・濁りがない，比較的良好な状態	胆汁が薄く，近接で観察する状態	胆汁と出血が混ざった状態
注意点	胆汁に血液などが混ざり茶褐色を帯びると，胆汁を赤く染めて強調してしまう	胆汁が増えるに従い青暗く見難い画像になる	出血がない場合には，画面が明るすぎることがある

R：Red，G：Green，B：Blue

〔カプセル内視鏡 FICE 症例画像集[8]より転載〕

ている．

おわりに

　2007 年 10 月 1 日に日本で初めて保険適用になった小腸カプセル内視鏡（ギブン画像診断システム）はその後大きく発展・進化し，パテンシーカプセルの登場によって適用対象が大幅に拡大された．2017 年 10 月時点で最新の小腸カプセル内視鏡 PillCam SB3 カプセル内視鏡システムと PillCam パテンシーカプセルのメカニズム，保険適用・禁忌などと検査法の概要について述べた．また，カプセル内視鏡用の IEE ともいえる FICE との併用について解説した．

　カプセル内視鏡はハード，ソフトともに日進月歩で，すでに日本では大腸カプセル内視鏡も保険適用になっている．今後もカプセル内視鏡の検査法や読影法は急速に進歩していくものと思われ，カプセル内視鏡検査に携わる医療関係者は，日本カプセル内視鏡学

Ⅰ. 総　論

会[参考URL 1)]が開催するセミナーや他の消化器関連学会などを通じて常に新しい知識を得るように努力していくことが望ましい.

文　　献

1) PillCam SB3 カプセル内視鏡システム（PillCam® SB3 カプセル，PillCam® レコーダ DR3，RAPID® ワークステーション及び RAPID® ソフトウェア）医療機器承認番号 22500BZX00411000 号添付文書. 2016 年 4 月改訂（第 6 版）
2) ギブンパテンシーカプセル内視鏡（PillCam® パテンシーカプセル及び PillCam® SB2 plus カプセル）医療機器承認番号 22400BZX00106000 号添付文書. 2016 年 2 月改訂（第 8 版）
3) Cave D, Legnani P, de Franchis R, et al：ICCE consensus for capsule retention. Endoscopy 2005；37：1065-1067
4) 渡部宏嗣：PillCam® パテンシーカプセル. 日本カプセル内視鏡学会（JACE）アトラス作成委員会 監・編：動画でわかるカプセル内視鏡テキスト. 29-31, コンパス出版局，東京，2014
5) 藤谷幹浩，中村哲也，緒方晴彦：小腸—カプセル内視鏡. 日本消化器内視鏡学会卒後教育委員会, 日本消化器内視鏡学会 監：消化器内視鏡ハンドブック（改訂第 2 版）. 349-354, 日本メディカルセンター，東京，2017
6) 日本カプセル内視鏡研究会用語小委員会：カプセル内視鏡関連用語. 日本カプセル内視鏡研究会 編, 寺野　彰 監：カプセル内視鏡スタンダードテキスト. 11-14, 南江堂，東京，2010
7) 山本博徳，緒方晴彦，松本主之，他：小腸内視鏡診療ガイドライン. Gastroenterol Endosc 2015；57：2687-2720
8) 中村哲也，高橋　遼：カプセル内視鏡 FICE に関して　カプセル内視鏡への FICE の応用. 寺野　彰 監, 後藤秀実，中村哲也，山本博徳 編：カプセル内視鏡 FICE 症例画像集. 2-5, ギブン・イメージング株式会社，東京，2011

参考 URL（2018 年 1 月現在）

1) 一般財団法人日本カプセル内視鏡学会
   https://the-jace.org/

7. カプセル内視鏡検査 (2) オリンパス

細江直樹, 緒方晴彦

　本邦における小腸カプセル内視鏡は，コヴィディエン社（旧ギブン・イメージング社）と，オリンパス社が保険適用となっている．オリンパス社からはEndoCapsule® が発売され，現在では第二世代のEndoCapsule10®（以下，EC-10）が発売されている．本稿では第一世代オリンパス社製を中心に概説し，EC-10はまだ導入されている施設が少ないため簡単に紹介することとする．

第一世代オリンパス社製カプセル内視鏡のメカニズム

　第一世代オリンパス社製カプセル内視鏡システムを図1に示す．システムは大きく四つに分かれる．まず，カプセル本体，次に，画像を受信し，記録する受信装置，画像をリアルタイムに確認するリアルタイムビューワー，最後に，受信した画像をダウンロードし解析するワークステーションである．このシステムはコヴィディエン社とほぼ同様の構成になっているが，カプセル内視鏡撮影をスタートさせるスターターと呼ばれるキーが付属されている点が異なっている．

　EndoCapsule全体図を図2に示す．カプセルの大きさは長さ26 mm，幅11 mm（図3）である．この大きさはコヴィディエン社と同一サイズであり，飲み込む必要があること，小腸壁をある程度押し広げて観察する必要があることからこのサイズとなった．構造に関しては図3に示すように電荷結合素子（CCD）を使用し，1秒間に2枚の画像撮影を約8時間行うことができる．画像データは，カプセル内のアンテナから送信され，アンテナパッドから受信され受信装置に記録される．装着図を図4に示すが，患者はMRIなど強い磁場，電磁波の発生するものを除いてとくに制限なく日常の活動を行うことができる．

　オリンパス社製リアルタイムビューワーは小型で，カプセルが体内のどの部位にあるかを手軽に確認できる．カプセル内服後，ある程度経過した後にビューワーでカプセルの位置を確認し，胃内にカプセルがあった場合，腸管蠕動促進薬の投与を行ったり[1]，出血の有無，出血部位の大まかな確認に使用する．

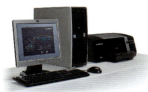

図1　オリンパス社製カプセル内視鏡システム
　　　（オリンパス社より写真提供）

Ⅰ. 総論

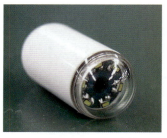

図2 EndoCapsule 全体図
（オリンパス社より写真提供）

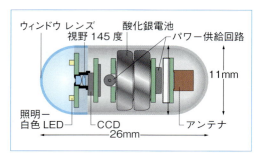

図3 EndoCapsule 構造図
（オリンパス社より提供）

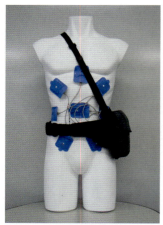

図4 EndoCapsule 受信装置，
アンテナユニット装着図

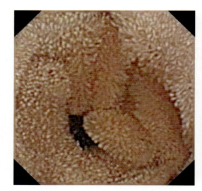

図5 カプセル内視鏡像
（正常小腸画像）

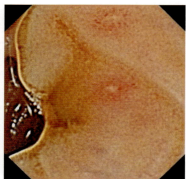

図6 カプセル内視鏡像（小びらん）

　撮像された画像はワークステーションに送られ，受信装置からダウンロードし読影を行う．撮像された画像を図5, 6に示すが，小腸絨毛の微細な構造や，図6に示すようなびらんを観察することが可能である．オリンパスワークステーションソフトウェアを図7に示す．オリンパスワークステーションソフトウェアには読影をサポートするためのさまざまな読影モードが搭載されている．

検査の実際

　検査の流れを解説する．まず検査を行う前に患者の基礎疾患，症状などを把握し，カプセル内視鏡を安全に施行できるかを検討する．カプセル内視鏡の有害事象として滞留（カプセルが体内にとどまり2週間以上排出されないこと）が知られているが，患者の病歴，問診から患者の状態を十分に把握し，カプセル内視鏡を安全に施行できるかを検討する．食後の腹痛，膨満および悪心を認める患者は，カプセル滞留の危険があるといわれている[2]．このほかの危険因子としては，クローン病，非ステロイド性抗炎症薬（NSAID）の長期投与歴（現時点で投薬していない場合も含める）などがあり注意が必要である．
　カプセル内視鏡検査を行う際には，患者に対して，検査前に絶食するように指示（当院

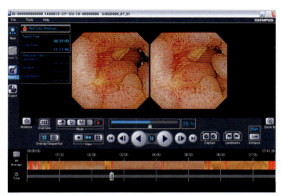
図7 オリンパスワークステーションソフトウェア

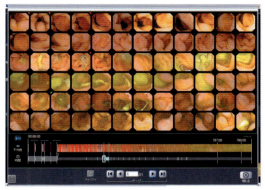
図8 オーバービュー画面

では 21 時以降絶食．目安として 8 時間以上）．水分補給は許可してもよいが，水または透明なスポーツドリンクにするように指示する．当院では外来患者の場合，8 時 30 分に来院してもらい，9 時にカプセルを嚥下，カプセル内視鏡嚥下 2 時間後，飲水可．カプセル内視鏡嚥下 4 時間後から軽い食事可．17 時に再度来院してもらい受信装置を外し，検査終了という流れで検査を行っている．

読影の実際

1．ワークステーションの機能

カプセル内視鏡は 1 秒間に 2 枚の画像を撮影しながら口から肛門へと腸蠕動によって進んでいく．したがって読影者は約 50,000 枚以上の画像を読影しなければならず，手間がかかり，病変を見落としやすい検査であるといえる．それらを改善するために，読影ソフトウェアがワークステーションに搭載されている．オリンパス社製第一世代ワークステーションには，① オーバービュー機能（図8），② 赤色検出機能，③ エクスプレスビュー機能（セレクトモード，スキップモード），④ 速度調節機能が搭載されている．

オーバービュー機能は直前の画像との類似度を計算し，類似度が低いもの（病変がありそうな写真）を静止画で表示するモードであり，撮像された画像の全体像を把握するモードである．赤色検出機能は血液や拡張した血管など赤色をピックアップし表示するモード，エクスプレスビュー機能は類似度が低い画像をセレクトモードへ，高い画像をスキップモードへ分類し，動画表示する機能である．速度調節機能は類似度に合わせて自動的に再生速度を調節し，動画再生する機能である．

2．読影の流れ

これらの機能を使い，所見，病変を見落としなく指摘（detection）し，その所見を解釈（interpretation）していくことが読影の流れである．読影法に決まりはないが，時間的な制約もありより効率のよい方法が求められる．効率的な読影にはワークステーションに搭載されたソフトウェアのサポートが必須となる．

著者の読影の流れを簡単に示す．まず時間軸を表示したカラーバーを見て全体の内容を推測する（図7）．出血などがあった場合，赤色が表示され，黒色便があれば黒っぽく表示

される．次に特徴点〔胃，小腸の最初（十二指腸球部），盲腸〕をマークする．さらにオーバービューモードでもう少し詳細に全体像を把握する．オーバービューモードは全体像を把握するために病変がありそうな静止画をピックアップし表示したもの（図8）であるが，普段，内視鏡画像の読影に静止画を見ている内視鏡医にとっては見やすい場合もある．この段階でも病変があったら，サムネイルにピックアップしていく．

次に動画の読影に移る．読影画面は，1枚，2枚，4枚と3種類表示することができるが，効率的な読影を行うには2枚，4枚を推奨する．ただし，4枚表示の読影にはある程度の慣れが必要で初心者には推奨しない．画像を見ながら，所見があればその都度クリックし，画像をサムネイルにピックアップしていく．

その他の方法としてはエクスプレスセレクトモードを遅いスピードで（2画面で12 f. s. 以下），スキップモードを速いスピードで（推奨スピードはない）行う方法もある．これは，病変がありそうな部位を遅いスピードで詳細に読影を行い，病変がある確率が低い部位を速いスピードで読影するということである．セレクトする画像を少なくすると画像が"飛ぶ"感じがあるので読影者の好みによってセレクトする割合を選択する．著者らの検討[3]ではセレクトモードだけの読影と通常モードでの読影の見落とし数の有意差は認められなかったが，セレクトモードだけでの読影で十分であるという根拠はないので，セレクトモードだけの読影は推奨しない．

赤色検出機能については選択される枚数は比較的少なく，病変が撮像されていることが多い印象があるので，著者は読影のどこかで簡単に見るようにしている．

Detectした所見の解釈は読影にある程度慣れた段階でも迷うことがある．まして，読影初心者にとっては難解で，小さな発赤や，カプセルが血管に押しつけられただけの部位を異常と認識してしまうことが多い．この解釈の能力を高めるにはある程度の経験が必要だが，著者らが普段から行っていることは，① なるべく多くの臨床情報をインプットした状態で読影を行う．② カプセル内視鏡を施行後に小腸内視鏡を行った場合は，所見を確認し，カプセル内視鏡所見と対比させる（feed backを行う）．③ 所見が不明な場合はアトラス，文献などで調べてみる．以上を心がけている．

第二世代オリンパス小腸カプセル内視鏡（EC-10）

EC-10カプセルは，高画質化，視野角の増加（145°より160°），長時間撮影のための電池寿命の延長という改良がなされている．実際のカプセル内視鏡画像を図9に示すが，画質の向上が認められる．図10に示すように，アンテナがベルトタイプになり，装着が簡便化され，また，レコーダーが小型化され，患者への負担が軽減されている．EC-10ワークステーションにはオムニモードという新しいソフトウェアモードが搭載されている．オムニモードは画像の類似度を計算し，一度表示した部位を表示しないモードで，読影時間の短縮が報告されている[4]．

おわりに

オリンパス社製カプセル内視鏡について概説した．カプセル内視鏡機器の開発も，まだ発展の余地があり，今後の改良が期待される．

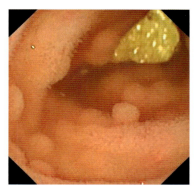

図9 第二世代カプセル内視鏡像
（正常リンパ濾胞）

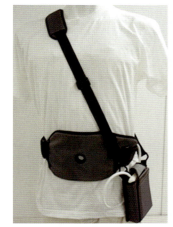

図10 第二世代カプセル内視鏡（EC-10）
アンテナ，レコーダー装着図

文　献

1) Ogata H, Kumai K, Imaeda H, et al：Clinical impact of a newly developed capsule endoscope：usefulness of a real-time image viewer for gastric transit abnormality. J Gastroenterol　2008；43：186-192
2) Cave D, Legnani P, de Franchis R, et al：ICCE consensus for capsule retention. Endoscopy　2005；37：1065-1067
3) 別所理恵子，細江直樹，日比紀文：カプセル内視鏡の現況と将来展望—カプセル内視鏡読影ソフトウェアによる読影支援効果についての検討．Gastroenterol Endosc　2009；51（Suppl 2）：2110
4) Hosoe N, Watanabe K, Miyazaki T, et al：Evaluation of performance of the Omni mode for detecting video capsule endoscopy images：A multicenter randomized controlled trial：Endosc Int Open　2016；4：E878-E882

Ⅰ．総　論

8．色素内視鏡観察

津田純郎

  色素内視鏡観察の種類，原理，特徴

　下部消化管領域の色素内視鏡観察は，腫瘍では，
　① 見つけ出し診断[1]（**図1**）
　② 肉眼形態診断[2,3]（**図2**）
　③ 病変範囲の診断[1]（**図3**）
　④ 質的診断と深達度診断[4]〜[7]（**図4**）
には欠かせない．炎症性の疾患では，とくに必要とされない場合もあるが，潰瘍，びらん，アフタのみならずそれら周囲粘膜の性状を正確に観察するうえで役立つことが多い[8]．
　川井らの分類[9]を参考にすると，現在，消化管における色素内視鏡観察には，用いる色素によって
　① コントラスト法
　② 染色法
　③ 反応法
の3種類がある．
　コントラスト法：色素液のたまり現象を応用して強調された凹凸を観察する方法で，使用する色素にはインジゴカルミン，エバンスブルー，ブリリアントブルーがある．

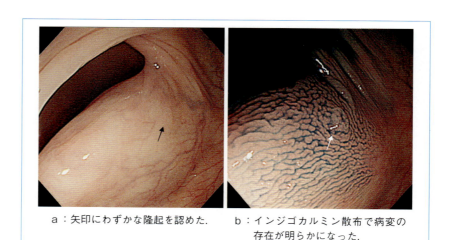

a：矢印にわずかな隆起を認めた．　　b：インジゴカルミン散布で病変の存在が明らかになった．

図1　腫瘍の見つけ出し診断
　小さな病変や表面型の病変を見つけるためには，色素散布が役立つことが多い．

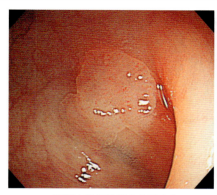 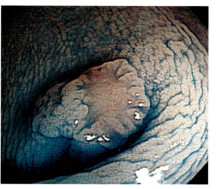

a：平坦な隆起性病変を認めた．　　　b：インジゴカルミン散布で病変の肛側に陥凹（Ⅱc）を伴った病変であることがわかる．

図2　肉眼形態診断
　大腸腫瘍性病変の肉眼形態診断には，色素散布を併用することが望ましいとされている．

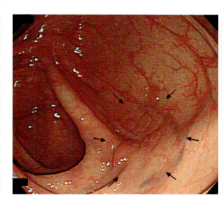 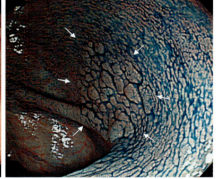

a：矢印に境界線の不明瞭な平坦な隆起性病変を認めた．　　　b：インジゴカルミン散布で腫瘍の境界は明瞭となった．

図3　病変範囲の診断
　大腸腫瘍性病変の範囲は境界線の明瞭なものがほとんどであるが，まれに不明瞭なものがある．診断にはインジゴカルミン散布が有用である．

　染色法：色素液の浸潤ないし吸収による生体組織の染色を観察する方法で，使用する色素にはメチレンブルー，トルイジンブルーがある．
　反応法：色素が特定の環境内で特異的に反応することを応用する方法で，使用する色素は，ルゴール，コンゴーレッド，クリスタルバイオレットがある．
　このうち，下部消化管領域では，最近の学会報告や文献を見ると，インジゴカルミンを用いたコントラスト法が汎用されている．下部消化管拡大内視鏡観察では，インジゴカル

Ⅰ. 総論

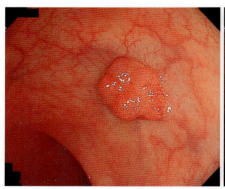
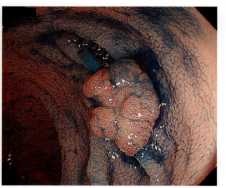
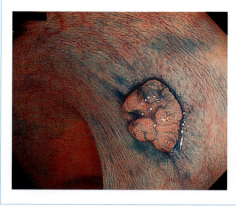

a：色素散布前の写真では，隆起型病変の色調や全体の形はわかるが表面構造のこまかい所見は読み取れない．

b：インジゴカルミン散布後の病変の近接写真には，隆起表面の凹凸の程度や陥凹が明瞭に描出されており，色素散布前よりも情報量が多くなる．

c：病変とその周囲にムラなく色素が散布された遠見の写真からは，病変とその周囲の伸展性（すなわち伸展不良所見の有無）が読み取れる．

図4 質的診断と深達度診断

腫瘍の質的診断（腫瘍か非腫瘍の鑑別診断，腫瘍の異型度診断）と深達度診断を行うためには，腫瘍の色調や表面構造の所見が大切である．そのため，インジゴカルミン散布は診断に役立つことが多い．また，深達度診断を行うには，病変とその周囲の伸展不良所見を観察しなければならない．伸展不良所見は，空気で腸管を伸展させた遠見の観察によって判断されるため，色素散布像で判定する場合はムラのない散布を行う必要がある．

ミン，クリスタルバイオレット，メチレンブルーがおもに使用されているが，次項では通常内視鏡観察に頻用されているインジゴカルミンを用いた色素散布の方法とコツを概説する．

色素散布の方法とコツ

散布するインジゴカルミンの濃度は，0.1％が一般的である．散布方法には，
① 専用の散布チューブを用いる方法（図5）
② 鉗子チャンネルに色素を流す方法[10]（図6）
がある．専用の散布チューブを用いる方法は，簡単にムラなく腸管全体に色素を散布でき

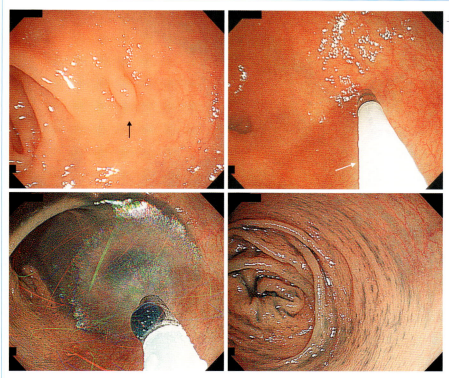

隆起性病変？(a)に対し，専用の散布チューブ（bの矢印）を用いてインジゴカルミン散布を行った．(c)は散布中の写真．腸管全体にムラなく色素が散布された(d)．なお，色素散布後に病変は認めなかった．

図5 専用の散布チューブを用いる色素散布法

るが，散布チューブの挿入という煩雑な操作が必要となる．そのうえ，色素散布用チューブを用いると病変からの出血を惹起することがある．そのため著者は，操作が簡単で病変からの出血を起こしにくい後者の方法を用いている．20 cc 注射器に満たした色素を鉗子チャンネルからゆっくり流し，病変と病変周囲にくまなく散布する．ただし，この方法では，1回の散布で病変とその周囲の腸管に十分な色素散布ができずにムラのある散布状態になることがある．そうした場合には，腸管内の空気を吸引して腸管をしぼませ，余分な場所に溜まった色素を病変周囲に集めて付着させる工夫が必要となる．

　色素散布後は，余分な色素を病変や周囲粘膜を損傷しないように吸引する．もしくは，体位変換で観察したい部位からそれらを移動させて観察範囲を広げる必要がある．

　また，色素散布は，気泡，粘液，便が綺麗に取り除かれた状態で行うことが肝要である．粘液などが邪魔をして誤診することは少なくない．洗浄には，消泡剤を混ぜた常温の水溶液を用いている．洗浄後に残った便塊，残渣，大量の水分は吸引し，繰り返し洗浄する．さらに，十分な洗浄を行った後で色素散布をしても病変やその周囲に粘液が残っている場合がある．それには，粘液が除去されるまで洗浄と色素散布を繰り返す．

　なお，腫瘍のみならず炎症性の疾患においても，目立つ病変にのみ色素を散布して診断するのではない．診断は，その周囲の状態も加味して行われるため，色素は観察可能な広範囲にムラなく散布することが重要である．

Ⅰ．総　論

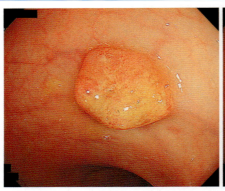
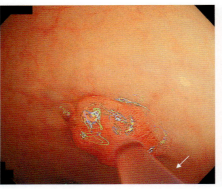
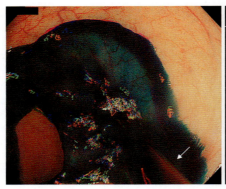
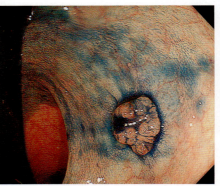

a：隆起性病変を認めるが，表面に便が付着していたためその構造は明らかでない．

b：まず，鉗子チャンネルから洗浄水を流し表面に付着した便を洗い流した（矢印は流出中の洗浄液）．

c：次に，鉗子チャンネルからインジゴカルミンを流して病変に色素散布した（矢印は流出中の色素）．

d：病変とその周囲の腸管に十分な色素散布ができず，ムラのある散布状態になっている．図4b, cのように，色素をムラなく散布することが大切である．

図6　鉗子チャンネルに色素を流す散布方法

文　献

1) 津田純郎，帆足俊男，八尾建史，他：表面陥凹型大腸腫瘍性病変を見つけるための内視鏡検査．早期大腸癌　1997；1：41-48
2) 津田純郎，八尾恒良，松井敏幸，他：内視鏡，X線からみた表面型大腸腫瘍—肉眼分類の問題点．胃と腸　1992；27：935-947
3) 大腸癌研究会・表在型大腸腫瘍プロジェクト研究班：表在型大腸腫瘍の形態分類（案）．消化器内視鏡　2002；14：1920-1925
4) 津田純郎，菊池陽介，佐藤　茂，他：大腸腫瘍性病変の通常内視鏡診断はどこまで病理診断に迫れるか．胃と腸　1999；34：1623-1633
5) 帆足俊男，八尾恒良，津田純郎，他：表面型早期大腸癌のX線，内視鏡における見つけだし診断と深達度診断．臨放　1995；40：1354-1362
6) 津田純郎，帆足俊男，松井敏幸，他：大腸sm癌の深達度診断—内視鏡的伸展不良所見とその捉えかた．早期大腸癌　1998；2：427-433
7) 津田純郎，菊池陽介，頼岡　誠，他：早期大腸癌の深達度診断における通常内視鏡，注腸X線，超音波内視鏡，拡大内視鏡検査の有用性に関する検討．胃と腸　2001；36：769-782
8) 津田純郎：炎症性腸疾患の観察と診断．田中信治 編著：基本からわかる大腸疾患の精密内視鏡診断．23-31，中山書店，東京，2003
9) 川井啓市，竹本忠良，鈴木　茂，井田和徳：色素内視鏡検査法の展望と用語の統一について．川井啓市，竹本忠良，鈴木　茂，他編：消化管の癌に対する色素内視鏡検査．147-151，医学図書出版，1978
10) 津田純郎：通常観察—撮影方法．早期大腸癌　2002；6：602-605

9．色素拡大観察

岡　志郎，田中信治

　工藤らにより確立された大腸腫瘍の pit pattern 診断学は，腫瘍・非腫瘍の鑑別，腫瘍の質的・量的診断を可能にした[1)~7)]．一般に，大腸粘膜の pit の直径は 50～80 μm[7)] と微小であり（Ⅳ型など大きな pit を除く），色素を使用しない通常観察のみでは pit は識別困難な場合が多く，詳細な pit pattern 診断には色素法を併用した拡大観察が必須である．

　本稿では，色素拡大観察の臨床的意義，その手順とコツ，注意点，色素法（コントラスト法と染色法）の使い分けについて解説する．

色素拡大観察の臨床的意義

　色素拡大観察の臨床的有用性として，大腸の腫瘍・非腫瘍の鑑別，癌の深達度診断，内視鏡治療後の微小遺残病変の確認，炎症性腸疾患における重症度の評価（再生上皮の微細診断による組織学的炎症所見の判定）・dysplasia/colitic cancer の早期診断などが挙げられる[1)~9)]．また，主観的要素が多い通常観察所見（硬さ，緊満感など）に比べ，より客観性が得られることが利点である．

　至適拡大倍率に関しては，実体顕微鏡による pit 観察能からみて，むやみに拡大率を上げていっても pit 診断に関する情報量が増えるわけでもなく，実用的な拡大率は 80 倍程度までで十分である．

　なお，最新の高画素電子内視鏡を用いることで，ⅢL 型，Ⅳ型などの大きな pit は通常観察のみでも十分に pit pattern 診断が可能であるが，Ⅲs 型，VI 型の診断には，通常観察のみでは pit pattern 診断能が低く，色素拡大観察が必須であるといえる．

色素拡大観察を始める前に

　通常観察，拡大観察に関係なく，大腸検査時には，色素液にとって良好な環境を整えておくことが重要である．すなわち，病変の観察前に，気泡，便汁，粘液などを病変表面から除去しておく必要がある．これらが病変に付着したまま色素散布を行うと，かえって表面構造が不明瞭になることが多く診断の妨げになる．

　病変洗浄のコツとしては[10)]，

　① 蠕動誘発防止に微温湯を用いる
　② 泡発生防止に微温湯内に少量のガスコン® を混ぜる
　③ 除去しにくい付着粘液には蛋白分解製剤であるプロナーゼ® を使用する[11),12)]

ことなどが挙げられる．

　実際の洗浄法であるが，色素散布チューブを用いると水圧により病変から出血することがあるため，われわれは，20 ml の注射器に洗浄液を入れて内視鏡の鉗子口から直接洗浄している．ただし，その際には，出血防止のため水圧加減がきわめて重要であり，状況に

応じて水浸下での洗浄も行っている．

色素拡大観察の手順と手技

　拡大観察は，通常観察の延長線上で左手のワンタッチ操作により瞬時に行う．色素として，通常，コントラスト法ではインジゴカルミン，染色法ではクリスタルバイオレットが用いられる．手順としては，まずコントラスト法による pit pattern 観察後，必要に応じて染色法を追加するのが一般的である．

　実際の拡大手技であるが，拡大率が高くなるにつれて，焦点が短い範囲でしか合わなくなるため，病変を常に正面視できる位置取りにしておくことが重要である．病変の位置が洗浄液の溜まる場所に存在する場合には，被検者の体位変換を行ったり，ひだ裏の病変では，スコープの反転操作や鉗子で病変の肛側を押さえることが病変の正面視に有用である．

　拡大観察時には，右手は内視鏡を保持したまま，左手のみで拡大スイッチを操作する．呼吸性の変動や血管の拍動などで焦点が合わない場合には，拡大倍率をそのままにして右手で内視鏡先端と病変の距離を微調整する．

　拡大観察部位は，病変全体を同じように観察するのではなく，通常観察で病変の全体像を把握したうえで，あらかじめ拡大観察が必要な部位（粘膜下層浸潤の可能性のある部位など）を明らかにしておくことが重要である．次に，観察したい部位を徐々に高倍率にしていき，一連の流れのなかで撮影をしていく（図1）．こうすることで，高倍率で観察した部位のオリエンテーションがつけやすくなる．

コントラスト法による拡大観察

　コントラスト法による拡大観察の原理は，インジゴカルミン液を，正常と腫瘍腺管開口部内部の窪みに貯留させることである．インジゴカルミンは，非吸収性で安価なうえ，他の色素に比べ安全性が高く，食用色素として認可されている．

　インジゴカルミンは時間が経つにつれて腸液で薄まっていき pit 観察が困難になる．そのため，通常，0.2％程度の高濃度に調整して使用し，散布後にすぐに拡大観察する必要がある．われわれは鉗子口から 20 ml の注射器で病変に直接散布することが多いが，広範囲に均等に散布するには散布チューブも有用である．

　コントラスト法による拡大観察の注意点として，病変の陥凹部や観察したい部位が水力学的に低位に相当し色素が貯留する場合，病変表層に粘液が付着している場合，小型のⅢs型 pit を診断する場合などでは，正確な pit pattern 診断が困難となることが挙げられる．色素の貯留に関しては，体位変換や色素貯留を注射器で送気することにより観察可能になることもあるが，上記の場合にはコントラスト法による pit 観察のみでは不十分であり，クリスタルバイオレットによる染色法の追加が必須である[13]．

染色法による拡大観察

　染色法に使用する色素は，一般的にはクリスタルバイオレット（商品名：ピオクタニン青）である．クリスタルバイオレットは核染色液であるが，安全性に問題はないとされて

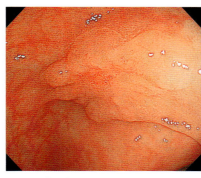

a：通常観察．中心部に発赤面を認める． b：通常観察（インジゴカルミン散布像）

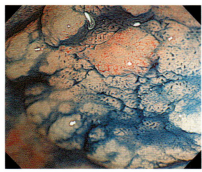
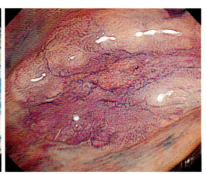

c：拡大観察（インジゴカルミン散布像）．中心部の pit 診断は困難であった． d：クリスタルバイオレット染色による観察

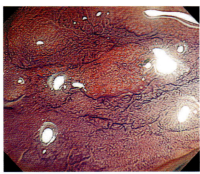
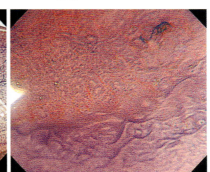

e：拡大観察（クリスタルバイオレット染色像）．発赤面を中心に徐々に拡大していく． f：拡大観察（クリスタルバイオレット染色像）．中心部はVI型 pit pattern と診断した．

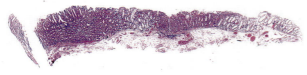

g：HE 染色ルーペ像

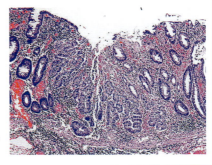

h：HE 染色弱拡大像．well differentiated adenocarcinoma, pTis（M），ly0, v0.

図1 S状結腸の径 15 mm 大 0-IIa 病変（いわゆる LST-NG, pseudodepressed type）

Ⅰ. 総 論

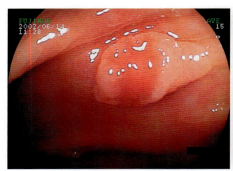
a：通常観察

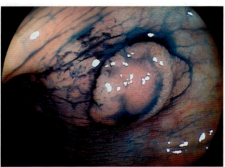
b：通常観察（インジゴカルミン散布像）

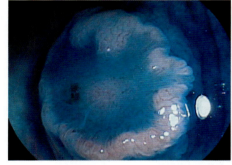
c：拡大観察（インジゴカルミン散布像）．陥凹内に色素が貯留し pit pattern 診断が困難であった．

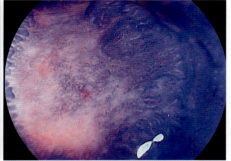
d：拡大観察（クリスタルバイオレット染色像）．十分な洗浄後にも陥凹面に粘液の付着を認めた．一見，V_N型 pit pattern 様に観察されるが，粘液が染色されており，よく見るとその下に pit 構造が確認できる．

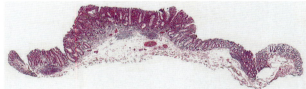
e：HE 染色ルーペ像

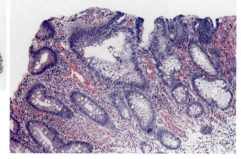
f：HE 染色弱拡大像．tubular adenoma．

図2　盲腸の径 10 mm 大 0-Ⅱa+Ⅱc 型病変

おり[14),15)]，われわれは 0.05％濃度で使用している．

　染色法の利点は，コントラスト法で拡大観察困難な病変でも，詳細な pit pattern 診断が可能なことである．ただし，クリスタルバイオレットは，濃く染めすぎると pit pattern 診断が困難になることもあり注意が必要である．

　染色に際しては，散布チューブを用いて1滴ずつ必要最少限の量を病変のみに散布することが重要である．実際，鉗子口から直接散布すると，粘膜が広範囲に染色され，拡大観

察時に光量不足になり視野が暗くなってしまう．通常，クリスタルバイオレット散布後，約30〜40秒で被覆上皮が染色され，腺管開口部が不染部として描出されるが，染色が薄い場合には，必要に応じて再散布を行うことも必要である．至適染色に達した場合には，過剰染色を防止するために溜まったクリスタルバイオレットを水洗してから観察を開始する．

　実際の臨床の場においては，腫瘍の産生する粘液・滲出物の存在や生体内での染色性の差など，常に条件がよいとは限らない．クリスタルバイオレットは病変表層の粘液にも染まるため，無構造様所見に観察されることも多い．粘液・滲出物付着による無構造様所見とV_N型 pit pattern を判別するポイントであるが，V_N型 pit pattern といえども pit が完全に消失していることはまれであり，拡大観察で残存 pit の確認が可能である．このため，まったくの無構造として観察される場合には，粘液・滲出物付着の存在を疑うべきである（**図2**）．ただし，このような場合には十分な洗浄を行っても粘液が除去できないことや水洗を繰り返すうちに病変から出血をきたすことが多く，付着粘液の除去には限界があることも知っておくべきである．

色素拡大観察と実体顕微鏡観察による pit pattern 一致率

　大腸腫瘍（腺腫＋早期癌）における色素拡大観察と実体顕微鏡所見の pit pattern 一致率を示す（**表1**）．なお，pit pattern は，工藤・鶴田らに準じI〜V型に分類し，さらにV型は箱根 pit pattern シンポジウムのコンセンサスに従い，不整腺管構造を呈するV_I型と明らかな無構造領域を有するV_N型に亜分類した[16]．III_L型とIV型に関しては，コントラスト法（一部の症例には染色法を追加しているが，pit pattern 診断は両者ですべて一致していた），III_S型とV型はコントラスト法に加え，染色法を全例に施行したデータである．

　色素拡大観察と実体顕微鏡観察による pit pattern 全体の一致率は87％（469/537）であった．コントラスト法で診断した各 pit pattern の一致率は，II型90％（43/48），III_L型85％（190/224），IV型85％（29/34）であり，染色法にて診断した各 pit pattern の一致率は，III_S型89％（42/47），V_I型86％（87/101），V_N型94％（78/83）であった．以上，色素拡大観察と実体顕微鏡観察による pit pattern 診断はほぼ一致していた．

表1　大腸腫瘍（腺腫＋早期癌）における色素拡大観察と実体顕微鏡観察の pit pattern 一致率

拡大内視鏡観察	実体顕微鏡観察							計
	II	III_L	III_S	IV	V_I	V_N	
II	43（90）	3（6）	2（4）				48（100）
III_L	2（1）	190（85）	9（4）		20（9）	3（1）	224（100）
III_S		1（2）	42（89）		4（9）		47（100）
IV				29（85）	5（15）		34（100）
V_I		2（2）	3（3）	1（1）	87（86）	8（8）	101（100）
V_N		2（2）			3（4）	78（94）	83（100）

一致率：469/537＝87％．（　）：％
　　　　　　　　　　　　　　　　　　　　（広島大学病院内視鏡診療科）

I．総　論

**表2　大腸腫瘍（腺腫＋早期癌）におけるコントラスト法と染色法の
V型 pit pattern 診断の一致率**

コントラスト法	染色法			計
	V_I軽度不整	V_I高度不整	V_N	
V_I	18（43）	20（48）	4（10）	42（100）
V_N			25（100）	25（100）

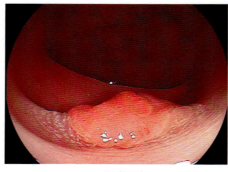

a：通常観察

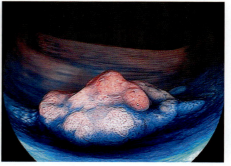

b：通常観察（インジゴカルミン散布像）

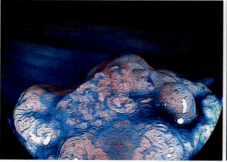

c：拡大観察（インジゴカルミン散布像）．一部粘液の付着を認めたが明らかな無構造領域は指摘できず，この時点でV_I型 pit pattern と診断した．

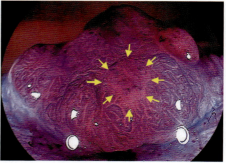

d：拡大観察（クリスタルバイオレット染色像）．一部に pit の消失（矢印の範囲）を認め，最終的にV_N型 pit pattern と診断した．本症例は，摘除生検目的で，EMR を施行した．

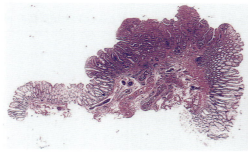

e：HE染色ルーペ像

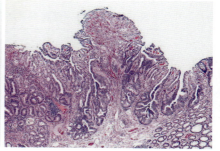

f：HE染色弱拡大像．組織は well differentiated adenocarcinoma, pT1 (SM 2,000 μm), ly0, v0.

図3　直腸 Ra の径 12 mm 大 0-IIa＋IIc 型病変

コントラスト法と染色法によるV型 pit pattern の診断能

　V型は，大腸腫瘍の色素拡大観察でもっとも重要な pit pattern である．十分な粘液除去後にV型 pit pattern と診断したⅠp・Ⅰsp 型を除く大腸腫瘍 67 病変（腺腫 8 病変，Tis（M）癌 18 病変，T1（SM）癌 41 病変）を対象に，コントラスト法と染色法のV型 pit pattern 診断能を比較検討した（**表2**）．なお，VI 型は，クリスタルバイオレット染色にて，軽度不整と，高度不整（pit の内腔狭小，辺縁不整，輪郭不明瞭，表層被覆上皮の染色性の低下・消失などを呈するもの）に細分類した．

　コントラスト法と染色法によるVI 型とVN 型 pit pattern の一致率は 85％（57/67）で，コントラスト法でVI 型と診断した病変のうち，染色法でVN 型と診断した病変を 4 例に認めた．また，コントラスト法でVN 型と診断した病変は，染色法ですべてVN 型であった．

　以上，粘液が十分に除去できた条件下において，コントラスト法でVN 型と診断できる場合には，必ずしも染色法の追加は必要ないが，コントラスト法でVI 型と診断した場合には，染色法の追加が必須である（**図3**）．

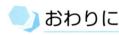

おわりに

　色素拡大観察の臨床的意義，手順とコツ，注意点，色素法の使い分けについて解説した．現在，大腸拡大内視鏡は従来のルーチン内視鏡と構造，操作性にほとんど差がなく，拡大観察には超音波内視鏡検査のように特殊な器械や水を充満する必要もない．また，コストおよび時間的側面からも，全例に染色法の追加は必要なく，V型 pit pattern を疑うような場合に限定して用いればよい．拡大観察はルーチン大腸内視鏡検査の延長線上で瞬時かつ容易に行えるという点で，今や通常内視鏡観察の一部といえ，大腸内視鏡医にとって必須の検査手技である．

　参考データとして**表3**に，pit pattern と大腸腫瘍の組織型・深達度の関係を示す．

表3　pit pattern と大腸腫瘍（腺腫＋早期癌）の組織型・深達度（n＝797）

pit pattern	組織型・深達度				計
	腺腫	Tis（M）癌	T1a 癌	T1b 癌	
Ⅱ	70（89）	9（11）			79（100）
ⅢL	232（69）	96（29）	7（2）	1（1）	336（100）
ⅢS	35（63）	17（30）	4（7）		56（100）
Ⅳ	32（45）	34（48）	5（7）		71（100）
VI	24（13）	76（41）	48（26）	36（20）	184（100）
VN			2（3）	69（97）	71（100）
計	393（50）	232（29）	66（8）	106（13）	797（100）

（　）：%　　　　　　　　　　　　　　　　（広島大学病院内視鏡診療科）

文　献

1) Kudo S, Hirota S, Nakajima T, et al：Colorectal tumors and pit pattern. J Clin Pathol　1994；47：880-885

2) Kudo S, Tamura S, Nakajima T, et al：Diagnosis of colorectal tumorous lesions by magnifying endoscopy. Gastrointest Endosc　1996；44：8-14

3) 寺井　毅，大野康彦，坂本直人，他：大腸拡大内視鏡の有用性について—腫瘍・非腫瘍，腺腫と癌の鑑別を中心に．早期大腸癌　1999；3：117-125

4) Tanaka S, Haruma K, Nagata S, et al：Diagnosis of invasion depth in early colorectal carcinoma by pit pattern analysis with magnifying endoscopy. Dig Endosc　2001；13（Suppl）：2-5

5) 田中信治，岡　志郎：大腸腫瘍の pit pattern 分類．田中信治 編：基本からわかる大腸疾患の精密内視鏡診断．45-50，中山書店，東京，2003

6) 多田正大，草場元樹，沖　映希：大腸粘膜の拡大内視鏡観察．消化器内視鏡　2001；13：377-383

7) 斉藤裕輔，野村昌史，高後　裕，他：拡大内視鏡による潰瘍性大腸炎の微細所見．胃と腸　1998；33：1286-1289

8) 國弘真己，田中信治，春間　賢，他：潰瘍性大腸炎に対する拡大内視鏡観察の臨床的意義．消化管の臨床　2000；6：28-33

9) Fujiya M, Saitoh Y, Nomura M, et al：Minute findings by magnifying colonoscopy are useful for the evaluation of ulcerative colitis. Gastrointest Endosc　2002；56：535-542

10) 田中信治，春間　賢，弘田祐一，他：拡大内視鏡の有用性と問題点．（5）拡大内視鏡による大腸腫瘍の pit pattern 診断—通常内視鏡観察との比較を含めて．早期大腸癌　1999；3：139-146

11) Fujii T, Iishi H, Tatsuta M：Effectiveness of premedication with pronase for improving visibility during gastroendoscopy：a randomized controlled trial. Gastrointest Endosc　1998；47：382-387

12) 松田尚久，藤井隆広，小林　望：拡大観察のコツとノウハウ．田中信治 編：基本からわかる大腸疾患の精密内視鏡診断．45-50，中山書店，東京，2003

13) 加藤茂治，藤井隆広，佐野　寧，他：拡大内視鏡の有用性と問題点．（4）拡大観察時のコントラスト法と染色法の比較．早期大腸癌　1999；3：139-146

14) 勝　健一，市岡四象，竹本忠良，他：crystal violet（ピオクタニン青）による色素内視鏡検査法の検討（第 1 報）．Gastroenterol Endosc　1979；21：1205-1221

15) 森川浩志：ピオクタニン染色による電子拡大電子スコープ観察．川井啓市，馬場忠雄 編：機能内視鏡の現状と展望．94-96，新興医学社，東京，1998

16) 工藤進英，倉橋利徳，樫田博史，他：大腸腫瘍に対する拡大内視鏡観察と深達度診断—箱根シンポジウムにおけるⅤ型亜分類の合意．胃と腸　2004；39：747-752

10. 画像強調観察（IEE）　（1）総　論

田中信治

画像強調内視鏡観察法の分類

　画像強調内視鏡観察法（IEE；Image-Enhanced Endoscopy）[1)~3)]のなかで，日常臨床で使用されているのは，NBI（Narrow Band Imaging），BLI（Blue Laser Imaging）[4)]，AFI（Autofluorescence Imaging）[5),6)]である．まずIEEの目的別内視鏡観察法における位置づけを図1に示す．

　目的別内視鏡観察法は，①通常観察（白色光）（Conventional Endoscopy, White Light Endoscopy），②画像強調観察（Image-Enhanced Endoscopy；IEE），③拡大内視鏡観察（Magnifying Endoscopy），④顕微内視鏡観察（Microscopic Endoscopy），⑤断層イメージング（Tomographic Endoscopy）と分類され，世界的コンセンサスを得ている．そして，画像強調観察（IEE）は光学法，デジタル法，光デジタル法，色素法に，拡大内視鏡観察は光学法とデジタル法に，顕微内視鏡観察は光学法と共焦点法に，断層イメージングは超音波内視鏡とOCT（Optical Coherence Tomography）に細分類されている[7)]．このなかで，NBI，BLI（狭帯域光法）やAFI（蛍光法）は画像強調観察（IEE）のなかの光デジタル法に，FICE（コントラスト法）はデジタル法に分類される．そして，IEEのうちNBIとBLIは，2010年春以降保険診療報酬改定において拡大内視鏡観察と併用することで

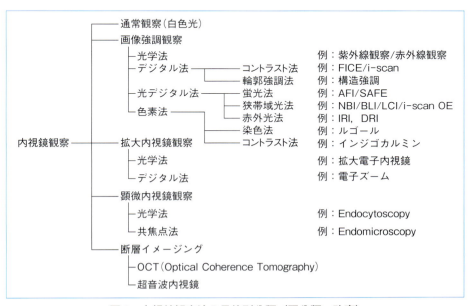

図1　内視鏡観察法の目的別分類（亜分類，改変）
〔丹羽寛文，田尻久雄：内視鏡観察法に関する新たな分類の提唱．臨牀消化器内科
2008；23：137-141 より改変〕

200点の診療報酬加算が認可され，現在，広く日常臨床の場へ普及している．

内視鏡観察の基本手技である白色光観察に対して，このNBIやBLIを用いた観察法が「特殊光」観察と呼ばれていた時期があった．NBIもBLIも特殊な光を用いた観察法でないことからその呼称に異議が唱えられ，現在は死語となっている．

基本的原理

NBIとBLIはともに白色光のなかの特定の波長領域による観察によって病変表層の微小血管の認識と構造強調による微細構造観察が可能になる．これらは観察光自体を一定の低波長領域に狭帯域化した手技である．以前は，NBI観察は遠景像が暗かったが，最新の電子内視鏡システムのNBIおよびBLIは通常の遠景観察でも十分な光量を有しており，スクリーニングにおけるIEEの有用性が再評価されつつある．また，NBIとBLI拡大観察の精度はほぼ同等であることも示されている[4]．

一方，AFIは，消化管壁の自家蛍光を捉えるシステムで，腫瘍性病変ではその病理学的特徴から励起光および発生する自家蛍光が吸収・散乱されやすく自家蛍光強度が低下することを利用して病変の視認性を向上させるもので，染色や拡大観察は不要である．

本書ではBLIおよびAFIは別途項目を設けて解説されているので，本項では，臨床的に頻用されているNBIを中心にその現状と課題について総括的に概説する．

大腸腫瘍に対するNBI拡大内視鏡観察の基本所見

1．vessel pattern

大腸上皮性腫瘍では，その組織学的異型度が高くなるにつれて血管新生が亢進し，微小血管の太さや血管密度が上昇していくことが知られている[8)～10]．

正常粘膜や過形成病変では表層部の微小血管は非常に細く疎なため，現在の波長設定のNBI観察では微小血管を認識することは通常困難であるが，腫瘍性病変では血管径が太くなり密度も増すので，その表層部に茶褐色に強調された微小血管を認識できるようになる．このことに関しては，多くの報告[9)～11]が一致した結果を導いておりコンセンサスが得られている．

腺腫性病変のNBI拡大観察では，pit間の介在粘膜は表層部の微小血管が茶褐色に強調され網目状の血管模様（capillary network）が認識される．癌では，癌細胞の浸潤増殖，炎症細胞浸潤や間質反応に伴う血管径の不均一性や血管走行の不整，分布の乱れなどが出現してくる．このNBI拡大観察を用いた微小血管の視認性の有無や，血管の太さ/分布の不均一性/不整度を解析することで，大腸病変における腫瘍/非腫瘍，腺腫/癌の鑑別が可能になると考えられる．このような背景のもとで多くの施設からさまざまな分類や評価方法が提唱されてきたが，NBI拡大観察で視認されるvessel patternのみで腫瘍の質的診断を行うことの問題点や限界も指摘されていた[1)～3),12]．

2．surface pattern

腺腫性病変のNBI拡大観察では，pit間の介在粘膜は表層部の微小血管が茶褐色に強調され網目状の血管模様（capillary network）が認識されるが，血管のない「pit様部分」は

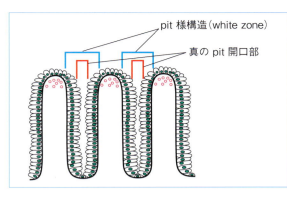

図2 surface pattern の実態

　pit 様構造あるいは white zone と表現される構造は，上図の真の pit 開口部（crypt-opening；CO）と腺窩周辺上皮（marginal crypt epithelium；MCE）を併せた構造である．大腸腫瘍は隆起が多く，腺管も蛇行錯綜しているために NBI 観察光が垂直に pit に入ることが少なく，真の pit が暗く抜けて観察されにくいため，CO と MCE を併せた構造が白く抜けて pit 様に観察されることが多い．

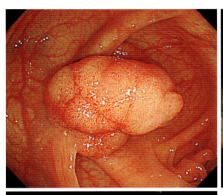
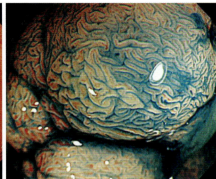
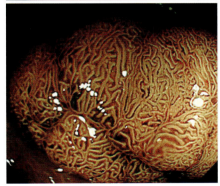

図3 大腸腺腫のインジゴカルミン散布拡大所見および NBI 拡大観察所見の対比
a：大腸腺腫の通常内視鏡像．
b：同病変のインジゴカルミン散布による弱拡大観察像．
c：同病変の NBI 拡大観察像．
　NBI 拡大観察所見において，pit 間の被覆上皮下に茶色に観察される微小血管網を認め，血管の存在しない pit 部は白く抜けて観察される（pit 様構造）．インジゴカルミン散布を用いることなく NBI 拡大観察のみで pit 様構造の診断が可能である．

白く抜けて観察される．これに NBI の構造強調観察能が加わることより，間接的な「pit 様構造」の診断も可能となる（図2）[1),9),10),13)]．癌では，癌細胞の浸潤増殖，炎症細胞浸潤や間質反応に伴う血管径の不均一性や血管走行の不整，分布の乱れ，前述の「pit 様構造」や窩間粘膜の破壊などが出現してくる[3)]．

　腺管構造をもたない咽喉頭・食道の扁平上皮領域では，純粋に微小血管構築のみの評価による診断学が確立しているが[14)]，Barrett 食道，胃などの円柱上皮領域では，拡大観察による微小血管構築の評価に加えて表面微細模様の評価を加味することで診断精度を向上させる試みがなされている[15)]．同じ円柱上皮の大腸でも，最近表面微細模様の評価を加味することが積極的に検討されているが，図2に示すように，NBI 拡大観察で認められる「pit 様構造（図3）」は，真の pit 開口部（crypt-opening；CO）と腺窩周辺上皮（marginal crypt epithelium；MCE）を併せた構造である[15)]．

Ⅰ．総　論

本邦では前述のごとく「pit 様構造」「white zone」「表面微細構造（MS pattern）」などさまざまな呼称で使用されてきたが，2010 年 5 月の第 79 回日本消化器内視鏡学会総会（田尻久雄会長）・コンセンサスシンポジウムで「surface pattern」という呼称で統一された[3]．

NBI 拡大内視鏡観察のピットフォール

1．surface pattern の重要性

図 4 に villous adenoma 症例の画像を示すが，同病変の NBI 拡大観察像では整な surface pattern が観察でき腺腫と診断できる．しかし，vessel pattern のみを評価すると微小血管の性状，走行，分布いずれをとっても不整としか言いようがない．このような症例は，vessel pattern のみでは質的診断は不可能であり，surface pattern と vessel pattern を総合評価して診断することで正確な質的診断が可能になる．

2．肉眼型別の NBI 拡大観察所見の特徴

図 5 に腺腫の肉眼型別の vessel pattern の違いを示す．隆起型大腸腺腫の NBI 拡大観察像では，整な surface pattern が観察できる．隆起型腺腫のほとんどは，この surface pattern で質的診断が可能である．

一方，平坦陥凹型大腸腺腫の同病変の NBI 拡大観察像では，surface pattern は不明瞭なこともあるが，整な meshed microvessel network pattern が観察できる．しかし，一般に平坦な腫瘍（平坦陥凹型腫瘍や LST-NG）では，vessel pattern や surface pattern が多彩で NBI 拡大観察のみでの質的診断が難しいことも少なくない．平坦な腫瘍（平坦陥凹型腫瘍や LST-NG）の NBI 拡大観察所見が評価困難なときは，従来の色素を用いた拡大観察による pit pattern 診断[16]が正確な診断に必要である．NBI 拡大観察の弱点をよく理解し，pit pattern 診断との住み分けを適切に行うことが重要である．

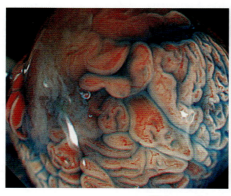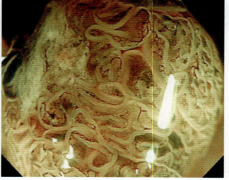

図 4　surface pattern の重要性
a：大腸管状絨毛腺腫のインジゴカルミン散布拡大内視鏡像．villous pattern を呈する典型的Ⅳ型 pit pattern．
b：同病変の NBI 拡大観察像．インジゴカルミン散布拡大内視鏡像に類似した整な surface pattern が観察できる（JNET 分類 Type 2A）が，微小血管構築のみを評価すると不整としか言いようがない．このように，surface pattern を微小血管構築の評価よりも優先して診断することで正確な質的診断が可能になる．

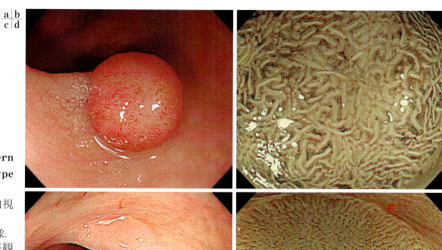

図5 病型別の vessel pattern の相違（JNET 分類 Type 2A）
a：隆起型大腸腺腫の通常内視鏡像.
b：同病変の NBI 拡大観察像. 整な surface pattern が観察できる.
c：陥凹型大腸腺腫の通常内視鏡像.
d：同病変の NBI 拡大観察像. surface pattern は不明瞭であるが, 整な meshed microvessel network pattern が観察できる.

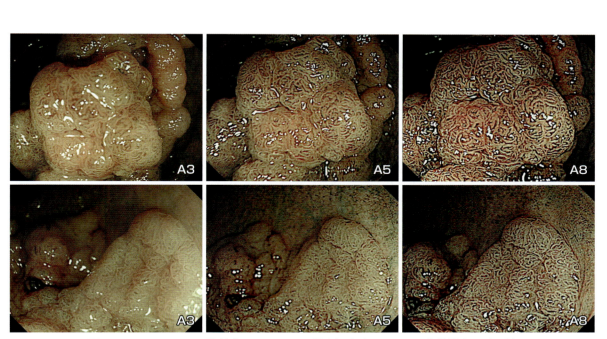

図6 surface pattern 診断時における NBI 拡大観察時のシステム条件設定の重要性
　構造強調 A8, 色彩強調 3 に設定すると surface pattern が明瞭になる. 上段および下段は, 同一病変の構造強調 A3, A5, A8 それぞれの条件における同一病変の同一部位の NBI 拡大観察像である. システムの条件設定で surface pattern の視認性は明らかに異なっている. さらに, 実際には, 肉眼型や組織型を考慮し vessel pattern と併せ評価することが正確な質的診断のポイントである.

Ⅰ．総　論

3．NBI 拡大観察時のシステムの条件設定の重要性

　surface pattern の評価のためには，構造強調 A8 に設定することが必須である．色彩強調 3 が望ましい．この条件で，焦点の合った拡大観察で初めて surface pattern が診断できる．焦点の合った拡大観察が重要であることは pit pattern 診断と同じであるが，食道や胃の早期癌と比べて大腸病変は隆起や凹凸の多いものが多く拡大観察で全体の焦点を同時に合わせることは難しい．正確に焦点が合っていなくても vessel pattern はおおざっぱに観察できるが，焦点が合っていない状況での surface pattern 観察は困難である．

　図 6 は，同一病変の構造強調 A3，A5，A8 それぞれの条件における同一病変の同一部位の NBI 拡大観察像であるが，システムの条件設定で surface pattern および vessel pattern の視認性は明らかに異なっている．これらの条件変更は，ワンタッチのボタン操作で簡単に行うことができ，色素を準備して散布あるいは染色することを思えばきわめて簡便である．

　このように，実地診療では，電子内視鏡システムの条件設定を正しく行い，肉眼型や組織型を考慮し surface pattern と vessel pattern の両方を併せ評価することが正確な質的診断のポイントである．

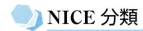
NICE 分類

　拡大内視鏡を使用しなくとも，現在の高画素電子内視鏡で近接観察すれば大腸腫瘍表面の pit 様構造などの微細構造はある程度観察可能である．同様に NBI による微小血管の認識もある程度可能である．NBI を用いれば，その構造強調から，pit 様構造はさらに認識しやすくなる．欧米では一般臨床で拡大内視鏡はあまり使用されておらず，本邦でも大腸領域で拡大内視鏡が十分普及しているとは言い難い．このような背景のもと，Colon Tumor NBI Interest Group；CTNIG は，拡大内視鏡を用いなくても高画素電子内視鏡近接観察でも使用できる簡便な最大公約数的 NBI 所見分類（NICE 分類[17],[18]：**表 1**）を確立・提唱し，現在世界的に使用されている．NICE 分類は，単純な Type 1～3 の三つの category 分類である．分類の基本となる所見は，①病変の色調（color），②微小血管構築（vessels），③表面模様（surface pattern）の 3 項目である．Type 1 は過形成病変と SSP（sessile serrated polyp），Type 2 は adenoma～SM 軽度浸潤癌，Type 3 は SM 高度浸潤癌の指標である（表 1）．NICE 分類は，高画素電子内視鏡近接観察所見によっても判別可能なところに borderline が設けられているが，Type 1 と Type 3 の診断によって，治療の不要な病変と外科手術の適応病変を確実に診断できることに意義があり，欧米ではとくに重要である．

JNET 分類

　NICE 分類は簡便で良い分類であるが，Type 2 のような大きなくくりでは，腺腫と癌の鑑別や細かい質的診断ができず，粘膜内癌と腺腫の鑑別によって ESD（endoscopic submucosal dissection）や計画的分割 EMR（endoscopic mucosal resection）をすみ分けることは不可能である（**表 2**）．

　これまで，本邦では多くの NBI 拡大観察所見分類が混在し各施設で使用する分類が異

表1 NBI International Colorectal Endoscopic（NICE）Classification*

	Type 1	Type 2	Type 3
Color	Same or lighter than background	Browner relative to background（verify color arises from vessels）	Brown to dark brown relative to background；sometimes patchy whiter areas
Vessels	None, or isolated lacy vessels may be present coursing across the lesion	Brown vessels surrounding white structures**	Has area(s)with disrupted or missing vessels
Surface pattern	Dark or white spots of uniform size, or homogenous absence of pattern	Oval, tubular or branched white structures** surrounded by brown vessels	Amorphous or absence of pattern
Most likely pathology	Hyperplastic & sessile serrated polyp （SSP）***	Adenoma****	Deep submucosal invasive cancer

*Can be applied using colonoscopes both with or without optical（zoom）magnification
**These structures(regular or irregular)may represent the pits and the epithelium of the crypt opening
***In the WHO cllassification（REF）, sessile serrated polyp and sessile serrated adenoma are synonymous.
****Type 2 consists of Vienna classification types 3, 4, and superficial 5(all adenomas with either low or high grade dysplasia, or with superficial submucosal carcinoma). The presence of high grade dysplasia or superficial submucosal carcinoma may be suggested by an irregular vessel or surface pattern, and is often associated with atypical morphology（e. g., depressed area）.

〔文献17），18）より〕

表2 NICE 分類と大腸病変の組織型・深達度

NICE 分類	症例数	組織型・深達度			
		過形成	腺腫	早期癌	
				Tis/T1a	T1b
Type 1	44（100）	42（95.5）	2（4.5）		
Type 2	464（100）	2（0.4）	263（56.7）	168（36.2）	31（6.7）
Type 3	62（100）			4（6.5）	58（93.5）
合　計	570	44	265	172	89

Tis/T1a：carcinoma with intramucosal to scanty submucosal invasion,
T1b：carcinoma with submucosal deep invasion (an invasion depth of 1,000 μm or more)
（　）：%

（広島大学病院内視鏡診療科）

なっており，やや混乱していたが[2]，最近，The Japan NBI Expert Team（JNET）という all Japan の大腸拡大内視鏡専門医による研究組織が結成され，本邦における大腸腫瘍 NBI 拡大所見統一分類の作成が模索されてきた．繰り返し行われたコンセンサスミーティングや議論のうえ，十分な症例を用いた Web 試験を行い，そのデータをもとに Delphi 法による投票の結果，2014 年 6 月に本邦統一分類が完成した（**表3**）[19),20)]．本分類の概要は，NICE 分類を基本として，「vessel pattern」と「surface pattern」の二つが診断指標であ

I．総　論

表3　JNET 分類

	Type 1	Type 2A	Type 2B	Type 3
Vessel pattern	・認識不可[※1]	・口径整 ・均一な分布（網目・らせん状）[※2]	・口径不同 ・不均一な分布	・疎血管野領域 ・太い血管の途絶
Surface pattern	・規則的な黒色または白色点 ・周囲の正常粘膜と類似	・整（管状・樹枝状・乳頭状）	・不整または不明瞭	・無構造領域
予想組織型	過形成性ポリープとSSA/P	腺腫～低異型度癌（Tis）	高異型度癌（Tis/T1a）[※3]	高異型度癌（T1b～）

[※1]認識可能な場合，周囲正常粘膜と同一径．
[※2]陥凹型においては，微細血管が点状に分布されることが多く，整った網目・らせん状血管が観察されないこともある．
[※3]T1b が含まれることもある．

〔佐野　寧，他：INTESTINE　2015；19：5-13[19]より転載〕

表4　JNET 分類と大腸病変の組織型・深達度

JNET 分類	症例数	組織型・深達度				
		過形成SSA/P	腺腫	早期癌		
				Tis	T1a	T1b
Type 1	62（100）	60（97）	2（3）			
Type 2A	945（100）	9（1）	813（86）	115（12）	8（1）	
Type 2B	402（100）		149（37）	170（42）	34（8）	49（12）
Type 3	63（100）			1（2）	3（5）	59（94）
合　計	1,472	69	964	286	45	108

Type 1：Sensitivity 86.9%，Specificity 99.8%，PPV 96.7%，NPV 99.3%，Accuracy 99.2%
Type 2A：Sensitivity 74.2%，Specificity 92.3%，PPV 98.2%，NPV 38.7%，Accuracy 76.9%
Type 2B：Sensitivity 61.6%，Specificity 82.9%，PPV 50.8%，NPV 88.1%，Accuracy 77.9%
Type 3：Sensitivity 55.1%，Specificity 99.7%，PPV 93.6%，NPV 96.5%，Accuracy 96.7%
（　）：%

（広島大学病院内視鏡診療科）

　　ることがポイントである．本分類は拡大観察所見分類であるため「color」は評価の対象としない．
　　JNET 分類（**表3**）では，Type 1 は正常，過形成および SSA/P，Type 2A は腺腫～低異型度粘膜内癌（Tis），Type 2B は高異型度粘膜内癌/SM 軽度浸潤癌（Tis/T1a），Type 3 は SM 高度浸潤癌（T1b～）の指標としている．JNET 分類は NICE 分類を基本とし，JNET 分類の Type 1 と Type 3 は NICE 分類の Type 1 と Type 3 にそれぞれ対応し，また JNET 分類の Type 2A，2B は NICE 分類 Type 2 を細分類した形である．
　　JNET 分類 Type 1，2A，3 は，それぞれの予想組織型に対し信頼性の高い診断指標であるが，Type 2B は腺腫～SM 高度浸潤癌まで多彩な病変を含むため，高異型度粘膜内癌/SM 軽度浸潤癌に対する診断能はやや低い（**表4**）．そのため，Type 2B 病変については，

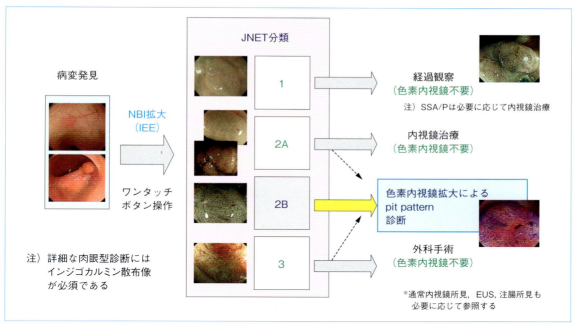

図7 大腸腫瘍の内視鏡診断ストラテジー

色素を用いた pit pattern 診断を追加することが必要である．もちろん，Type 1，2A，3 でも診断が low confidence の場合は pit pattern 診断を追加すべきである（**図7**）[21]．

おわりに

大腸腫瘍に対する NBI 拡大観察は色素が不要で大腸内視鏡診療の効率化とコスト削減に貢献しうる将来性のあるきわめて簡便な診断手法であり，広く普及していくことが予測される．また，NBI 拡大観察所見分類は BLI 拡大観察でも使用可能である（p.119，BLIの項参照）．なお，初学者の方には，まず pit pattern 診断学をマスターすることをお勧めする．pit pattern 診断と NBI 拡大観察のすみ分けを考えるために必要であることは言うまでもないが，surface pattern を理解するうえでも pattern 診断学は重要であるし，pit pattern 診断が拡大観察の gold standard であることは言うまでもない．

文　献

1) 大庭さやか，田中信治，松本亜希，他：早期大腸癌の精密画像診断〜画像強調・拡大観察—NBI．胃と腸　2010；45：829-840
2) Oba S, Tanaka S, Sano Y, et al：Current status of narrow-band imaging magnifying colonoscopy for colorectal neoplasia in Japan. Digestion　2011；83：167-172
3) Tanaka S, Sano Y：Aim to unify the narrow band imaging（NBI）magnifying classification for colon tumors：current status in Japan from a summary of the consensus symposium in the 79th annual meeting of the Japan Gastroenterological Endoscopy Society. Dig Endosc 2011；23：S131-S139
4) Yoshida N, Hisabe T, Inada Y, et al：The ability of a novel blue laser imaging system for the diagnosis of invasion depth of colorectal neoplasms. J Gastroenterol　2014；49：73-80
5) 上堂文也，石原　立，飯石浩康，他：自家蛍光電子内視鏡装置の原理と診断能．INTESTINE

I．総　論

2009；13：135-140

6）山野泰穂，鶴田　修，津田純郎：自家蛍光内視鏡を用いた大腸腫瘍性病変の存在診断．INTESTINE　2009；13：141-147

7）Tajiri H, Niwa H：Proposal for a consensus terminology in endoscopy：how should different endoscopic imaging techniques be grouped and defined? Endoscopy　2008；40：775-778

8）Konerding MA, Fait E, Gaumann A：3D microvascular architecture of pre-cancerous lesions and invasive carcinomas of the colon. Br J Cancer　2001；84：1354-1362

9）Hirata M, Tanaka S, Oka S, et al：Evaluation of microvessels in colorectal tumors by narrow band imaging magnification. Gastrointest Endosc　2007；66：945-952

10）Machida H, Sano Y, Hamamoto Y, et al：Narrow-band imaging in the diagnosis of colorectal mucosal lesions：a pilot study. Endoscopy　2004；36：1094-1098

11）佐野　寧：画像強調観察（2）光デジタル法（Optical Digital Method）a．NBI．臨牀消化器内科　2009；24：47-52

12）Oba S, Tanaka S, Oka S, et al：Characterization of colorectal tumors using narrow-band imaging magnification：combined diagnosis with both pit pattern and microvessel features. Scand J Gastroenterol　2010；45：1084-1092

13）Tanaka S, Oka S, Hirata M, et al：Pit pattern diagnosis for colorectal neoplasia using narrow band imaging magnification. Dig Endosc　2006；18：S52-S56

14）吉永繁高：食道癌の拡大内視鏡分類．田尻久雄，田中信治，加藤元嗣，斎藤　豊編：画像強調観察による内視鏡診断 Image-Enhanced Endoscopy アトラス．p73．日本メディカルセンター，東京，2010

15）八尾建史：胃拡大内視鏡．日本メディカルセンター，東京，2009

16）Tanaka S, Kaltenbach T, Chayama K, et al：High magnification colonoscopy. Gastrointest Endosc　2006；64：604-613

17）Hewett DG, Kaltenbach T, Sano Y, et al：Validation of a simple classification system for endoscopic diagnosis of small colorectal polyps using narrow-band imaging. Gastroenterology　2012；143：599-607

18）Hayashi N, Tanaka S, Hewett DG, et al：Endoscopic prediction of deep submucosal invasive carcinoma：validation of the Narrow-Band Imaging International Colorectal Endoscopic（NICE）classification. Gastrointest Endosc　2013, 78：625-632

19）佐野　寧，田中信治，工藤進英，他：The Japan NBI Expert Team（JNET）大腸拡大 Narrow Band Imaging（NBI）分類．INTESTINE　2015；19：5-13

20）Sano Y, Tanaka S, Kudo SE, et al：NBI magnifying endoscopic classification of colorectal tumors proposed by the Japan NBI Expert Team（JNET）. Dig Endosc　2016；28：526-533

21）Sumimoto K, Tanaka S, Shigita K, et al：Clinical impact and characteristics of the narrow-band imaging magnifying endoscopic classification of colorectal tumors proposed by the Japan NBI Expert Team. Gastrointest Endosc　2017；85：816-821

10. 画像強調観察（IEE）　　（2）NBI

1 スクリーニングにおける有用性

西川佳孝，堀松高博

　大腸癌の死亡数は，日本において上昇傾向で，2015年のがん統計では，49,699人と全がん種のなかで第2位である．これまでに，スクリーニング大腸内視鏡検査，ポリープ切除による大腸癌予防および予後延長効果が示されてきた[1), 2)]．大腸癌による死亡率を下げるためには，大腸癌および前癌病変を早期発見することが重要である．しかし，大腸内視鏡検査において，約10〜30％の腫瘍性病変の見落としがあることが報告されている．スクリーニング大腸内視鏡検査による検出力を上昇させることで，さらなる大腸癌の予防効果が期待される．

　大腸病変の検出を妨げる要因は大きく二つある．一つは，大腸粘膜がひだや彎曲により粘膜が物理的に隠れていること．もう一つは，腫瘍性病変のなかでも，平坦・陥凹型病変は，わずかな粘膜変化しか呈さないことがあり，隆起型病変と比較して内視鏡的に検出が困難であることである．これらの要因に対しては，検出力を上げるためにさまざまなアプローチがなされている．前者に対しては，広角内視鏡，キャップ装着，Third eye®，Full Spectrum Endoscopy® などでの対応が進められている．後者の平坦・陥凹型病変の検出については，色素内視鏡法のほか，画像強調観察の開発が進められている．

　Narrow Band Imaging（NBI）は，画期的な画像強調観察法として，オリンパスメディカルシステムズ社（現 オリンパス社）より2006年に発売された．NBIのスクリーニングにおける有用性については，食道・咽頭領域で武藤らが示したとおりである[3)]．大腸領域でもNBIのスクリーニングにおける有用性が期待されたが，国内でEVIS LUCERA SPECTRUMを用いて行った白色光（white light imaging；WLI）との検討においては，NBIのスクリーニングにおける有用性は見出せず，光量不足が課題と考察されていた[4)]．また他の試験結果を含めても，controversialな状況であった（**表1**）．

　今回，その課題が改善されたEVIS LUCERA ELITEを用いて国内5施設で前向きランダム化比較試験を行ったので，その結果とともに，NBIのスクリーニングにおける有用性について述べる[5)]．

NBIによるスクリーニングの検討

　対象は2012年6月〜2013年3月にスクリーニングもしくは大腸ポリープの治療目的で大腸内視鏡検査を施行した患者で，施設・年齢・性別・検査目的・術者レベルを層別化因子とし，WLIとNBI観察，および通常内視鏡（H260AZI；standard colonoscopy；SD）と

Ⅰ．総　論

表1　NBIのスクリーニングにおける有用性に関する文献のレビュー

著者	年	方　法	参加者数	内視鏡システム	プライマリ・エンドポイント	結　果
Rex DK	2016	RCT（WLI vs NBI）	804	EXERA Ⅲ	Number of serrated lesions	NBI 204 vs WLI 158 （p=0.085）
Horimatsu T	2015	RCT（WLI vs NBI）	454	LUCERA ELITE	Number of polyps per patient	NBI 2.01 vs WLI 1.56 （p=0.032）
Hazewinkel Y	2015	RCT（WLI vs NBI）	52 SPS	EXERA Ⅱ	Polyp miss rate	WLI 29% vs NBI 20% （p=0.065）
Senore C	2014	RCT（WLI vs NBI）	237	EXERA Ⅱ	ADR	NBI 52.1% vs WLI 55% （RR=0.95, 95% CI 0.75~1.20）
Leung WK	2014	RCT（WLI vs NBI）	360	EXERA Ⅲ	ADR PDR	ADR：NBI 48.3% vs WLI 34.4% （p=0.01） PDR：NBI 61.1% vs WLI 48.3% （p=0.02）
Chung SJ	2014	RCT（NBI vs FICE vs WLI）	1,650	LUCERA SPECTRUM	ADR	WLI 0.37 vs NBI 0.35 vs FICE 0.36 （p=0.591）
Kąkol D	2013	RCT（WLI vs NBI）	253	EXERA Ⅱ	Polyp miss rate	WLI 38 vs NBI 48 （p=0.2051）
East JE	2012	RCT（WLI vs NBI）	214	LUCERA SPECTRUM	ADR	NBI 73% vs WLE 66% （OR 1.40, 95% CI 0.78~2.52）
Ikematsu H	2012	RCT（WLI vs NBI）	813	LUCERA SPECTRUM	ADR	NBI 42.4% vs WLI 42.5% （p=0.98）
Sabbagh	2011	RCT（WLI vs NBI）	482	EXERA Ⅱ	PDR	WLI>NBI （RR 0.75, 95% CI 0.60~0.96）
Rastogi A	2011	RCT（WLI vs NBI）	630	EXERA Ⅱ	ADR	WLI 38.6% vs NBI 46.2% （p=0.14）
Boparai KS	2011	RCT（WLI vs NBI）	22 HPS	LUCERA SPECTRUM	Polyp miss rate	WLI 36%, NBI 10% （OR 0.21, 95% CI 0.09~0.45）
Adler A	2009	RCT（WLI vs NBI）	1,256	EXERA Ⅱ	ADR	NBI 0.32 vs WLI 0.34 （有意差なし）
Paggi S	2009	RCT（WLI vs NBI）	211	EXERA Ⅱ	ADR	WLI 58% NBI 57% （p=0.69）
Adler A	2008	RCT（WLI vs NBI）	401	EXERA Ⅱ	ADR	NBI 0.23 vs WLI 0.17 （p=0.129）
East JE	2009	Prospective cohort （WLI→NBI）	62 HNPCC	LUCERA SPECTRUM	ADR	WLI 27% NBI 42% （p=0.04）
Inoue T	2008	RCT（WLI vs NBI）	243	LUCERA SPECTRUM	Number of adenomas	WLI 65 NBI 102 （p=0.046）
Kaltenbach T	2008	Prospective cohort （WLI→NBI）	284	EXERA Ⅱ	Adenoma miss rate	WLI 12.1% NBI 12.6% （OR 0.94, 95% CI 0.47~1.85）
Uraoka T	2008	Prospective cohort （WLI→NBI）	43	LUCERA SPECTRUM	Number of adenomas	NBI 134 vs WLI 116 （p=0.02）
Rex DK	2007	RCT（WLI vs NBI）	434	EXERA Ⅱ	ADR	WLI 67% vs NBI 65% （p=0.61）

WLI：白色光，NBI：Narrow Band Imaging，FICE：Flexible spectral Imaging Color Enhancement，SPS：serrated polyposis syndrome，HPS：hyperplastic polyposis syndrome，HNPCC：遺伝性非ポリポーシス大腸癌，RCT：無作為化比較試験，ADR：腺腫検出率，PDR：ポリープ検出率，RR：リスク比，OR：オッズ比，CI：信頼区間

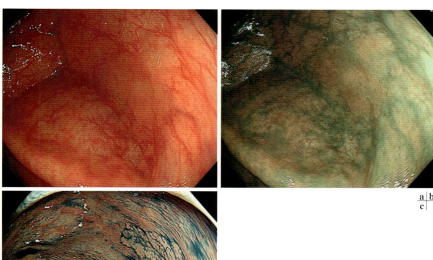

図1 上行結腸, 12 mm大, 0-IIa, SSA/P
a：WLIでの病変の認識は困難である.
b：NBIでは平坦な病変が認識できる.
c：インジゴカルミン撒布像では，平坦な病変がはっきり認識できる.

広角内視鏡（HQ290：wide angle colonoscopy；WA）の2×2 factorial designによる多施設共同ランダム化比較試験を行った．光源はEVIS LUCERA ELITEを用い，構造強調はA-8，色彩は3に設定した．primary endpointは各群の1人当りに検出された標的病変数（病変数/人）で，secondary endpointは各群で1病変以上発見された人数，観察抜去時間であった．本試験における標的病変はS状結腸および直腸の5 mm以下の過形成ポリープを除く上皮性病変とし，sessile serrated adenoma/polyp（SSA/P）などの鋸歯状病変に関しても標的病変に含めた．術者レベルは大腸内視鏡検査数とNBIの使用歴で規定し，7名の熟練者，9名の経験者，13名の修練医が参加した．

　試験期間内に，454例が登録され，メラノーシスや観察不良などを除外した431例が解析対象となった．標的病変の検出個数は，WLI群で計352個（SD群164個，WA群188個），NBI群で計417個（SD群176個，WA群241個）であった．NBI群でWLI群と比較して1人当りの標的病変検出数は有意に多かった（2.01 vs 1.56；p＝0.032）．一方，WA群とSD群の比較では差は有意ではなかった（1.97 vs 1.61；p＝0.089）．

　NBIが検出に優れた病変の特徴は，上行結腸，平坦・陥凹型病変，組織学的にSSA/Pであった．SSA/Pは，本検討のNBI群において5%程度認められている（図1，2）．腺腫と比べると，SSA/Pは粘液付着を伴っていることが多く，その胆汁が付着した粘液がNBIにて視認されやすいことが発見に寄与している可能性が考えられる（図3，4）．これまで，鋸歯状病変の拾い上げは難しいとされていたが，表1にも示したように，Boparai（2011），Hazewinkel（2015）らの報告にもあるように，EVIS LUCERA SPECTRUMを用いたNBIによる鋸歯状病変の検出は注目されていた．最近では，Rex（2016）によっても鋸歯状病変の検出において有効である傾向が示され，本研究とあわせて，鋸歯状病変の検出に寄与

Ⅰ. 総　論

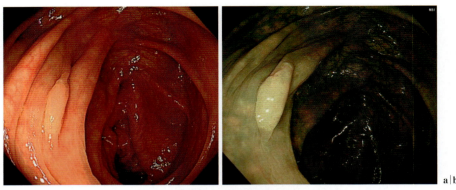

図2　上行結腸，10 mm 大，0-Ⅱa，SSA/P
a：WLI では平坦な病変として認識できるが，周囲との色調の違いがはっきりしない．
b：NBI では平坦な病変を境界明瞭に認識できる．

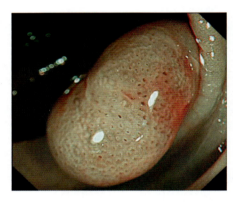

図3　上行結腸，12 mm 大，0-Ⅰsp，SSA/P
胆汁が付着した粘液が NBI にて視認されやすい．

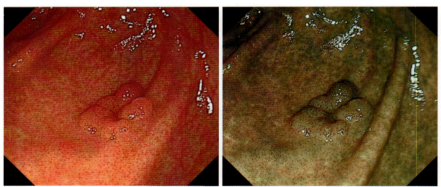

図4　盲腸，10 mm 大，0-Ⅱa，tubular adenoma（LGD）
a：WLI では平坦な病変として認識できる．
b：NBI では brownish area を呈する病変としてより明瞭に認識できる．

することは，EVIS LUCERA ELITE の大きな特徴といえる．

　また，術者レベルにおける NBI と WLI の比較では，熟練者（NBI 2.06 vs WLI 1.45；p＝0.141），経験者（1.98 vs 1.77；p＝0.505），修練医（2.03 vs 1.34；p＝0.08）のすべてにおいても NBI が劣ることはなく，初学者においても積極的に NBI を使用することで有効性が得られる可能性が示唆された．

　本試験では，NBI による大腸ポリープスクリーニングの重要性を示した．これまでの研

究では大腸病変スクリーニングにおける NBI の有効性については議論の余地があったが，以前の機器と比して光量が増加した EVIS LUCERA ELITE では有効であることが示された．

　大腸 NBI 観察は，拾い上げが難しいことが多い右側の表面型，鋸歯状病変の検出力向上に寄与することで，将来的に大腸癌死の抑制につながることを期待する．

文　献

1) Winawer SJ, Zauber AG, Ho MN, et al：Prevention of colorectal cancer by colonoscopic polypectomy. N Engl J Med　1993；329：1977-1981

2) Zauber AG, Winawer SJ, O'Brien MJ, et al：Colonoscopic polypectomy and long-term prevention of colorectal-cancer deaths. N Engl J Med　2012；366：687-696

3) Muto M, Minashi K, Yano T, et al：Early detection of superficial squamous cell carcinoma in the head and neck region and esophagus by narrow band imaging：A multicenter randomized controlled trial. J Clin Oncol　2010；28：1566-1572

4) Ikematsu H, Saito Y, Tanaka S, et al：The impact of narrow band imaging for colon polyp detection：A multicenter randomized controlled trial by tandem colonoscopy. J Gastroenterol　2012；47：1099-1107

5) Horimatsu T, Sano Y, Tanaka S, et al：Next-generation narrow band imaging system for colonic polyp detection：a prospective multicenter randomized trial. Int J Colorectal Dis 2015；30：947-954

Column

コラム

生検すべき場所（大腸）

　ここでは大腸上皮性腫瘍性病変に対して生検すべき場所について述べる．

　大腸の病変を発見した場合，経過観察でよいか，内視鏡治療をすべきか，外科的手術が必要かを判断する指標の一つに生検による組織診断がある．しかしその場合，生検部位を誤ると治療法まで誤ってしまう可能性があり，生検すべき場所を十分把握しておかねばならない．

＜腫瘍か非腫瘍か？＞

　過形成性ポリープと思われる病変でもその一部に鋸歯状の腫瘍〔traditional serrated adenoma（TSA）や sessile serrated adenoma/polyp（SSA/P）〕が存在することがある．鋸歯状腺腫の多くは乳頭状増殖や二段隆起を呈するので，乳頭状増殖や二段隆起を認めたらその部位を生検する．

　腫瘍性病変は周辺正常粘膜を圧排するように増殖し，病変辺縁部は非腫瘍成分で構成される場合があるので，腫瘍性病変を疑った場合は辺縁を避けて生検する．

＜腺腫か癌か？＞

　腺腫か癌か，癌であれば腺腫内癌か全体が癌か，癌の場合，低異型度か高異型度か，を鑑別し，治療法を選択することが望ましい．

　組織学的に異型度が高い部位ほど，① 発赤調，② 表面粗糙，③ 陥凹，を呈しやすくなるので，①〜③ の所見を認めればその部位を生検する．

＜浸潤癌か非浸潤癌か？＞

　粘膜下層に高度に浸潤した癌は線維化を中心とした間質の反応（desmoplastic reaction；DR）を呈することが多く，粘膜病変が脱落すると同部が表層に露出する．したがって，生検組織で DR を認めれば SM 高度浸潤癌と診断できる．この DR が表層に存在する所見としては表面粗糙な易出血粘膜面が挙げられる．

＜まとめ＞

　生検組織により，治療法選択のための多くの情報が得られる．そのためには表面性状を十分観察した後に至適部位から生検を行わねばならない．

〔鶴田　修，向笠道太，徳安秀紀〕

Ⅰ. 総論

2　腫瘍・非腫瘍の鑑別

佐野　亙，佐野　寧

　Narrow Band Imaging（NBI）の特徴は，内視鏡の観察光の分光特性を狭帯域特性へ変更し（短波長側にシフト），病変の視認性や表面微細構造，微小血管観察の向上を可能にしたことにある．これらの現象は光の散乱特性に基づく現象である．一般に，短波長の光では表層の情報，長波長の光では深部の情報を反映しているが，これらの組み合わせによる視認性変化を検討した結果，415 nm，540 nm の波長を使用することがもっとも病変の視認性（微細血管や表面構造）が向上することが明らかとなり，これら二つの波長を搭載している[1]．

　血中を流れる酸化型 hemoglobin（Hb）は光を吸収し熱を発生させるが，その吸収領域のピークが 415 nm，540 nm であることがわかっている．したがって，NBI モードで発せられた blue light の大部分は血管内を流れる赤血球の中の Hb に吸収され，血管が黒茶色に描出される．一方，そのほかの部分では，光はいったん組織内に入った後散乱を起こし，再び反射してくるので血管とのコントラストが明瞭に描出されることになる[2]．

大腸非腫瘍/腫瘍性病変に対する質的診断

　われわれが行った基礎的な pilot study から，NBI system の使用により通常観察に比べて，正常粘膜表層の毛細血管のネットワークを明瞭に観察することが可能となることがわかった[3]．したがって NBI を使用すると病変が存在する場合，毛細血管の透見像が途絶するため，病変を認識しやすくなる．また，正常な粘膜では腺管の周囲に規則的な六角形もしくは蜂の巣様形態（honeycomb-like pattern）の毛細血管叢が形成されているが，腫瘍性病変においてはこの毛細血管が腺腫では太くなり，異型が強くなるに従い，血管の途絶や血管径の大小不同，血管密度の上昇が認められることが報告されている（異型血管）[4,5]．NBI は 415 nm，540 nm の Hb 吸収領域に filter 調整が行われているため，血管が豊富であればその領域に流れる Hb に光が吸収され暗茶色のシミ様（brownish area）に認識される（図 5）．

　大腸のスクリーニングで発見される病変のうち 30% は非腫瘍性病変であり，これらを内視鏡でリアルタイムに正確に鑑別できれば，不必要な生検，病理組織診断や内視鏡治療を減らすことが可能となる．従来，色素観察や拡大併用色素観察が腫瘍・非腫瘍の鑑別に有用であることや，病変の深達度診断に有用であることは多数報告されている[6]．しかしながら，色素を使用する必要があり，必ずしもスクリーニング検査において広く普及しているとはいえないのが現状である．一方，NBI は Optical image enhanced endoscopy として定義されるように，色素を使用することなく病変の質的診断を可能にしたことが，スクリーニング検査に広く導入される可能性を秘めているといえる．

　一般に，腫瘍性病変の表面では血管の拡張や新生血管の増生が起こるが，炎症性ポリープを除いた過形成性ポリープなどの非腫瘍性病変では血管の明瞭な変化は起こらない[4,5]．腺腫性病変に認められる微小血管のパターンを NBI で観察すると，通常より拡張した茶色

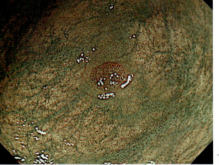
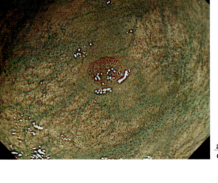
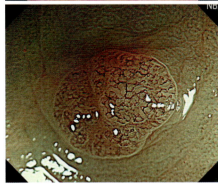

図5　腺腫の内視鏡像

白色光観察（a）にてS状結腸に4mm大，淡発赤調の平坦隆起性病変を認める．NBI観察（b）では病変は暗茶色のシミ様（brownish area）に描出され，この時点で腫瘍性病変であることが推測される．NBI拡大観察（c）ではMC vesselが観察され，腫瘍性病変（腺腫）と診断できる（佐野分類CP Type Ⅱ）．

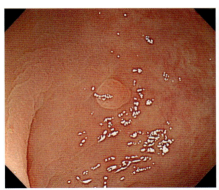
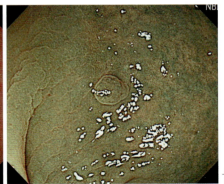
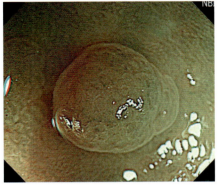

図6　過形成性ポリープの内視鏡像

白色光観察（a）にてS状結腸に4mm大，やや褪色調の平坦隆起性病変を認める．NBI観察（b）では病変は暗茶色のシミ様（brownish area）には描出されず，この時点で非腫瘍性病変であることが推測される．NBI拡大観察（c）ではMC vesselが観察されず，非腫瘍性病変と診断できる（佐野分類CP Type Ⅰ）．

の網目状血管が観察され，われわれはこれを"meshed capillary（MC）vessel"と呼称している（図5，**6**）[7),8)]．

われわれはさらに，このMC vesselを質的診断に応用する目的で以下の3型に分類して

Ⅰ. 総　論

いる（Capillary pattern；CP，**表2**）[8]．

　CP TypeⅠ：腺管周囲に規則的に取り巻く六角形もしくは蜂の巣様形態（honey-comb-like pattern）の毛細血管．現状の内視鏡の分解能では観察しにくい．正常粘膜，過形成性ポリープのパターン．

　CP TypeⅡ：正常と比較して太い血管径を有し，管状/卵円型に拡大した腺管周囲を取り巻く毛細血管．蜂の巣様形態が部分的に残存している場合もある．現状の内視鏡の分解能で観察可能．腺腫性ポリープのパターン．

　CP TypeⅢ：正常と比較して太い血管径を有し，不規則に腺管周囲を取り巻く毛細血管．毛細血管の口径不同，途絶，密度の増加，所見が認められる．蜂の巣様形態は破壊されている．現状の内視鏡の分解能で観察可能．癌のパターン．

　＜CP TypeⅢ亜分類＞

　ⅢA：領域性を有する明瞭な不規則性（口径不同，蛇行，分岐，途絶）をもつ血管が観察されるもの．

　ⅢB：微小血管の不明瞭な部位が領域性をもって観察されるもの．

　Sano らにより報告された prospective study では，MC vessel を呈する病変が腫瘍であることの accuracy rate は95.3%，sensitivity は96.4%，specificity は92.3%であった（**表3**）[9]．近年では，こうした血管所見に加え，pit 様の表面構造所見（surface pattern）を加味した NBI 分類（NICE 分類）（p.97，表1）[10],[11]が国際的に用いられている．佐野分類と同様に，NICE 分類の Type 1 は非腫瘍，Type 2，Type 3 は癌を含む腫瘍性病変に相当する．この NICE 分類は拡大観察を必須としないが，本邦では拡大観察による血管，表面構造の所見に基づいた NBI 分類（JNET 分類）（p.98，表3）[12]が2014年に提唱され，現在，その有用性を評価すべく，validation study が進行中である．

　なお，佐野分類の TypeⅠ，NICE 分類，JNET 分類の Type 1 における代表的な予想組

表2　佐野分類（Capillary pattern classification）

Capillary pattern	Accuracy	Sensitivity	Specificity	PPV	NPV
TypeⅠ vs. Ⅱ	95.3%	96.4%	92.3%	97.3%	90.0%
TypeⅡ vs. Ⅲ	95.5%	90.3%	97.1%	90.3%	97.1%
TypeⅢA vs. ⅢB	87.7%	84.8%	88.7%	71.8%	94.5%

　　PPV：positive predict value，NPV：negative predict value

表3　大腸 NBI 観察による腫瘍/非腫瘍の診断能

	Neoplastic	Nonneoplastic
MC vessels（＋）	107	3
MC vessels（－）	4	36

　Sensitivity：96.4%，Specificity：92.3%，Accuracy：95.3%
　NPV（negative predict value）：90.0%
　PPV（positive predict value）：97.3%
　〔Sano Y, et al.：Gastrointest Endosc　2009；69：278-283[9]より転載〕

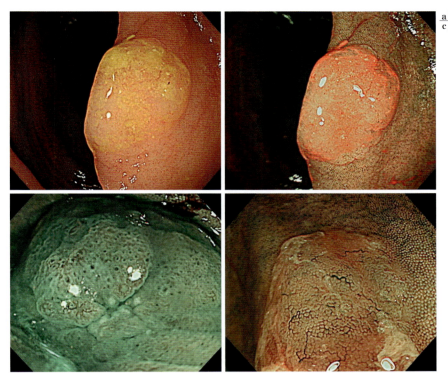

図7 SSA/P の NBI 内視鏡所見
a：粘液付着（白色光）
b：Red cap sign（a の NBI 像）
c：ECO（expanded crypt opening）
d：DBV（dilated and branching vessel）

織型は過形成性ポリープであるが，近年，高齢女性の右側大腸に多い MSI（microsatellite instability）陽性大腸癌の前駆病変として注目されている SSA/P（sessile serrated adenoma/polyp）も過形成性ポリープと同じ型に分類される．しかし，良性病変である過形成性ポリープと前癌病変である SSA/P は区別して取り扱われるべきである．実臨床では両者の鑑別に苦慮することも少なくないが，白色光観察における粘液付着に相当する red cap sign[13]や色素観察における開Ⅱ型 pit に相当する ECO（expanded crypt opening）[14]，また，粘膜表層の拡張した樹枝状血管（DBV；dilated and branching vessel）[15]などの血管所見が，SSA/P の診断に有用な NBI 内視鏡所見として報告されている（図7）．最近では過形成性ポリープ，SSA/P，腺腫を鑑別するための NBI 分類（NICE 分類を用いた WASP 分類）[16]も提唱され，こうした内視鏡所見に基づき，SSA/P を含む腫瘍性病変を選択的かつ効率的に切除する時代となってきている．

文　献

1) Gono K, Obi T, Yamaguchi M：Appearance of enhanced tissue features in narrow-band endoscopic imaging. J Biomed Opt　2004；9：568-577
2) Gono K, Yamazaki K, Doguchi N, et al：Endoscopic observation of tissue by narrow band illumination. Optical Rev　2003；10：211-215

Ⅰ. 総　論

3) Machida H, Sano Y, Hamamoto Y, et al : Narrow band imaging for differential diagnosis of colorectal mucosal lesions : a pilot study. Endoscopy　2004 ; 36 : 1094-1098

4) Konerding MA, Fait E, Gaumann A : 3D microvascular architecture of pre-cancerous lesions and invasive carcinomas of the colon. Br J Cancer　2001 ; 84 : 1354-1362

5) Skinner SA, Frydman GM, O'Brien PE : Microvascular structure of benign and malignant tumors of the colon in humans. Dig Dis Sci　1995 ; 40 : 373-384

6) Fu KI, Sano Y, Kato S, et al : Chromoendoscopy using indigo carmine dye spraying with magnifying observation is the most reliable method for differential diagnosis between non-neoplastic and neoplastic colorectal lesions : a prospective study. Endoscopy　2004 ; 36 : 1089-1093

7) Sano Y, Muto M, Tajiri H, et al : Optical/digital chromoendoscopy during colonoscopy using narrow band imaging system. Dig Endosc　2005 ; 17 : S60-S65

8) Sano Y, Horimatsu T, Fu KI, et al : Magnifying observation of microvascular architecture of colorectal lesions using a narrow band imaging system. Dig Endosc　2006 ; 18 : S44-S51

9) Sano Y, Ikematsu H, Fu KI, et al : Meshed capillary vessels by use of narrow-band imaging for differential diagnosis of small colorectal polyps. Gastrointest Endosc　2009 ; 69 : 278-283

10) Oba S, Tanaka S, Sano Y, et al : Current status of narrow-band imaging magnifying colonoscopy for colorectal neoplasia in Japan. Digestion　2011 ; 83 : 167-172

11) Tanaka S, Sano Y : Aim to unify the narrow band imaging magnifying classification for colorectal tumors : Current status in Japan from a summary of the consensus symposium in the 79th annual meeting of the Japan gastroenterological endoscopy society. Dig Endosc 2011 ; 23 (Suppl. 1) : 131-139

12) Sano Y, Tanaka S, Kudo SE, et al : Narrow-band imaging (NBI) magnifying endoscopic classification of colorectal tumors proposed by the Japan NBI Expert Team. Dig Endosc 2016 ; 28 : 526-533

13) Nakao Y, Saito S, Ohya T, et al : Endoscopic features of colorectal serrated lesions using image-enhanced endoscopy with pathological analysis. Eur J Gastroenterol Hepatol 2013 ; 25 : 981-988

14) Yamashita T, Takeuchi Y, Uedo N, et al : Diagnostic features of sessile serrated adenoma/polyps on magnifying narrow band imaging : a prospective study of diagnostic accuracy. J Gastroenterol Hepatol　2015 ; 30 : 117-123

15) Yamada M, Sakamoto T, Otake Y, et al : Investigating endoscopic features of sessile serrated adenoma/polyps by using narrow-band imaging with optical magnification. Gastrointest Endosc　2015 ; 82 : 108-117

16) IJspeert JE, Bastiaansen BA, van Leerdam ME, et al : Development and validation of the WASP classification system for optical diagnosis of adenomas, hyperplastic polyps and sessile serrated adenomas/polyps. Gut　2016 ; 65 : 963-970

3 組織型・深達度診断

住元　旭，林　奈那，田中信治

　本邦では，以前より大腸病変の診断に NBI 拡大観察が日常的に使用されており，多くの NBI 拡大内視鏡所見分類が存在していた．2012 年に大腸 NBI 国際共同研究グループ Colon Tumor NBI Interest Group（CTNIG：Chair Tanaka S）から，非拡大内視鏡・拡大内視鏡両方で使用できる NBI International Colorectal Endoscopic 分類（NICE 分類）が提唱され，本邦ほど拡大内視鏡が普及していなかった欧米諸国でも大腸 NBI 診断が広まった．しかし，NICE 分類は，Type 1 の過形成/SSP および Type 3 の SM 高度浸潤癌の鑑別には優れているが，Type 2 が腺腫～SM 軽度浸潤癌まで幅広い組織型を含むため，内視鏡治療法の選択には不十分であった．

　2011 年，本邦の複数の大腸 NBI 拡大所見分類を統一する目的で，斎藤班の分担研究（研究責任者：佐野　寧）として The Japan NBI Expert Team（JNET）が結成され，Web 試

表4　The Japan NBI Expert Team（JNET）classification

NBI	Type 1	Type 2A	Type 2B	Type 3
Vessel pattern	・Invisible[*1]	・Regular caliber ・Regular distribution[*2]（meshed/spiral pattern）	・Variable caliber ・Irregular distribution	・Loose vessel areas ・Interruption of thick vessels
Surface pattern	・Regular dark or white spots ・Similar to surrounding normal mucosa	・Regular（tubular/branched/papillary）	・Irregular or obscure	・Amorphous areas
Most likely histology	Hyperplastic polyp/Sessile serrated polyp	Low grade intramucosal neoplasia	High grade intramucosal[*3] neoplasia/Shallow submucosal invasive cancer	Deep submucosal invasive cancer
Examples				

[*1] If visible, the caliber in the lesion is similar to surrounding normal mucosa.

[*2] Microvessels are often distributed in a punctate pattern and well-ordered reticular or spiral vessels may not be observed in depressed lesions.

[*3] Deep submucosal invasive cancer may be included.

Tis：mucosal carcinoma, T1a：submucosal invasive carcinoma$<1,000\ \mu m$,

T1b：submucosal invasive carcinoma$\geq 1,000\ \mu m$

〔Sano Y, et al：Dig Endosc　2016；28：526-533[1]〕より転載〕

Ⅰ. 総 論

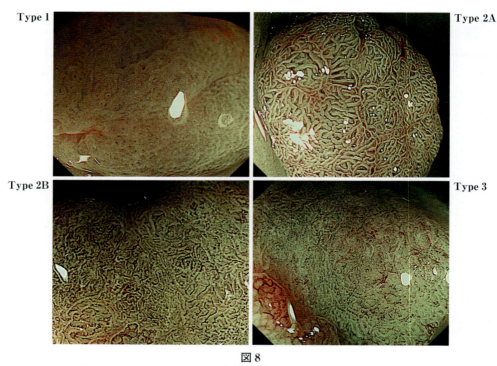

図8
Type 1：vessel patternは不可視である．surface patternは視認しにくいもののpitの開口部が認識でき大部分はdark spotとして観察されている．
Type 2A：surface patternは明瞭で整な管状構造を呈し，それに伴走する口径整・均一なmicrovesselが観察される．
Type 2B：vessel patternはmicrovesselの口径不同・分布不均一を認める．surface patternは不整で，一部でpit様構造の辺縁が不明瞭化している．
Type 3：surface patternは不明瞭で一部領域性をもって消失しており（無構造領域），vessel patternは血管が途絶・断片化している．また，疎血管野領域を認める．

験によるデータを基にmodified Delphi methodによるコンセンサスを得て，2014年「大腸拡大NBI統一分類（The Japan NBI Expert Team（JNET）classification；JNET分類）」が確立した[1]．JNET分類は，vessel patternとsurface patternの二つのNBI拡大観察所見を診断指標とした，Type 1，2A，2B，3の四つのカテゴリー分類である（表4）．Type 1は正常，過形成，Type 2Aは腺腫～低異型度粘膜内癌，Type 2Bは高異型度粘膜内癌/SM軽度浸潤癌，Type 3はSM高度浸潤癌の指標としている（図8）．JNET分類はNICE分類を基本とし，JNET分類のType 1とType 3はNICE分類のType 1とType 3にそれぞれ対応し，またJNET分類のType 2A，2BはNICE分類Type 2を細分類した形である．

JNET分類Type 1，2A，3は，それぞれの予想組織型に対し信頼性の高い診断指標であるが，Type 2Bは腺腫～SM高度浸潤癌まで多彩な病変を含むため，高異型度粘膜内癌/SM軽度浸潤癌に対する診断能はやや低い（表5，6）[2]．そのため，Type 2B病変については，色素を用いたpit pattern診断を追加することが必要である．もちろん，Type 1，2A，3でも診断がlow confidenceの場合はpit pattern診断を追加すべきである．現在，JNET分類のblush upを目指してvalidation studyが進行中である．

表5 JNET 分類と病理組織所見との関係

JNET classification	n, (%)	Histological findings				
		HP/SSP	LGD	HGD	Carcinoma	
					SM–s	SM–d
Type 1	122 (100)	119 (98)	3 (2)			
Type 2A	1,888 (100)	17 (1)	1,626 (86)	230 (12)	15 (1)	
Type 2B	799 (100)		297 (37)	340 (43)	67 (8)	95 (12)
Type 3	124 (100)			1 (1)	5 (4)	118 (95)
Total	2,933	136	1,926	571	87	213

HP：hyperplastic lesion, SSP：sessile serrated polyp,
LGD：low grade dysplasia, HGD：high grade dysplasia,
SM–s：superficial submucosal invasive carcinoma（<1,000 μm),
SM–d：deep submucosal invasive carcinoma（≧1,000 μm）

〔Sumimoto K, et al：Gastrointest Endosc 2017：85：816-821[2] より転載〕

表6 JNET 分類 Type 別の診断能

JNET classification	Sensitivity, % (95% CI)	Specificity, % (95% CI)	PPV, % (95% CI)	NPV, % (95% CI)	Accuracy, % (95% CI)
Type 1	87.5 (81.9-93.1)	99.9 (99.8-100.0)	97.5 (94.8-100.3)	99.4 (99.1-99.7)	99.3 (99.0-99.6)
Type 2A	74.3 (72.6-76.0)	92.7 (90.2-95.1)	98.3 (97.7-98.9)	38.7 (35.7-41.6)	77.1 (75.5-78.6)
Type 2B	61.9 (58.1-65.6)	82.8 (81.2-84.3)	50.9 (47.5-54.4)	88.2 (86.9-89.6)	78.1 (76.6-79.6)
Type 3	55.4 (48.7-62.1)	99.8 (99.6-100.0)	95.2 (91.4-98.9)	96.6 (95.9-97.3)	96.6 (95.9-97.2)

JNET：Japan NBI Expert Team, NBI：narrow-band imaging, CI：confidence interval,
PPV：positive predictive value, NPV：negative predictive value

〔Sumimoto K, et al：Gastrointest Endosc 2017：85：816-821[2] より転載〕

文　献

1) Sano Y, Tanaka S, Kudo SE, et al：NBI magnifying endoscopic classification of colorectal tumors proposed by the Japan NBI Expert Team（JNET）. Dig Endosc 2016：28：526-533
2) Sumimoto K, Tanaka S, Shigita K, et al：Clinical impact and characteristics of the narrow band imaging magnifying endoscopic classification of colorectal tumors proposed by the Japan NBI Expert Team. Gastrointest Endosc 2017：85：816-821

Ⅰ. 総 論

4 炎症性腸疾患での有用性

渡辺憲治

われわれはこれまで潰瘍性大腸炎（UC）に対する Image Enhanced Endoscopy（IEE）の有用性を検討してきた[1]. クローン病症例における炎症関連腫瘍性病変は，腸管にも多くの病変を認める欧米と異なり，本邦では痔瘻からの直腸肛門管癌が圧倒的に多い．そのサーベイランス法は未確立で，早期発見に対して内視鏡が寄与できる余地は，発生機序から考えても UC 症例に比して，比較的少ない．一方，UC 関連の dysplasia や癌（colitic cancer/dysplasia；CC/D）については，サーベイランス内視鏡（surveillance colonoscopy；SC）が致死的状態に至る前の段階で CC/D を発見する方法として，その有効性が示されている[2]. 日本が得意としてきた色素内視鏡観察や色素拡大内視鏡観察の SC における有用性が欧米から発表されてきたが，近年，狙撃生検の有用性を含め，新たな知見が本邦から創出されつつある[3,4]. 一方，SC における NBI（Narrow Band Imaging）の有用性については，まだ一定の結論が得られていない[5]. 本書における総論に位置づけられた本稿では，UC に対する SC の基本事項から著者が日常診療で行っている全大腸 NBI 観察による SC（NBI-SC）までを，症例を提示しながら述べさせていただく．

潰瘍性大腸炎に対するサーベイランス内視鏡の基本的事項

UC 症例に下部消化管内視鏡検査を行う意義は，大きく分けて二つあり，一つは活動性病変の把握，もう一つは CC/D やサイトメガロウイルス腸炎など合併症の把握である．一方，SC における大切な基本事項は，できるだけ臨床的（できれば内視鏡的）寛解期に検査を行うということである[6,7]. 多様な様相を示す UC 背景粘膜から CC/D を発見することは，とくに dysplasia の場合，非常に精度の高い内視鏡検査を要求される事項である．より CC/D を発見しやすくするために，背景粘膜の炎症が消退していることは重要な基本事項で，これによって腫瘍性病変の視認性が向上し，色素内視鏡や IEE も有効性を示せるようになる．NBI の場合，背景粘膜の活動性が高いと画像が黒くなり，威力を発揮できなくなる．

もちろん，慢性持続型が CC/D の高リスク群であることは承知しているが，日常臨床において粘膜治癒を目指した UC 治療を行うことは，CC/D の発生リスクを低下させ[8]，炎症性異型と腫瘍性異型の鑑別など治療方針に重要な正確な病理診断につながる[9]. そして近年の著しい炎症性腸疾患治療の進歩は，そのことをかなりの確率で可能にしてきた[10]. つまり高精度の SC は，単に内視鏡技術によってのみもたらされるものではなく，粘膜治癒を目指した日常診療での内科的治療の内視鏡的有効性確認の際に，計画的に施行されるものであることを明記しておきたい．

その他の基本的事項として挙げたいのは内視鏡機器である．精度の高い SC を実現するためには，高画素で画像の明るい最新の機器を用いるべきであるし，拡大内視鏡のほうが，疑い病変を発見した後の精査に有用である[11].

NBI による潰瘍性大腸炎サーベイランス内視鏡の実際

NBI によって見えてくるものは，粘膜表層の微小血管像と間接的な腺管構造（いわゆる surface pattern）である．このうち前者は，炎症によっても血管走行の乱れが生じ，とくに早期の腫瘍性病変を対象とした場合，炎症と腫瘍の影響の鑑別は困難で，sporadic な病変で現在検討されているような血管像に基づく NBI 診断の構築，すなわち詳細な質的診断における NBI の有用性の確立は難しいと考えている．一方，surface pattern は，CC/D の存在診断から質的診断の first step までに有用性を発揮する[12]．

1．NBI-SC の実際

実際の日常臨床において著者らは長年，NBI-SC を行ってきた．まず白色光にて盲腸まで挿入し，NBI 観察に切り替えて，NBI で全大腸内視鏡観察を行い，CC/D の疑いがある所見の発見に努める．この NBI 観察には 20～30 例程度の慣れが必要で，これに慣れないことが NBI-SC の最大のハードルである．実際に全大腸を NBI 観察する際には，surface pattern にピントが合うように粘膜との至適距離を保ちつつ，内視鏡先端をらせん状に回旋させながら観察する操作が必要になる．つまり，より基本に忠実な内視鏡観察が必要になる．実際には著者は，ごくわずかに拡大倍率を上げて，より surface pattern が認識しやすいような状況で粘膜との至適距離を保ちながら，全大腸 NBI 観察による SC を行っている．もう一方のハードルは残便が赤く見えることで，UC 症例は前処置不良な症例も比較的多い．しかし dysplasia（とくに 5 mm 以下の low grade dysplasia）を見つけることができるくらいの高精度な SC は，IIc を見つける以上に精度の高い内視鏡観察が要求され，残便を洗浄して観察することも大切になってくる．逆説的ではあるが，残便の残る白色光画像で SC を行うよりは，残便がないことも認識しやすい NBI 画面で SC を行うことのほうが，より精度の高い SC につながるともいえる．実際には，内視鏡の前方送水機能を用いて残便，残渣を洗い流しながら NBI による SC を行うと，効率良く検査が施行できる．

2．全大腸色素散布か全大腸 NBI か

Rutter ら[13]が示したように，全大腸にインジゴカルミンを散布することは SC で有用であることは著者も認識しているが，粘液の多い UC 粘膜で，全大腸に色素散布することは実際には非常に時間を要する作業である．NBI であれば多少粘液が残っていても透過するため，検査時間の短縮につながる[14]．多様な背景粘膜と CC/D の間に，いかにコントラストをつけるかが SC の精度向上に重要なポイントであるが，全大腸に色素散布する "pancolonic chromoendoscopy" に対して，NBI-SC は "digital pancolonic chromoendoscopy" ともいえ，CC/D の視認性の向上は検査時間短縮に寄与する．

SC に習熟するためには，CC/D の可能性がある所見をいかに多く拾い上げられるかがポイントとなり，そのためには多数の症例を経験することが重要である[15]．NBI 観察では CC/D の多くの病変は褐色調を呈し，その視認性が向上する[16]（図 9）．また少数存在する褪色調の CC/D も，前処置が良好であれば NBI で過形成性病変が認識できるように，視認可能となる．基本に忠実な観察で CC/D の疑いがある病変を見つけたら，そのまま即座に拡大観察を行い，surface pattern から，より腫瘍性病変が疑わしい病変か，色素拡大観察

I．総論

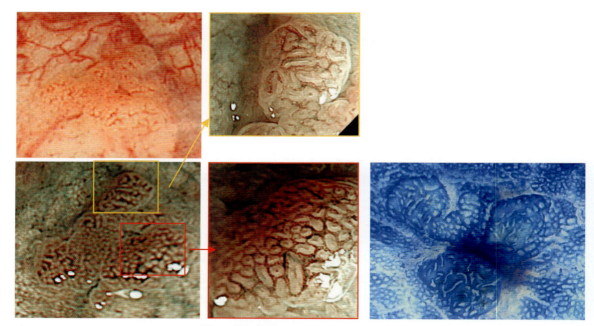

図9　横行結腸の low grade dysplasia
NBIでは病変の視認が容易になる．NBI拡大観察による間接的 pit 診断では，実体顕微鏡像と同様のⅢL pit を認める．

〔文献18）より転載〕

で精査する必要がある病変かを見極める．

　われわれは，全国多施設共同前向きランダム化比較試験において，粘膜治癒ないし軽度の炎症（Mayo 内視鏡サブスコア1）にとどまる UC 症例を対象に，pancolonic chromoendoscopy による SC と全大腸 NBI 観察による SC の比較試験を，最新 NBI 機器を用いて行った．その結果，全大腸 NBI 観察による SC は pancolonic chromoendoscopy による SC に劣らない病変検出率を有し，有意に内視鏡検査時間が短いことが証明された．本邦においても，徐々に全大腸 NBI 観察による SC の有用性を実感する内視鏡医が増えてきており，今後の普及が期待される．

　さらにわれわれは AFI（autofluorescence imaging）も併用し，病変がマゼンタを呈することを確認してから，きれいに洗浄して色素拡大観察による精査に移行してきた[7]．実際の SC においては，CC/D の疑いのある病変を精緻に内視鏡観察するよりも，CC/D を疑った所見が非腫瘍であると判断する場面のほうが圧倒的に多い．つまり，いかに効率よく非腫瘍と判断するかも SC の効率化に大切な事項で，そのためには多数の SC や CC/D の経験を要する．

NBI から色素拡大内視鏡へ：colitic cancer/dysplasia に対する精査

　NBI 拡大観察で，CC/D 疑いの病変を見るときのポイントは，背景粘膜に対する病変辺縁の性状と surface pattern の腺管の間隔である．通常の sporadic な病変では認めることが少ない，不整な辺縁，病変のはみ出し，不明瞭な背景粘膜との境界などが CC/D を疑う所見となる．一方，CC/D は low grade dysplasia から異型度が増すに従って，腺管密度が

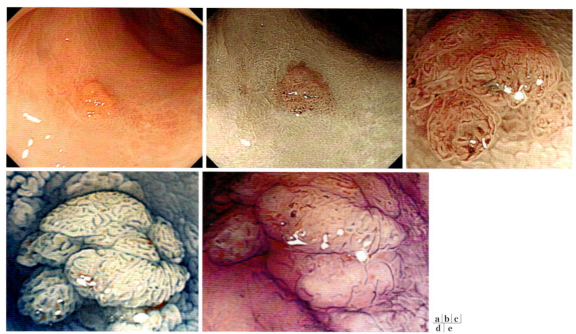

図10 NBIによる全大腸内視鏡検査（NBI-SC）にて発見したlow grade dysplasia
白色光観察（a）に比べNBI観察（b）のほうが視認性が向上していることが理解できる．発見したら即時に拡大観察を行い，surface patternに注目して腫瘍性病変か否か，辺縁性状に注目してUC関連病変かsporadicな病変かを鑑別し（c），色素拡大内視鏡検査を行うべき病変かどうか決定する．インジゴカルミンにて腫瘍性 pit を認め（d），クリスタルバイオレットによる拡大観察で腺管間隔が開大した腫瘍性 pit を認める（e）．

〔a，b，eは文献1）より転載，c，dは7）より転載〕

上昇し，腺管間隔も短くなってくる．しかしhigh grade dysplasiaや癌であっても，病変の一部に腺管間隔が開大した腫瘍性腺管構造を認めることが多く，sporadicな病変との鑑別に有用である[17]．とくに大きさがある病変では，通常のsporadicな病変以上に，surface patternの多様性を認める場合が多い．

このような過程を経て，CC/Dの可能性が高い，あるいはsporadic adenomaとの鑑別が困難と判断された場合に，インジゴカルミンやクリスタルバイオレットによる色素拡大内視鏡を行い，その鑑別に努める（**図10**）．

NBIが開発され，精度が高い内視鏡検査が得意な本邦から，NBIによるSCの有用性を証明する新たな知見が創出され，欧米からの報告も徐々にみられている[18]．今後本邦でもこの分野に取り組む新進気鋭のinvestigatorが出現することを期待している．今後，CC/D症例は本邦で徐々に増加してくると思われ，低侵襲で精度が高く効率の良いSC法の確立が，ますます求められる．その開発に精進してまいりたいと思っている．

Ⅰ．総　論

文　献

1) Watanabe K, Oshitani N, Arakawa T：The efficacies of narrow band imaging（NBI）and autofluorescence imaging（AFI）colonoscopy for patients with ulcerative colitis. Niwa H, Tajiri H, Nakajima M, et al（eds）：New Challenges in Gastrointestinal Endoscopy. 317-322, Springer, Tokyo, 2008

2) Allen PB, Kamm MA, De Cruz P, et al：Dysplastic lesions in ulcerative colitis：changing paradigms. Inflamm Bowel Dis　2010；16：1978-1983

3) Watanabe T, Ajioka Y, Mitsuyama K, et al：Comparison of targeted vs random biopsies for surveillance of ulcerative colitis-associated colorectal cancer. Gastroenterology　2016；151：1122-1130

4) Watanabe K, Hida N, Ajioka Y, et al：Photodynamic diagnosis of endoscopically invisible flat dysplasia in patients with ulcerative colitis by visualization using local 5-aminolevulinic acid-induced photosensitization. Gastrointest Endosc　2010；71：1094-1096

5) Dekker E, van den Broek FJ, Reitsma JB, et al：Narrow-band imaging compared with conventional colonoscopy for the detection of dysplasia in patients with longstanding ulcerative colitis. Endoscopy　2007；39：216-221

6) 渡辺憲治，押谷伸英，荒川哲男：内視鏡診断（通常内視鏡を中心に）―surveillance colonoscopy の実際．渡邉聡明，味岡洋一，五十嵐正広，田中信治 編：colitic cancer―診断と治療の現況．47-51，日本メディカルセンター，東京，2006

7) 渡辺憲治，新藤正喜，浦岡好華：Tri-modal Image Enhanced Endoscopy による潰瘍性大腸炎サーベイランス内視鏡．消化器内視鏡　2011；23：805-810

8) Lakatos L, Mester G, Erdelyi Z, et al：Risk factors for ulcerative colitis-associated colorectal cancer in a Hungarian cohort of patients with ulcerative colitis：results of a population-based study. Inflamm Bowel Dis　2006；12：205-211

9) 味岡洋一，松本誉之，日比紀文：colitic cancer/dysplasia の病理組織診断の現状と実際　解説とまとめ．胃と腸　2008；43：1343-1368

10) 渡辺憲治：Q & A　専門家に聞く IBD，潰瘍性大腸炎にサーベイランスは必要でしょうか？ IBD Research　2007；1：226-229

11) 渡辺憲治，山上博一，西下正和：Colitic cancer/dysplasia（1）．田中信治 編：スキルアップ大腸内視鏡 診断編．258-261，中外医学社，東京，2010

12) 渡辺憲治，十河光栄，森本謙一，他：炎症性腸疾患の診断における AFI，NBI の有用性を検討する．G. I. Research　2009；17：236-240

13) Rutter MD, Saunders BP, Schofield G, et al：Pancolonic indigo carmine dye spraying for the detection of dysplasia in ulcerative colitis. Gut　2004；53：256-260

14) 渡辺憲治，十河光栄，細見周平，他：colitic cancer/dysplasia の画像診断 特殊光内視鏡を中心に．胃と腸　2008；43：1320-1324

15) 難治性炎症性腸管障害に関する調査研究班癌化「サーベイランス法の確立」プロジェクト研究グループ：潰瘍性大腸炎サーベイランスアトラス．2006

16) Watanabe K, Sogawa M, Yamagami H, et al：Endoscopic differential diagnosis between ulcerative colitis-associated neoplasia and sporadic neoplasia in surveillance colonoscopy using narrow band imaging. Dig Endosc　2011；23（Suppl 1）：143-149

17) Rodrigues S, Pereira P, Magro F, et al：Dysplasia surveillance in an ulcerative colitis patient：successful detection with narrow band imaging and magnification. J Crohns Colitis 2011；5：54-56

18) 渡辺憲治，町田浩久，細見周平，他：NBI と臨床 炎症性腸疾患の診断　dysplasia, colitic cancer の診断．早期大腸癌　2007；11：149-153

10. 画像強調観察（IEE）　（3）BLI

吉田直久，村上貴彬，内藤裕二

　2012年に，消化器内視鏡としてレーザー光源を用いた内視鏡システムが初めて登場した．従来よりキセノンランプ光源を用いて観察が行われてきているが，狭帯域光観察として Narrow Band Imaging（NBI）の有用性が高く評価されている一方で，レーザー内視鏡では狭帯域光観察である Blue Laser Imaging（BLI）が可能である[1]．BLI には二つのモードがある．拡大観察に適した BLI モードおよびそれより少し明るく暗い視野や遠景観察に適した BLI-bright モードである．また昨今 Linked Color Imaging（LCI）がより明るく病変の発見に有用である可能性が示唆されている．

　本稿では BLI，LCI の原理・性能について実例を交えて詳説する．

レーザー内視鏡の各種モードの特徴

　BLI の原理において，NBI との違いは，① BLI はレーザー光であること（NBI はキセノン光），② BLI は 410 nm および 450 nm の波長の光を採用していること（NBI は 415 nm と 540 nm），③ レーザー光の波長幅は 2 nm と特異的であること（NBI の波長幅は 30 nm）が挙げられる[1]~[3]．実際の腫瘍の診断においては，BLI は NBI とやや画像は異なるものの NBI の分類を用いて診断が可能であることをわれわれは過去に報告している．その概要は，大腸上皮性腫瘍 104 病変（腺腫 62 病変，粘膜内癌・粘膜下層軽度浸潤癌 34 病変，粘膜下層高度浸潤癌 8 病変）を対象とし，同一病変に対して BLI および NBI 拡大観察を行い広島分類を用いて診断し，病理組織診断との正診率および NBI・BLI の分類一致率を検討した．結果は拡大観察の正診率は，BLI 74.0%（77/104）および NBI 77.9%（81/104）であり有意な差異を認めなかった．さらに同一腫瘍における BLI および NBI の診断の一致率は 74.0%，佐野分類で 81.7% と良好であった．これより BLI 観察においては既存の NBI 分類を用いることで良好な診断が可能であることが示唆された．本邦の NBI 統一分類である JNET（The Japan NBI Expert Team）分類を用いて診断してよい[3),4]．BLI は NBI に比して surface pattern や vessel pattern がやや強調されるので少し慣れは必要である．

　レーザー内視鏡の各種モードについて実例に沿って説明する．

　腫瘍の遠景観察においては白色光観察に加えて，明るい狭帯域光観察である BLI-bright や LCI が有用である（**図 1a～c**）．LCI では腫瘍性病変は概して赤色調となり，周囲の正常粘膜は褪色調となりコントラストを高め，さらに視野を明るく保ち遠景観察での病変の視認性を向上させるモードである（図 1b）[5]．また BLI-bright では腫瘍は茶色調に強調され BLI より明るく，動画を用いた研究で BLI-bright が白色光に比して大腸ポリープの視認性が良くなることを報告している（図 1c）[6]．現在 BLI-bright モードを用いた腫瘍の発見率の向上を検証する多施設共同研究（研究責任者：国立がん研究センター　斎藤　豊）が進行中であり，その結果が待たれる．

　拡大観察においては，BLI が血管や表面構造の描出に優れている（**図 1d**）．BLI 拡大は

Ⅰ．総　論

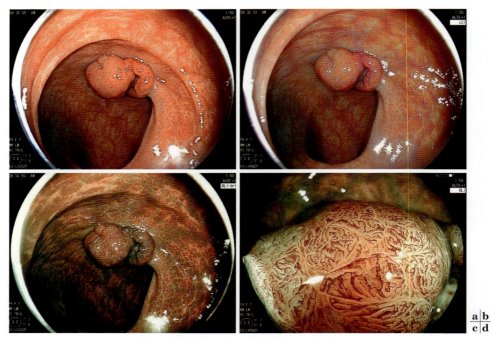

図1　直腸 Ra，type 2，20 mm，T3 癌
a：白色光像．中心に深い潰瘍を伴う隆起性病変．
b：LCI 像．病変は赤色調となり周囲粘膜は褪色調となる．
c：BLI-bright 像．病変は茶色調となる．
d：BLI 拡大像．隆起部は表面構造が保たれており拡大観察にて
　　surface pattern および vessel pattern とも不整を呈する．

光学拡大で最大135倍まで行うことが可能であり，拡大率は画面右上にゲージが表示される．CMOS センサー搭載の EC-L600ZP では拡大ゲージは4段階であり，1段階目は30〜40倍，2段階目が50〜60倍，3段階目が80〜90倍，4段階目が120〜135倍となっている．大腸腫瘍の診断においては，フルズームを行うことは少なく，拡大ゲージ1〜3段階目までで診断を行うとピントが合いやすく，かつ病変への接触による出血なども起きにくく有用である．また視野が暗い際には BLI-bright に適宜切り替えて使用するとよい．

小病変の検出

　小さな大腸ポリープを発見することの意義については，欧米より大腸ポリープに対する内視鏡切除がその後の大腸癌の発生を抑制する研究成果が報告されている[7]．本邦でも cold snare polypectomy という簡単で安全にポリープを切除する手技の普及に伴いそのような考えが浸透しつつある．そしてポリープの発見においてもレーザー内視鏡は非常に有用である．前述したとおり BLI-bright および LCI は腫瘍の視認性を向上させるが各々に特徴がある．BLI-bright は腫瘍と周囲正常粘膜とのコントラストをより高めるが，残渣のある状況では残渣が赤くなりやや観察がしづらくなる（**図 2a，b**）．また管腔が広い状態では視野がやや暗くなるため，われわれは残渣の少ない状況や左側大腸での観察におもに用いている．一方で，LCI は明るい視野で残渣の中でも使用可能であり，より汎用性が高いと思われる（**図 2c**）．しかしながら，粘膜が近い状態では白色光よりハレーションが強

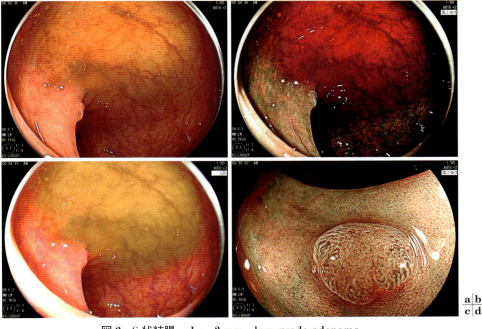

図2　S状結腸，Ⅰs，2 mm，low grade adenoma
a：白色光像．
b：BLI-bight像．病変中央は茶色調でその周囲の一部が褪色調に強調される．残渣は赤色調となる．
c：LCI像．病変は赤色調に強調される．残渣は黄色調となり観察に支障はない．
d：BLI-bright拡大像．surface patternはごく軽度の不整はあるものの局所的で概ねⅢLおよびⅣ型pit様構造でありJNET Type 2Aと診断．

く病変がやや見にくい場合もあるため，その使用には慣れが必要である．

JNET分類を用いたBLI拡大観察

　大腸腫瘍に対するBLI観察については，これまではsurface patternを重視する広島分類を用いてきたが，現在は2015年に発表されたJNET分類を用いている[4),8)]．JNET分類はType 1，2A，2B，3の四つのパターンで構成されており，分類を行うことで病理診断を推測することができ治療方針を決定するのに役立つ．

　Type 1：surface patternが黒色または白色の円形のpit様構造を呈し，vessel patternは概ね視認不可を呈し，非腫瘍性の指標であり過形成性ポリープを示す．

　Type 2A：surface patternはⅣ型・ⅢL型・ⅢS型pit様構造を呈する．vessel patternはⅣ型pit様構造を示す病変では口径不同・蛇行を示しnetwork形成は認めず，ⅢL型・ⅢS型pit様構造を呈する病変では亀の甲のような均一なnetworkを形成し高度の口径不同は伴わない（正常の1.5倍未満）（**図2d**）．すなわち概して整なパターンとなり，おもに腺腫の指標となる．

　Type 2B：surface patternはⅤI型pit様の不整形構造を認めたり，さらに不整度を増して一部辺縁が不明瞭となるものもある．vessel patternは蛇行や高度の口径不同（正常の

Ⅰ. 総　論

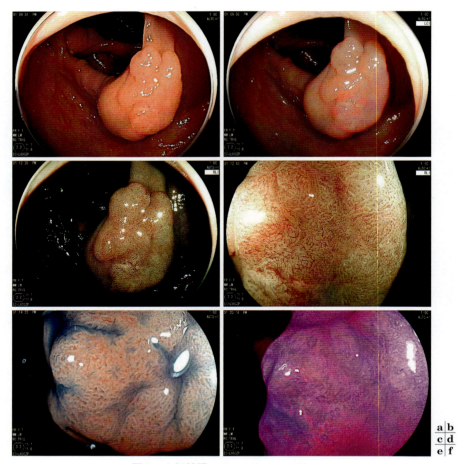

図3　上行結腸，Ⅱa，20 mm，Tis
a：白色光像．中央に浅い陥凹を伴う平坦な隆起性病変．
b：LCI像．病変は赤色調となる．画面は全体に明るい．
c：BLI像．病変は茶色調．画面は全体に暗い．
d：BLI拡大像．陥凹部はsurface patternおよびvessel patternとも不整を示す．
e：pit pattern像．インジゴカルミン散布では形態の不整なpitを認めⅤI軽度不整と診断．
f：pit pattern像．クリスタルバイオレット染色では陥凹部は間質の染まりがやや悪いがⅤI軽度不整．

1.5倍以上）を伴う不整血管を認める（図3）．すなわち<u>不整なパターン</u>であり，おもに粘膜内癌から粘膜下層軽度浸潤癌の指標となるが，不整度の強いものについては粘膜下層高度浸潤癌も一部含まれるため，白色光観察所見やクリスタルバイオレット染色によるpit pattern観察などの追加精査が望まれる．また大腸腫瘍においては腺腫内癌が非常に多く，同一腫瘍内に整なパターンと不整なパターンが入り混じることがあり，白色光観察の所見に基づきもっとも深達度にかかわる箇所（陥凹や発赤部など）を観察することが<u>重要</u>である．

Type 3：surface patternはⅤN型pit様の構造が消失した所見を認め，vessel patternでは無血管野および著明に拡張した血管の断絶や途絶した所見が認められる．すなわち概して<u>破壊パターン</u>となり，ほぼ粘膜下層高度浸潤癌に合致する．

122

われわれの施設では，分類名を覚える前に所見を重視してsurface patternおよびvessel patternとも<u>整，不整，破壊パターン</u>といった所見を覚えるようにし，初学者が分類に慣れる一助としている．ぜひ読者の先生方にもご活用いただきたい．

SSA/Pの診断

大腸癌の発育経路としてadenoma-carcinoma sequence以外にserrated pathwayの存

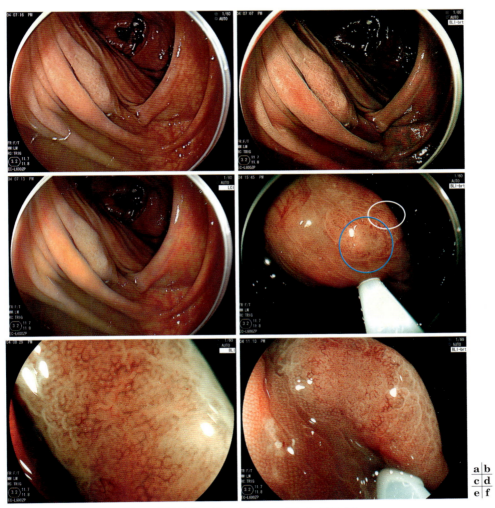

図4　上行結腸，Ⅱa，20 mm，Tis in SSA/P

a：白色光像．
b：BLI-bright像．病変は褪色と茶色が混在し視認性良好．残渣は赤色調．
c：LCI像．病変は褪色調で視認性良好．残渣は黄色調．
d：BLI-bright像．腫瘍肛門側．
e：BLI拡大像（bの白丸部分）．拡張腺管および拡張血管を認める．
f：BLI-bright拡大像（bの青丸部分）．一部に腫瘍性の不整なvessel patternおよびsurface patternを認める．JNET Type 2Bと診断．

内視鏡治療を行い，粘膜内癌成分を伴うSSA/Pであった．

I．総　論

在が明らかとなり，sessile serrated adenoma/polyp（SSA/P）は欧米では腫瘍性病変として扱われ本邦でも前癌病変として治療を行うことが普及しつつある[9]．

SSA/P は BLI-bright では褪色調となるが，その表面に粘液が付着していることにより赤色調病変として観察されることも少なくない（**図 4**）．LCI においても褪色調病変として視認される．BLI 拡大観察では，NBI で報告されている拡張した腺管による surface pattern における拡大黒色調ドットや vessel pattern における腺管を取り囲まない拡張血管などが特徴所見として挙げられる（図 4d, e）[10]．また腫瘍性病変の合併も時にあるため，JNET 分類で Type 2B 相当の所見を伴っていないかの確認は随時必要である（図 4f）．

まとめ

レーザー内視鏡を用いた大腸病変の診断について，BLI，BLI-bright および LCI の各種モードについて症例を交えてその特徴を詳述した．BLI-bright や LCI を用いて効率よく病変を発見し，BLI を用いた拡大観察で質的診断を行い治療方針を決定することが肝要である．

謝　辞：本稿を作成するにあたり，共同研究者である福岡大学筑紫病院消化器内科 久部高司先生，八尾建史先生，松井敏幸先生および京都府立医科大学消化器内科 伊藤義人先生および関係医局員の先生方に心から感謝いたします．

文　献

1) Osawa H, Yamamoto H：Present and future status of flexible spectral imaging color enhancement and blue laser imaging technology. Dig Endosc　2014；26：105-115

2) Yoshida N, Hisabe T, Inada Y, et al：The ability of a novel blue laser imaging system for the diagnosis of invasion depth of colorectal neoplasms. J Gastroenterol　2014；49：73-80

3) Yoshida N, Yagi N, Inada Y, et al：The ability of a novel blue laser imaging system for the diagnosis of colorectal polyps. Dig Endosc　2014；26：250-258

4) Sano Y, Tanaka S, Kudo SE, et al：Narrow-band imaging（NBI）magnifying endoscopic classification of colorectal tumors proposed by the Japan NBI Expert Team. Dig Endosc 2016；28：526-533

5) Yoshida N, Naito Y, Murakami T, et al：Linked color imaging improves the visibility of colorectal polyps：A video study. Endosc Int Open 2017；5：E518-E525

6) Yoshida N, Hisabe T, Hirose R, et al：Improvement in the visibility of colorectal polyps using blue laser imaging. Gastrointest Endosc　2015；82：542-549

7) Zauber AG, Winawer SJ, O'Brien MJ, et al：Colonoscopic polypectomy and long-term prevention of colorectal-cancer deaths. N Engl J Med　2012；366：687-696

8) Kanao H, Tanaka S, Oka S, et al：Narrow-band imaging magnification predicts the histology and invasion depth of colorectal tumors. Gastrointest Endosc　2009；69：631-636

9) Abdeljawad K, Vemulapalli KC, Kahi CJ, et al：Sessile serrated polyp prevalence determined by a colonoscopist with a high lesion detection rate and an experienced pathologist. Gastrointest Endosc　2015；81：517-524

10) Yamashina T, Takeuchi Y, Uedo N, et al：Diagnostic features of sessile serrated adenoma/polyps on magnifying narrow band imaging：a prospective study of diagnostic accuracy. J Gastroenterol Hepatol　2015；30：117-123

10. 画像強調観察（IEE）　　（4）AFI

松田尚久，玉井尚人，斎藤　豊

　大腸内視鏡画像の高精細化や内視鏡診断学の進歩などにより，大腸腺腫の診断能は向上したものの，依然として大腸内視鏡での腺腫性ポリープの見落としが24％に存在するといわれている[1]．また，インジゴカルミンによる色素散布法により，大腸病変の描出能は向上するが，全大腸に色素を散布することは効率の良い検査法とはいえず，簡便に大腸腫瘍をスクリーニングできるような機器の開発が望まれてきた．現在，大腸内視鏡による腫瘍性病変発見の効率化を目的として，さまざまな画像強調観察法が開発され臨床応用されるに至り，従来用いられてきた色素散布法よりも簡便にスクリーニングできるようになってきた．

　自家蛍光内視鏡システム（Autofluorescence Imaging system：AFI，オリンパス社製）は，画像強調観察法の一つであり，蛍光物質の投与を行わずに組織の変性過程に従って発生する内因性蛍光物質の自家蛍光が減弱する特性を利用した診断技術である．

AFI 画像の原理

　粘膜組織に青色光を照射すると，内因性の生体分子から緑色の蛍光が発せられる（自家蛍光）ことが知られていたものの，通常のCCDで検出することは困難であった．そこで，通常CCDに加え，AFI専用の超高感度CCDをスコープに搭載することでそれを検出可能にしたものがAFIシステムである．腫瘍組織においては，腫瘍による粘膜の厚みや非腫瘍との組織構築の相違など複数の因子によって，励起光や自家蛍光が吸収され蛍光強度が減弱することが知られている．オリンパス社製AFIシステムでは，光源から発せられた白色光を，回転フィルターを通して青色励起光（390〜470 nm）と緑色光（540〜560 nm）に分光して順次照射し，自家蛍光画像と緑の反射光画像を取得する．取得した自家蛍光画像はモニター画像のGチャンネルに，緑色反射光はR・Bチャンネルに割り当て，プロセッサー内で合成して疑似カラー表示をする．これにより，正常組織は明るい緑色に，自家蛍光の減弱した腫瘍組織では，マゼンタ調に表示されコントラストを強調している．さらに，現行型のAFIシステムでは，自家蛍光画像に血液成分を反映する緑領域の反射光を合成することで，血液成分が青色調に表示され，表面構造や血管の情報が加味された自家蛍光画像が得られるようになっている．

AFI による大腸ポリープ拾い上げ診断能の評価

　通常白色光（以下，WL）とAFI観察各々における，大腸ポリープ拾い上げ診断能を前向きに比較検討することを目的に，当院にてpilot studyを行った[2]．167名の対象患者を，AFI先行群（83名）とWL先行群（84名）の2群にランダムに分け，盲腸→上行結腸→横行結腸の右半結腸を，1名の経験のある内視鏡医がmodified back-to-back法で観察し，

I．総　論

　各々の観察法での検出病変を比較した．検出ポリープの総数は，AFI観察で100病変，WL観察では73病変であり，AFI観察で有意に多かった．また，AFI先行群で病変を見落とした確率は30％，WL先行群では49％と，AFI先行群のほうが有意にポリープの見落としが少なかった．また，腫瘍性病変に限っても，AFI観察で92病変，WL観察では69病変が検出され，AFI観察で有意に多かった．なお，有意差はなかったが，AFI観察ではWL観察に比べて平坦かつ小さな（5 mm以下）病変が多く検出される傾向にあった．

　一方，上堂らは，AFI観察はWL観察と比べ大腸ポリープ拾い上げ診断能において有意な差を認めなかったと報告している[3]．64名を対象とした本研究では，AFI観察群とWL観察群とに無作為に割り付け，各観察法で検査し異常所見をすべて記録した．次に，直腸まで観察・抜去した時点でほかの検査医に交替してスコープを遠位S状結腸まで再挿入し，そこからもう一つの観察法で検査し異常所見を拾い上げた．64例中28例にポリープを70個認め，各観察法で発見したポリープ数はWL観察57個（感度64％：95％信頼区間54〜75％），AFI観察が58個（感度65％：95％信頼区間55〜76％）と，ポリープ拾い上げ診断能に差はなかった．しかし，同施設におけるその後の追加研究では，AFIに先端フード（TH）を組み合わせて使用することで，大腸腫瘍性病変に対する拾い上げ診断能が大きく向上した．2010年，TakeuchiらがAFI/WLとTHとを組み合わせた前向き比較試験（RCT）の結果として報告している[4]．この研究では，対象561名を無作為に4群（WL単独，WL＋TH，AFI単独，AFI＋TH）に振り分け，全大腸における腫瘍性病変の発見頻度を比較した．その結果，AFI＋TH群でWL単独群と比べ，有意に良好な腫瘍性病変発見率を示した〔腫瘍性病変発見率（95％信頼区間）：1.96（1.50〜2.43）vs 1.19（0.93〜1.44）〕．また，AFI単独群においても，腫瘍性病変発見率（95％信頼区間）は1.36（1.07〜1.65）とWL単独群よりも良好な成績であった．

AFIによる大腸病変の質的診断

　大腸病変の腫瘍・非腫瘍の鑑別は，日常臨床において非常に重要である．色素拡大内視鏡によるpit観察は非常に有用なmodalityであり[5]，さらに，NBI拡大観察による微細血管観察に基づく診断もpit観察に匹敵するだけの成績として報告され[6]，世界的に注目されるに至った．同様に，AFIでも質的診断がこれらのmodalityのように高精度に診断可能か否かは，AFIの大腸内視鏡検査における位置づけを考えるうえで，注目すべきところであり，これまでにいくつかのpositive dataが本邦から報告されている[7]〜[9]．ただし，深達度診断におけるAFIの有用性は示されていない．

症例呈示

【症例1】（図1）

　横行結腸の40 mm大0-Ⅱa（LST-NG）病変である．AFIでは，病変全体が一様にマゼンタ調を呈していた．病理組織診断は，well differentiated adenocarcinoma, low grade atypia, in adenoma, pTisであった．

126

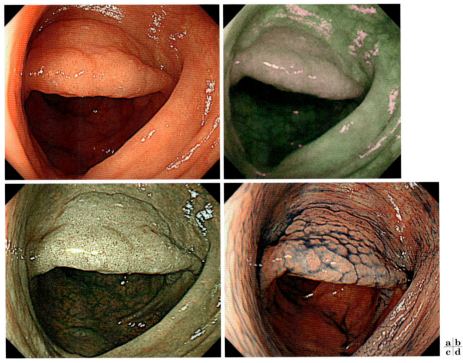

図1 症例1:内視鏡像〔横行結腸, 40 mm, 0-Ⅱa(LST-NG), Tis癌〕
a:通常白色光, b:AFI, c:NBI, d:インジゴカルミン色素

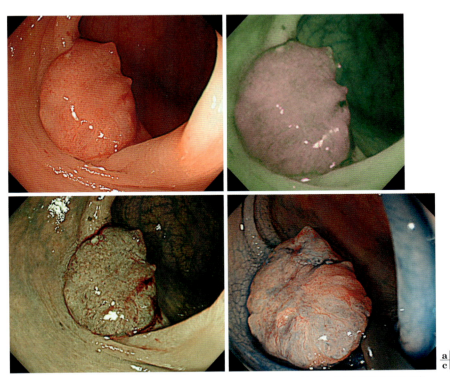

図2 症例2:内視鏡像〔S状結腸, 18 mm, 0-Ⅰs, T1b癌(SM高度浸潤癌)〕
a:通常白色光, b:AFI, c:NBI, d:インジゴカルミン色素

【症例2】（図2）

　S状結腸の18 mm大0-Ⅰs病変である．本症例でもAFIでは，病変全体がマゼンタ調を呈していた．病理組織診断は，well differentiated adenocarcinoma, high grade atypia, pT1b であった．

おわりに

　AFI観察は，小さく平坦な病変に対する拾い上げに有用である可能性が高いが，その臨床的意義については，依然として議論の余地のあるところである．今後，その他の新しい画像強調観察法（NBI；Narrow Band Imaging，BLI；Blue LASER Imagingなど）との比較検討も必要である．近年，新型プロセッサー（EVIS LUCERA ELITE，オリンパス社製）を用いることで，画像読み出しのフレームレートが速くなり，色ずれとちらつきが低減し，AFI画像のクオリティは格段に向上したが，未だAFI専用スコープのバリエーションがなく（CF-FH260AZI 1種類のみ），スクリーニング内視鏡検査用のスコープとしては十分とは言い難い．今後さらなる開発・改善が期待される．

文　献

1) Rex DK, Cutler CS, Lemmel GT, et al：Colonoscopic miss rates of adenomas determined by back-to-back colonoscopies. Gastroenterology　1997；112：24-28
2) Matsuda T, Saito Y, Fu KI, et al：Does autofluorescence imaging videoendoscopy system improve the colonoscopic polyp detection rate?―A pilot study. Am J Gastroenterol 2008；103：1926-1932
3) 上堂文也，石原　立，飯石浩康，他：自家蛍光電子内視鏡装置の原理と診断能．INTESTINE　2009；13：135-140
4) Takeuchi Y, Inoue T, Hanaoka N, et al：Autofluorescence imaging with a transparent hood for detection of colorectal neoplasms：a prospective, randomized trial. Gastrointest Endosc 2010；72：1006-1013
5) Fu KI, Sano Y, Kato S, et al：Chromoendoscopy using indigo carmine dye spraying with magnifying observation is the most reliable method for differential diagnosis between non-neoplastic and neoplastic colorectal lesions：a prospective study. Endoscopy　2004；36：1089-1093
6) Sano Y, Ikematsu H, Fu KI, et al：Meshed capillary vessels by use of narrow-band imaging for differential diagnosis of small colorectal polyps. Gastrointest Endosc　2009；69：278-283
7) Aihara H, Sumiyama K, Saito S, et al：Numerical analysis of the autofluorescence intensity of neoplastic and non-neoplastic colorectal lesions by using a novel videoendoscopy system. Gastrointest Endosc　2009；69：726-733
8) Inomata H, Tamai N, Aihara H, et al：Efficacy of a novel auto-fluorescence imaging system with computer-assisted color analysis for assessment of colorectal lesions. World J Gastroenterol　2013；19：7146-7153
9) Tamai N, Saito S, Aihara H, et al：Evaluation of the effectiveness of color intensity analysis using a second-generation autofluorescence imaging system for diminutive colorectal polyp differentiation. Dig Endosc　2014；26（Suppl 2）：68-72

11. 超音波内視鏡（EUS）

斉藤裕輔，稲場勇平，藤谷幹浩

　本稿では大腸疾患診断における超音波内視鏡（endoscopic ultrasonography；EUS，おもに超音波細径プローブ）検査の適応，検査手技，病変描出のコツ，診断成績について示す．また実際の症例を供覧し，本検査の有用性について解説する．

EUS（超音波細径プローブ）の適応

　EUS は，腸 X 線検査や内視鏡検査とは異なり，病変の病理割面像に近い断層像が得られるという利点をもつ検査法である．適応はすべての大腸疾患であるが，一般に炎症性腸疾患に比較して腫瘍性病変においてその役割は大きく，とくに，早期大腸癌の深達度診断，大腸粘膜下腫瘍（submucosal tumor；SMT）の質的診断が EUS の良い適応である．早期大腸癌の診断に関しては，近年の表面型早期大腸癌の発見頻度の増加に伴い，小さなうちから SM 深部浸潤をきたすこれら病変に対して EMR/ESD の内視鏡的摘除を行うか，外科手術を施行するかという治療法の決定に有用な補助検査である[1]．また，SM 浸潤距離の計測が可能であること，SM 高度浸潤（T1b）癌の浸潤先進部と MP 層との間に，ESD ナイフを入れる隙間が存在し，ESD で病変の完全摘除が可能かどうかが客観的に示されることから，今後の大腸 T1b 癌に対する内視鏡治療の適応拡大に向けて必須の検査と考えられる[2),3)]．また，大腸 SMT に関しては，それらの質的診断や治療法の選択に有用な検査法である[4]．

EUS の種類

　超音波内視鏡は大腸でも EUS 専用機と鉗子孔から挿入可能な高周波超音波細径プローブ（high-frequency ultrasound probes；HFUP）[1]の大きく 2 種類に分けられる．大腸の専用機は先端の硬性部が長く，通常の大腸内視鏡と比べて深部への挿入は困難であり，スクリーニング検査として用いるには適さない．一方，HFUP は通常の大腸内視鏡検査中，病変の発見と同時に施行可能であり，内視鏡直視下でスキャン部位の確認も可能なことから，大腸のどの部位においても比較的容易に施行可能である．消化管の超音波画像を簡単に得るには EUS よりも HFUP が有利である[5]．

EUS（超音波細径プローブ）の検査手技

1. 脱気水充満法

　HFUP を用いて大腸壁の断層像を得るためには脱気水，または微温湯の注入が必要となる（脱気水充満法）．また，水浸下で病変を走査するためには腸管蠕動を抑える必要があり，抗コリン薬やグルカゴン，ペパーミント水の投与が必要となる．一般的には直腸から

Ⅰ．総　論

S状結腸では150〜200 m*l* くらいと水の必要量は少なく，横行結腸から上行結腸では300 m*l* 以上の大量の水を必要とする．微温湯の注入は気泡が混入しないようゆっくりと行うのがコツである．

2．良好に病変を描出するコツ[5]

1）病変描出不良の原因

HFUP検査で良好な画像が得られない（10％程度存在）原因として，① 高齢患者において蠕動により水を溜めることが困難である．② Haustra上や裏側に病変が存在し，病変の描出・スキャンが困難である．③ 内視鏡で病変が真正面に観察され，HFUPで病変を垂直にスキャンすることが困難である，などがあり，これらの限界があることを念頭においたうえで検査を行うことが重要である．

2）超音波画面を見ながらスキャンする

内視鏡操作により適切な距離を保ちながらゆっくりと病変をくまなくスキャンすることが重要であるが，この際，内視鏡画像は見ずに超音波画面を見ながらスキャンすることが上達，良好な画像を得るためのコツと考える．また，スキャン前に内視鏡であらかじめ深部浸潤の可能性が高い場所に目星をつけ，その場所を重点的にスキャンすることも重要と考える（**図1**）．たとえば側方発育型腫瘍（latellry spreading tumor；LST）では内視鏡で大きな結節，びらんや潰瘍の有無を詳しく観察し[6]，その部位を重点的にスキャンすることで正診率が向上する[5]．

3）押し当てスキャンを試みる

隆起型病変では，深部減衰により浸潤先進部の描出が困難な場合が生じる．その際に，プローブを病変頂部や病変基部に押し当ててスキャンすることで，浸潤最深部の描出が可能となる場合がある．ただし，本操作により出血をきたす場合があるため，押し当ててのスキャンは内視鏡観察後に行うことが望ましい[5]．

　　　　注意1：通常のスコープでHFUPを行う場合にはあらかじめ注入する微温湯の量を多くしておき，水を吸引しながら病変をスキャンすることで，病変周囲の層構造が明瞭で良好な画像が得られやすい．

　　　　注意2：内視鏡画像を見ながらスキャンを行うと超音波画像に集中できずに上達が妨げられる．内視鏡像と超音波画像上の上下左右の動きが逆になることもあるため初めは混乱する場合もあるが，検査数が増えるにつれてすぐに対応可能となる．内視鏡画像を見ず，超音波画像を見ながらスキャンすることが重要である．

4）深部減衰の克服とリンパ節転移の描出

20 MHzのHFUPでは高周波のため空間分解能は良いが，丈の高い病変では深部減衰のため深達度診断が困難なことが多い．われわれは，病変高が6 mm未満の病変ではHFUPを，病変高が6 mm以上の病変では12 MHz以下の低周波プローブを用いるようにしている（**図2**）．また，20 MHzのプローブでは良好なスキャンが可能な範囲は約2 cmと狭いため，壁外のリンパ節転移の診断には適さないことが多い．HFUPでSM高度浸潤癌（T1b）と診断した病変でリンパ節転移の有無を確認する必要がある際には，12 MHzまたは7.5 MHzのプローブの使用が推奨される．

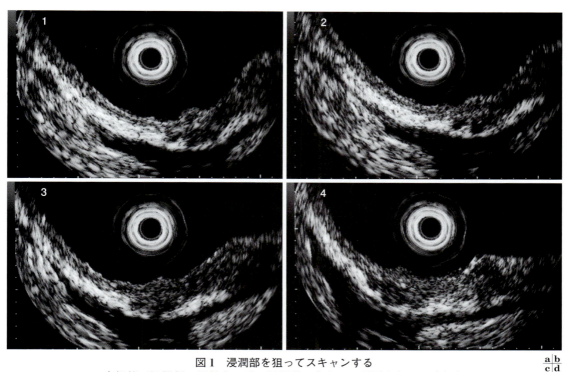

図1 浸潤部を狙ってスキャンする
内視鏡で浸潤部の目星をつけ，浸潤部に向かって周囲からゆっくりとスキャンを開始し，浸潤部を重点的にスキャンする．

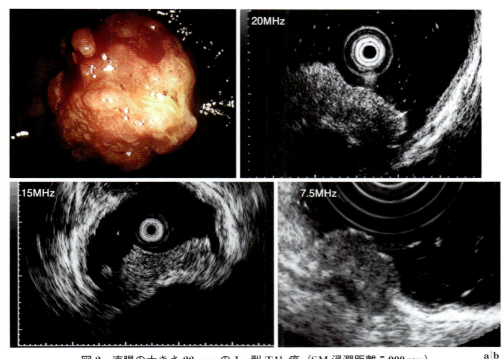

図2 直腸の大きさ22 mmのIs型T1b癌（SM浸潤距離5,000 μm）
病変高は8 mmと高く（a），20 MHzでは深部減衰により診断は困難である（b）．15 MHzでは最深部が描出されているが不十分である（c）．7.5 MHzを用いると最深部は描出され，SM高度浸潤癌との診断が可能であり（d），病変の高さに応じて低周波プローブの使い分けが必要である．

I. 総論

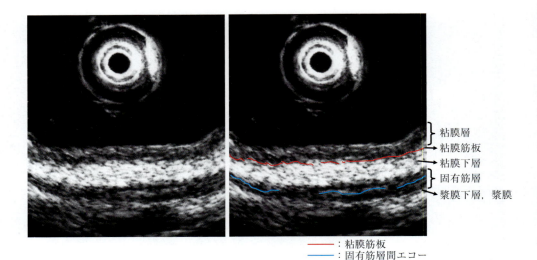

図3　HFUPにおける正常大腸の壁構造（SP-701；20 MHz）
9層構造として描出され，管腔側から第1,2,3層は粘膜層，第4層のstring low echo層（赤）は粘膜筋板，第5層は粘膜下層，第6層は内輪筋層，第7層のstring high echo層は固有筋層間エコー（青），第9層は漿膜下層以下に相当する．

正常大腸壁のHFUP像

　20 MHzのHFUPを用いると正常大腸壁構造は最大9層構造として描出され，第1～3層が粘膜層，第4層のstring low echo層が粘膜筋板，第5層の高エコー層が粘膜下層，第6～8層が固有筋層であり，第6層の内輪筋層と第8層の外縦筋層の間に第7層のstring high echo層として固有筋層間エコー（境界エコーに相当する）が描出される．第9層の高エコー層が漿膜（外膜）下層以深層に相当する（図3）．

HFUPによる早期大腸癌の深達度診断

　最近7年間に当科でHFUPを施行した早期大腸癌は274病変である．肉眼型では表面型が151病変で隆起型は123病変である．図4にHFUPによる深達度正診率を示す．全体では，深達度正診率は69.9%と低いが（図4a），これは内視鏡的にSM（T1）癌を疑う病変にのみHFUPを施行し，明らかな腺腫・Tis癌に対しては行っていないためである．肉眼型別の深達度正診率についてみると，隆起型の69.9%に比較して表面型で82.8%と有意に高く（p＝0.03：χ二乗検定），いずれの肉眼型においてもT1b癌の正診率がTis・T1a癌に比較して有意に高率であり（図4b），われわれは，HFUPはT1b癌を疑う病変にもっとも良い適応があると考えている．図5～7にHFUPを施行した早期大腸癌の代表例を提示する．

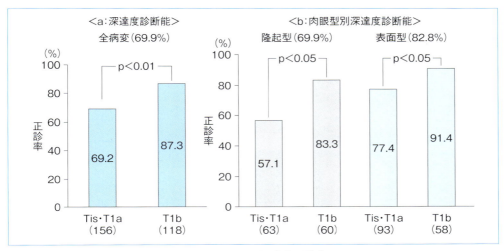

図4 HFUP の深達度正診率
全体では 69.9% と低値であるが（a），これは T1 癌を疑った病変に対してのみ HFUP 施行したためである．Tis・T1a 癌に比較して，T1b 癌の深達度正診率は隆起型，表面型ともに有意に高く（b），HFUP は T1b 癌を疑う病変，とくに表面型の T1 癌が良い適応である．

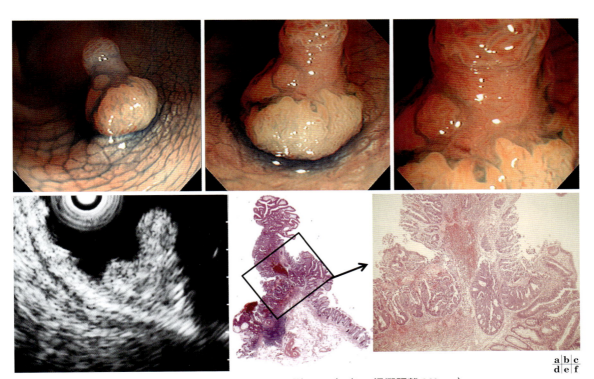

図5 直腸の大きさ 5 mm の Is 型 T1a 癌（SM 浸潤距離 260 μm）
大きさは 5 mm と小さい，隆起型 T1a 癌である（a, b）．拡大内視鏡検査では局面を有するびらんを伴う病変で，T1a 癌を疑う（c）．HFUP では SM への癌浸潤は明らかではなく（d），内視鏡治療の適応と考えられ，EMR を施行した．びらん形成部分で 260 μm SM に浸潤する中分化腺癌であった（e, f）．

I．総　論

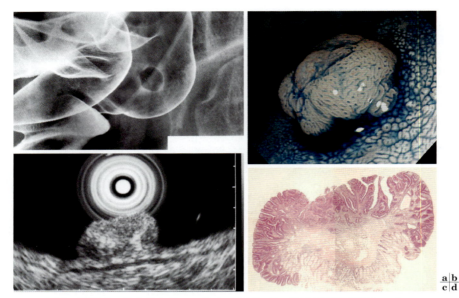

図6　直腸Raの大きさ7mmのIs型T1a癌（SM浸潤距離700μm）
　注腸X線検査では隆起中央にわずかなバリウム斑を有する病変であり（a），拡大内視鏡検査では隆起中央部分は発赤が強くやや陥凹し，周囲とは異なる表面性状を呈しており（b），T1癌を疑う．HFUPではわずかなSMへの浸潤も疑わせる（c）が，大量の浸潤は否定され，EMRにて摘除を行った．病理組織学的にはT1a癌で，SM浸潤距離は700μmであった（d）．本例と前例ではHFUPにより，明らかなSM浸潤は否定的であり，内視鏡治療にて完全摘除可能な癌であることが診断され，治療法の選択に有用である．

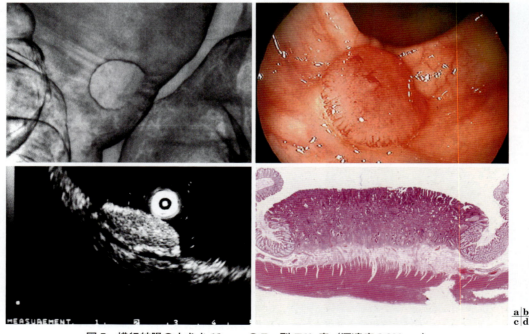

図7　横行結腸の大きさ13mmのIIa型T1b癌（深達度3,300μm）
　大きさは13mmと小さいが，SMへmassiveに浸潤する癌である．注腸X線検査では皺襞集中の所見を認め（a），内視鏡では病変の立ち上がりが正常粘膜であり（b），SM高度浸潤癌であると診断可能である．HFUPにてもSM高度浸潤癌であることが容易に診断可能である（c）．外科手術を施行し，術前診断どおり，SM浸潤距離3,300μmのSM高度浸潤癌であった（d）．今後，本例のようなSMに中等度浸潤するT1b癌に対して術前にHFUPを施行し，浸潤距離を測定し，さらにMP層と癌浸潤との間にESDナイフを入れる隙間を確認することでESDによる完全一括摘除可否の診断が可能となることが期待される．

HFUPによる大腸粘膜下腫瘍の診断と治療

HFUPは大腸粘膜下腫瘍の質的診断および内視鏡治療にも有用である[7),8)]．以下，代表的なSMTにおけるEUS像の特徴とその代表例を呈示する．

1．粘膜下腫瘍の超音波内視鏡像

1）カルチノイド（carcinoid tumor）

カルチノイドは粘膜下層を主座とする均一低エコー腫瘤であり，粘膜筋板由来の平滑筋腫（leiomyoma），線維腫（fibroma）などとはエコー像のみでの鑑別は困難であるが，好発部位が直腸であること，内視鏡的に粘膜の色調が黄色調の腫瘤であることから他のSMTとの鑑別は比較的容易である（図8）．

2）リンパ管腫（lymphangioma），脂肪腫（lipoma），血管腫（hemangioma）

リンパ管腫は多房性の嚢胞性病変（multilocular cystic lesion）として描出され，内視鏡的には非常に軟らかいSMTであり，粘膜は薄く，透過性を有し，色調は白色から淡青色を呈することが多い（図9）．脂肪腫は右側結腸に多く発生し，一般的に減衰を伴った高エコー腫瘤として描出されるが，プローブが腫瘤に近接しているときには低エコー腫瘤とし

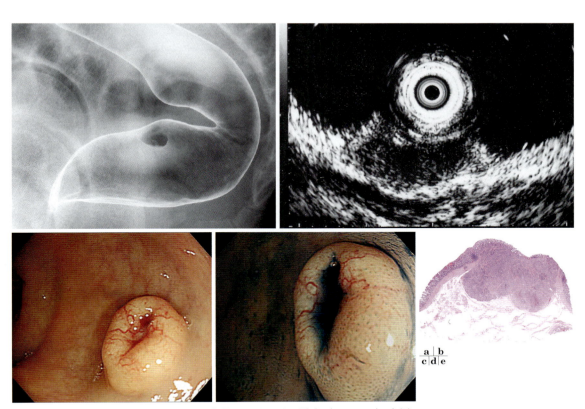

図8　直腸カルチノイド腫瘍（NET G2）症例
注腸X線検査で下部直腸に小さな透亮像を認める（a）．HFUPでは均一低エコー腫瘤として描出される（b）．内視鏡では黄色調のSMTである（c, d）．切除標本の組織像では脈管侵襲は認めなかったが，Ki67免疫染色にて6％の核分裂像を認めるNET G2と診断された(e)．

I. 総　論

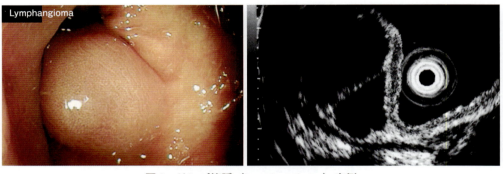

図9　リンパ管腫（lymphangioma）症例
内視鏡では透明感のある淡青色調のSMTである（a）．HFUPでは多房性（multilocular）の嚢胞性病変として描出され，リンパ管腫と診断可能である（b）．

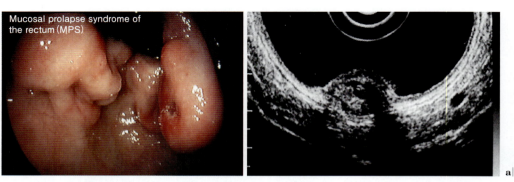

図10　直腸の粘膜脱症候群（mucosal prolapse syndrome of the rectum；MPS）症例
内視鏡では頂部にわずかな陥凹を有するSMTとして描出される（a）．HFUPでは嚢胞性病変内に粘稠な粘液と考えられる高エコー域の混在を認め，生検とも合わせてMPSのcolitis cystica profunda typeと診断された（b）．

て描出されることもある．内視鏡的には軟らかな黄色調であり，リンパ管腫とともに鉗子で押すと腫瘍が容易にへこむcusion sign 陽性である．

3）その他のSMT

　その他，悪性リンパ腫，アミロイドーシス，腸管嚢腫性気腫症（pneumatosis cystoides intestinalis；PCI），直腸粘膜脱症候群（mucosal prolapse syndrome of the rectum；MPS）などの性状診断にHFUPは有用である（**図10**）．

2．SMT治療上のEUSの意義

　SMTの治療においてもEUS（HFUP）は有用である．まず，SMTのうち，SMT様の癌，カルチノイド腫瘍，腸重積の原因となっている病変以外は基本的に切除の必要はなく，経過観察を行うことが推奨される．血管腫など血管性病変を疑うSMTに対する生検は大量出血の危険性が高く，行うべきではない．大きさ10 mm以下のSMTで内視鏡，HFUP像でカルチノイド，またはカルチノイドとの鑑別が困難な場合には局注後，内視鏡的に腫瘤の十分な挙上を確認するとともに，HFUPで腫瘤が十分に固有筋層から分離していることを確認したうえでSMTに対しても安全な内視鏡治療が可能である[8]．内視鏡的摘除後の病理組織でカルチノイドか他のSMTかの確認を行い，カルチノイドであれば脈管侵襲の

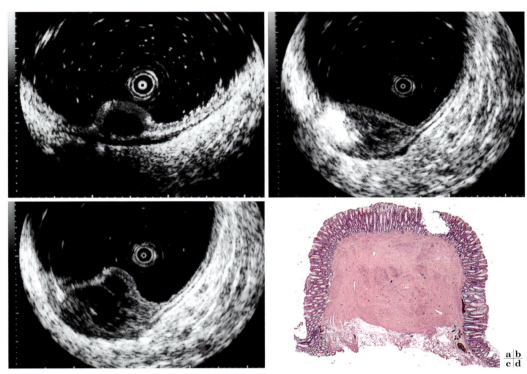

図11 S状結腸の平滑筋腫症例
HFUPでは粘膜下層内の均一低エコー腫瘤として描出される（a）．カルチノイドとの鑑別のためEMRを施行（b〜d）．HFUP下に粘膜下層に生理食塩液を局注（b）．局注後腫瘤が固有筋層から十分に分離されたことを確認（c）後，安全にEMRを施行しえた．切除標本の組織像では粘膜筋板由来の平滑筋腫と診断された（d）．

有無を確認して追加外科治療の是非の判定を行うべきである．また，SMTのうち，経過観察中に大きさが増大する病変は悪性の可能性もあるため，摘除を考慮する必要がある．**図11**はS状結腸の粘膜筋板由来の平滑筋腫（leiomyoma）症例であるが，EMR時の局注後に腫瘤が固有筋層から十分に分離されたことを確認し，安全に内視鏡的摘除が施行可能であった（図11）．

おわりに

今後ますます増加する早期大腸癌，カルチノイド腫瘍をはじめとするSMTの発見に伴い，それらに対する内視鏡治療の是非（治療を行うか，経過観察か），可否（内視鏡的完全摘除が可能か，深部断端陽性になる可能性が高いかの判断），治療法の選択（内視鏡的摘除か外科手術か）にHFUPの重要性はますます高まると考えられ，消化器内視鏡医はその手技に精通しておく必要があると考えられる．

文　献

1) Saitoh Y, Obara T, Einami K, et al：Efficacy of high-frequency ultrasound probe for the preoperative staging of invasion depth in flat and depressed type colorectal tumors. Gastroin-

test Endosc 1996;44:34-39
2) 斉藤裕輔,藤谷幹浩,渡二郎,他:超音波内視鏡を用いた大腸SM癌に対する深達度診断および内視鏡治療適応拡大の可能性.胃と腸 2012;47:491-502
3) Ozawa S, Tanaka S, Hayashi N, et al:Risk factors for vertical incomplete resection in endoscopic submucosal dissection as total excisional biopsy for submucosal invasive colorectal carcinoma. Int J Colorectal Dis 2013;28:1247-1256
4) 小林清典,小川大志,春木聡美,他:大腸粘膜下腫瘍の内視鏡診断.Gastroenterol Endosc 2007;49:2462-2473
5) 斉藤裕輔:超音波内視鏡検査.胃と腸 1998;33:1001-1005
6) Uraoka T, Saito Y, Matsuda T, et al:Endoscopic indications for endoscopic mucosal resection of laterally spreading tumours in the colorectum. Gut 2006;55:1592-1597
7) 日本消化器病学会 編:大腸ポリープ診療ガイドライン2014.第8章 その他(1)粘膜下腫・非腫瘍性ポリープ CQ8-2 カルチノイド腫瘍の診断と取り扱いは? 128-129,南江堂,東京,2014
8) 日本消化器病学会 編:大腸ポリープ診療ガイドライン2014.第8章 その他(1)粘膜下腫・非腫瘍性ポリープ CQ8-1 大腸粘膜下腫瘍(submucosal tumor:SMT)の診断と取り扱いは? 126-127,南江堂,東京,2014

Column

Endocytoscopy(EC)分類(大腸)

　Endocytoscopy(EC)は520倍の倍率で生体内を観察し,リアルタイムに*in vivo*で細胞の観察が可能であり,診断そして治療方針の決定に有用な次世代型内視鏡で,2018年2月に市販化される.

　EC画像で認識できる所見は,上皮表層(焦点深度35μm)における腺腔と核であり,この二つの所見に基づいて病変の病理診断予測を行う.EC観察の際に参照する画像分類として,われわれはEC分類を提唱している(図1).まず,非腫瘍性病変をEC1とし,腫瘍性病変をEC2,3に大別した.さらに,EC1は正常粘膜と過形成性ポリープを鑑別する目的で,EC1aとEC1bに細別し,EC3は粘膜下層深部以深浸潤癌(=EC3b)を鑑別する目的で,EC3aとEC3bに細別した[1),2)].

　一方で,ECにNBIを併用すること(EC-NBI)で得られる微細な血管所見が,腫瘍診断において有用性があることが,近年わかってきた.EC-NBIでは拡大NBI以上の微細な血管構造を抽出することが可能であり,われわれは,EC-NBI所見を三つに分類(endocytoscopic vascular pattern;EC-V分類,図2)し,その特徴を評価した.EC-V1は血管が淡く視認しにくいのが特徴で非腫瘍の指標,EC-V2は拡張のない血管が観察され,腺腫~粘膜内癌の指標,EC-V3は血管が著明に拡張し口径不同を伴い,浸潤癌の指標と考えている[3)].

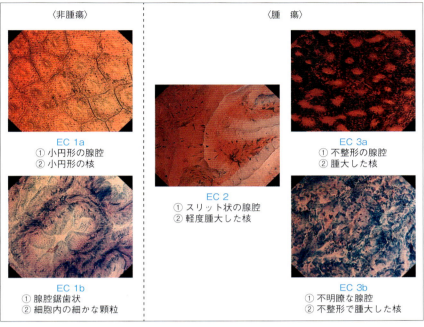

図1　EC分類

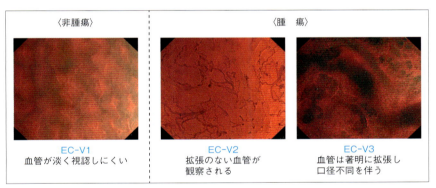

図2　EC-V分類

近年われわれはECを用いた自動診断システム（computer-aided diagnosis system for EC；EC-CAD）の開発に取り組んでいる．今後EC-CADを用いた診断精度についても検討を予定している．

文　献

1) Kudo SE, Wakamura K, Ikehara N, et al：Diagnosis of colorectal lesions with a novel endocytoscopic classification—a pilot study. Endoscopy 2011；43：869-875

2) Mori Y, Kudo S, Ikehara N, et al：Comprehensive diagnostic ability of endocytoscopy compared with biopsy for colorectal neoplasms：a prospective randomized noninferiority trial. Endoscopy 2013；45：98-105

3) Kudo SE, Misawa M, Wada Y, et al：Endocytoscopic microvasculature evaluation is a reliable new diagnostic method for colorectal lesions（with video）. Gastrointest Endosc 2015；82：912-923

〔工藤進英，片岡伸一〕

II　診断のプロセス

形態を表現する用語

三宅直人，長南明道

　病変を診断するためには，病変の存在部位，個数（単発か多発か），大きさ，高さ（隆起か平坦か陥凹か），形態（病変全体の形状や辺縁の性状など），表面性状，色調などを詳細に観察する必要がある．

　隆起性病変の診断にはまず，上皮性病変か非上皮性病変かを鑑別することが重要である．その鑑別は隆起の立ち上がり（なだらかか急峻か）や表面性状（隆起が正常粘膜で覆われているか否か）によってなされる．また，上皮性病変であれば炎症性病変か腫瘍性病変か，良性か悪性かを次に鑑別する．

　陥凹性病変の診断には陥凹の深さ，陥凹の色調，陥凹底の性状（凹凸の有無，大きさなど），陥凹辺縁の性状，陥凹周囲のひだの所見により良悪性の鑑別をすることが重要である．

　また，診断の根拠となる所見にはさまざまなものがあり，それを表す用語の意味をよく理解し使用する必要がある．ここでは形態を表現する用語を，隆起性病変と陥凹性病変に分けてあげ，おもなものを解説する．

隆起性病変を表現する用語

① 形状を表現する用語	半球状　　芋虫状　　桑実状　　たこいぼ状　　臼歯状 平盤状　　無茎性　　亜有茎性　　有茎性　　牛眼像
② 表面性状を表現する用語	平滑　　粗糙　　顆粒状　　結節状　　絨毛状 乳頭状　　無構造　　白苔　　びらん　　臍形成（delle） 潰瘍　　血管透見の不整や消失
③ その他の用語	架橋ひだ（bridging fold） クッションサイン（cushion sign）

【用語解説】
- 無茎性（sessile；Is），亜有茎性（semipedunculated；Isp），有茎性（pedunculated；Ip）
　　山田，福富らは胃の隆起性病変をその形態より分類した．山田分類では，隆起の起始部が滑らかで明確な境界を形成しないものをⅠ型とし，隆起の起始部に明確な境界線を形成しているがくびれを認めないものをⅡ型とした．大腸の隆起性病変においてはⅠ型とⅡ型を無茎性（Is）と呼ぶ．Ⅲ型は隆起の起始部に明らかなくびれを形成しているが茎の認められないものであり，亜有茎性（Isp）と呼ぶ．Ⅳ型は明らかな茎を有するものであり，有茎性（Ip）と呼ぶ．
- たこいぼ状隆起（varioliform of erosive gastritis）
　　頂部にびらんによる陥凹を伴う隆起のこと．cap polyposisやアメーバ腸炎に認められる．
- 牛眼像（bull's eye appearance）
　　標的の中心円（黒点）をbull's eyeという．これに似て，頂部に陥凹を有するドーナツ

Ⅱ. 診断のプロセス

状の隆起をさす．多くは消化管壁に脈管性に転移した悪性腫瘍により，消化管壁が粘膜下腫瘍様に隆起し，頂部に陥凹を伴った場合に使われる．

- 臍形成（delle）

  隆起表面に認められる臍状のくぼみのこと．非上皮性腫瘍の隆起に認められる，びらんなどのくぼみに用いられる．

- 架橋ひだ（bridging fold）

  おもに非上皮性腫瘍に認められる所見であり，隆起の周囲から隆起表面に向かいなだらかに移行するひだのこと．粘膜下層以深に存在する腫瘍や炎症で形成された隆起によって，周囲粘膜が隆起表面に引っ張られてできるひだを表す．

- クッションサイン（cushion sign）

  生検鉗子などによる触診所見の一つ．非上皮性腫瘍の鑑別のために用いられ，鉗子による圧迫で腫瘍が柔らかくくぼむ所見．脂肪腫，リンパ管腫や血管腫など柔らかい腫瘍で認められる．

陥凹性病変を表現する用語

① 形状を表現する用語	円形　類円形　線状　地図状　星芒状　不整形　平皿状　アフタ（aphtha）
② 陥凹底の性状を表現する用語	平坦　凹凸不整　顆粒　結節　島状隆起　白苔　びらん　潰瘍　無構造　血管透見の不整や消失
③ 陥凹辺縁（境界）の性状を表現する用語	明瞭　不明瞭　不整　鋸歯状　ひげ状　棘状　蚕食像
④ 陥凹周囲のひだの性状を表現する用語	集中
⑤ その他の用語	耳介様　周堤隆起　台状挙上　弧の硬化

【用語解説】

- アフタ（aphtha）

  円形もしくは類円形の小びらんや小潰瘍のことで，周囲に紅暈を伴う白色斑．軽微な炎症性変化であり，種々の炎症性疾患の初期像でも認められる．

- 島状隆起，島状粘膜残存（islet-like nodule）

  浅い陥凹底に存在する島状に取り残された粘膜のこと．通常は 5 mm 前後で複数認められることが多い．上皮性悪性腫瘍でしばしば認められ，良悪性の鑑別に重要である．

- 蚕食像（encroachment, moth-eaten appearance）

  上皮性悪性腫瘍すなわち癌に認められる所見であり，良悪性の鑑別に重要な所見である．蚕が葉を食べる時にできるような，不整な辺縁を表す所見であり，腫瘍の表面露出部と正常粘膜（非腫瘍部もしくは腫瘍の表面非露出部）との境界に認められる．虫食い像とも呼ばれる．大腸腫瘍の場合，星芒状や zig-zag sign という表現も使われる．

- ひだ集中（fold convergence）

  粘膜下層や固有筋層の線維化により生じる周囲粘膜からのひだの集中を表す．集中するひだの所見（方向，数など）で病変の質的診断を行う．大きな LST-NG では，粘膜内病変でもひだ集中を伴うことも多い．

●周堤隆起 （ulcer mound, marginal swelling）

　陥凹を取り囲むように存在する隆起のこと．良性潰瘍の周囲にみられる周堤は柔らかく，悪性病変の周囲にみられる周堤は硬く，粘膜下層以深への浸潤を強く示唆する．

●台状挙上

　十分に送気し腸壁を伸展した状態で，陥凹部を含め病変全体が周囲粘膜より隆起して認められる形態．粘膜下層以深に浸潤した悪性病変に認められる所見．

形態を表現する用語

Ⅱ．診断のプロセス ［大腸］

［大腸］
隆　起

田中信治，岡　志郎

　内視鏡観察のポイントは，病変を遠景，中間景，近景像に分け，いろいろな角度（正面像，側面像）からさまざまな空気量で観察することである．具体的な観察項目は，肉眼型，大きさ，色調，表面性状（陥凹局面，びらん，凹凸，顆粒・結節），ひだ集中・ひきつれ像，辺縁硬化像などである．空気量が多めの遠景像は病変の全体像の把握や硬化像・ひきつれによる浸潤所見の拾い上げに有用である．また，空気量の少ない像も，腫瘍の空気変形やSM層のvolume effectによる深達度診断に有用である．近接像は，病変表面の微細構造所見の診断に不可欠である．表1に大腸隆起性病変の一覧を示す．

 ## 上皮性か非上皮性か？

　隆起性病変を見つけた場合，まず考えるべきことは，その隆起が上皮性病変か非上皮性病変かを正確に見極めることである．その鑑別のポイントは以下のとおりである．

1．非上皮性病変

　非上皮性病変は非腫瘍性粘膜で被覆されているが，病変をよく洗浄し色素散布までできち

表1　単発性大腸隆起性病変

上皮性病変	非上皮性病変
腫　瘍 　SSA/P 　腺腫 　早期癌 　進行癌 **非腫瘍** 　炎症性ポリープ：良性リンパ濾胞性ポリープ， 　　　　　　　　　炎症性ポリープ 　過形成性ポリープ：過形成結節， 　　　　　　　　　過形成性ポリープ 　過誤腫性ポリープ：Juvenile（若年性）ポリープ， 　　　　　　　　　Peutz-Jeghersポリープ 　その他：Colonic mucosubmucosal elongated 　　　　　polyp（CMSEP） 　　　　　Inflammatory myoglandular polyp 　　　　　（IMG polyp）	**腫　瘍** 　Gastrointestinal stromal tumor（GIST） 　血管性腫瘍 　　リンパ管腫，海綿状血管腫など 　リンパ系腫瘍 　　MALTリンパ腫，悪性リンパ腫など 　カルチノイド 　脂肪腫 　顆粒細胞腫 　Inflammatory fibroid polyp（IFP） 　転移性腫瘍 **非腫瘍** 　子宮内膜症 　粘膜脱症候群（隆起型） **その他** 　静脈硬化性大腸炎 　腸管嚢胞性気腫症 　Multiple lymphomatous polyposis（MLP） 　Cap polyposis

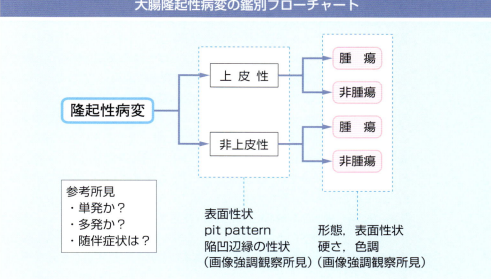

んと行えばその診断は容易である．拡大観察で正常 pit の確認を行えばより確実であるが，現在の高画素電子内視鏡を活用すれば，非拡大観察で非腫瘍性粘膜を診断することは決して難しいことではない．一方，非上皮性腫瘍のうち隆起表面が決潰したり部分的に非腫瘍性粘膜で被覆されていないこともあるが，その場合は，非腫瘍性粘膜辺縁の性状（蚕食像，不整像）や病変全体の不整さなどが上皮性腫瘍との鑑別点になる．

　非上皮性病変と診断したら，次に形態，硬さ，色調などを観察する．

1）形　態

　形態診断で重要なことは，局在病変が均一な半球状〜球状病変か，多結節状・不整形か，あるいは比較的広い病変か，など所見を正しく把握することである．一般に，多結節状・不整形の粘膜下腫瘍は悪性腫瘍の可能性が高い．比較的広い病変であれば，転移性腫瘍や壁外からの炎症の波及なども鑑別にあげなくてはならない．

2）硬　さ

　血管性腫瘍，脂肪腫などのようにクッションサイン陽性を示す柔らかいもの，GIST・カルチノイド・顆粒細胞腫・IFP などのように弾性硬のものなど，病変によってその硬さに特徴がある．

3）色　調

　血管性腫瘍であれば暗紫色を呈することが多く，脂肪腫やカルチノイドは黄色調を呈することが多い．ただし，粘膜下腫瘍は表面が物理的刺激で発赤調を示すことがあるし，頂上が決潰することもあるので，そのことを常に頭に入れておく必要がある．

4）その他

　粘膜下腫瘍も蠕動や物理的刺激により，表面が発赤色になったり，表面を被覆している粘膜が決潰することもまれではないので注意を要する．

　なお，粘膜下腫瘍の中には血管性の腫瘍もあり，正確な質的診断なしに安易な生検を行うと大出血をきたすことがあり注意を要する．粘膜下腫瘍の質的診断には，超音波内視鏡検査が必須である．

2. 上皮性病変

　上皮性病変の診断は，その表面構造や病変基部の性状が周囲の正常粘膜と異なることで診断できる．ただし，浸潤癌では癌の浸潤に伴い，病変の立ち上がりが正常粘膜で覆われること（non-polypoid growth；NPG）はしばしば経験されるので鑑別を要する．

　上皮性隆起性病変の質的診断（腫瘍 vs 非腫瘍の鑑別）には，その表面微細構造が重要であり，その際拡大観察が有用である．腺腫は特徴的な pit 構造（p.288 参照）を呈するが，明らかな癌は表面の pit 構造が不整になる．さらに浸潤すると，緊満感，表面粗糙・びらん形成，さらに進むと潰瘍を潰瘍形成をきたす．胃のように酸が存在しない大腸で，病変表面がびらん〜潰瘍化していることはきわめて重要な所見であり，癌であれば浸潤している可能性を強く示唆する所見である．一方，近年普及している画像強調観察（IEE：Image-Enhanced Endoscopy）である NBI・BLI を使用すると，色素を使用しなくても腫瘍・非腫瘍の鑑別や腫瘍の質的診断（組織型・深達度など）が可能である（詳細は p.91〜参照）．

　ただし，拡大観察による pit pattern 診断や NBI/BLI などの画像強調観察は，あくまで補助診断であり，内視鏡観察の基本である「通常内視鏡観察」をおろそかにして「木（葉）を見て森を見ない」ような診断をしないよう，通常内視鏡観察から拡大・画像強調観察まで全体のバランスが取れた診断学体系を身につけることが大切である．

 単発か多発か？

　ポリープが 100 個以上存在する状態を一般的にポリポーシスという．その鑑別点を**表2**

表2　消化管ポリポーシス

	疾患名	ポリープの分布	ポリープ数	遺伝	悪性化	組織学的特徴	随伴病変（消化管以外）
腺腫性	家族性大腸腺腫症（FAP）（Gardner 症候群）	胃〜大腸	数百〜数万個びまん性	あり	あり	腺腫（大腸，小腸，胃の幽門腺領域）単純性過形成（胃の胃底腺領域）	骨腫，外骨腫，軟部腫瘍
	Turcot 症候群						中枢神経系腫瘍
過誤腫性	Peutz-Jeghers 症候群	胃〜大腸	数個〜数百個散在性	あり	まれ	粘膜筋板の樹枝状増生粘膜上皮の過形成	斑点状色素沈着（口唇，口腔，手掌，足蹠）
	Cowden 病	全消化管	びまん性	あり	まれ	過誤腫と過形成が混在	多発性丘疹，口腔粘膜の乳頭腫症，乳腺・甲状腺・卵巣腫瘍，血管腫など
	若年性ポリポーシス	おもに大腸	数個〜数十個散在性	まれ	まれ	豊富な粘膜固有層腺管の拡張と炎症細胞浸潤	まれに先天性奇形
炎症性	リンパ濾胞性ポリポーシス	おもに大腸	数百〜数千個びまん性	なし	なし	リンパ濾胞の増生と表層びらん	なし
	炎症性ポリポーシス	おもに大腸	数個〜数百個びまん性〜散在性	なし	なし	大腸のびまん性炎症に付随	なし
その他	Cronkhite-Canada 症候群	胃〜大腸	びまん性〜散在性	なし	あり	腺管の嚢胞状拡張と粘液貯留	びまん性色素沈着（全身），脱毛，爪甲の萎縮〜脱落
	化生（過形成）性ポリポーシス	大腸	散在性〜びまん性	なし	なし	腺管の拡張，腺腔の拡大と鋸歯状所見	なし

に示すが，attenuated type の家族性大腸腺腫症は腺腫性ポリープの数が少ないので注意を要する．狭義のポリポーシス以外にも，cap polyposis や MLP（multiple lymphomatous polyposis）なども鑑別疾患として重要である．詳細は，「疾患別内視鏡像」の項を参照．

随伴症状はないか？

ポリポーシスの中には特徴的な随伴症状を伴うものがあり，診断の一助となる（表2）．問診による家族性などの確認もきわめて重要である．

Ⅱ．診断のプロセス　［大腸］

腺腫〔0-Ⅰp〕

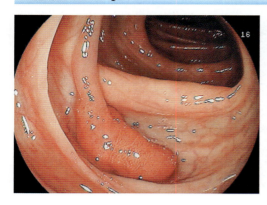

（特徴的所見）
- 表面がやや分葉した発赤調のポリープで，長い茎（stalk）を有している．
- 表面には比較的規則的な管状の腫瘍性pit構造が観察される．

  ◆現在の高画素電子内視鏡を用いれば，通常観察でも大きなpitは認識可能であり，pit patternまで診断する気概をもって病変の表面構造を観察することが大切である．

参考症例

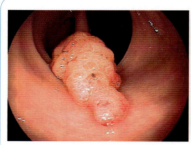

有茎性（0-Ⅰp）腺腫　　　有茎性（0-Ⅰp）腺腫内癌（M）

腺腫〔0-Ⅰs〕

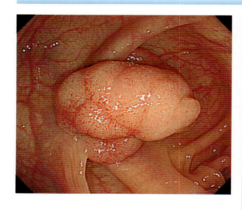

（特徴的所見）
- 通常内視鏡観察像．やや発赤分葉した無茎性隆起性病変で，表面模様から上皮性腫瘍と推定できるが，それ以上の質的診断は難しい．

  ◆インジゴカルミン散布による拡大観察でⅢL型pit patternを認め腺腫と診断できる．NBI拡大観察を行うと，色素散布を行うことなく整なpit pattern類似構造（surface pattern）が観察され，同様に腺腫と診断可能である．NBI拡大観察によってほとんどの隆起型腺腫のsurface patternはインジゴカルミン散布なしで確認可能であり，内視鏡診療の効率が上昇する．

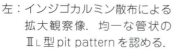

左：インジゴカルミン散布による拡大観察像．均一な管状のⅢL型pit patternを認める．
右：NBI拡大観察像．白色調の整なsurface patternを認める．

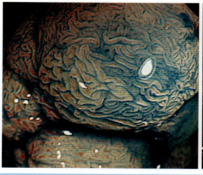
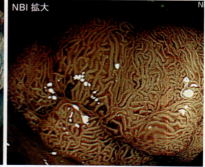

T1b（SM 高度浸潤）癌〔0-Ⅰsp〕

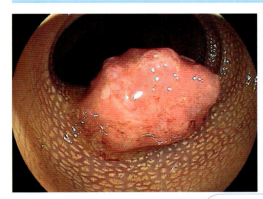

（特徴的所見）
- 表面は粗糙・不整で壊死・滲出物の付着があり，緊満感を伴った無茎性病変である．
  - ◆本例の病変の周囲には白斑が著明である．

参考症例

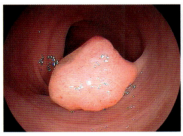
無茎性（0-Ⅰs）腺腫内癌（M）

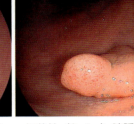
無茎性（0-Ⅰs）腺腫内癌（M）

T1b（SM 高度浸潤）癌〔0-Ⅰsp＋Ⅱc〕

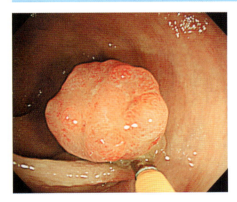

（特徴的所見）
- 緊満感を伴った分葉結節状の病変であるが，周囲立ち上がりは非腫瘍性粘膜で覆われている．中心陥凹部はやや隆起しているが粗糙である．
  - ◆病変全体が観察しにくい場合は，このように鉗子などの処置具で病変をこちらに向けてとにかく全体の所見を得るように努力する．〔コラム：鉗子触診（p.311）の項参照〕

T1b（SM 高度浸潤）癌〔決潰を伴う 0-Ⅰs〕

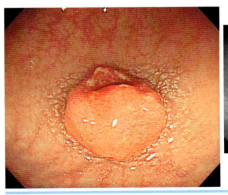

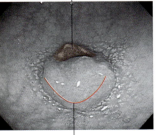
白苔の付着した決潰
非腫瘍性粘膜の境界

（特徴的所見）
- 緊満感を伴った無茎性病変で，周囲立ち上がりはわずかに非腫瘍性粘膜で覆われている．病変の周囲に白斑を認める．
- 病変表面は平滑であるが粗糙で，滲出物の付着を伴っている．よく観察すると，病変の口側に白苔の付着した決潰を認める．

大腸隆起

Ⅱ．診断のプロセス　［大腸］

T1b（SM 高度浸潤）癌〔潰瘍を伴い 2 型進行癌へ移行中の 0-Ⅰp〕

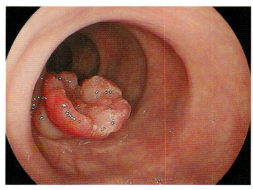
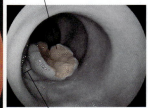

中心部は崩れて潰瘍している

茎の緊満感所見は stalk invasion を示唆する

（特徴的所見）
- 緊満感のある茎（stalk）を伴った病変で，周囲立ち上がりは非腫瘍性粘膜で覆われている．中心部は崩れて潰瘍している．
  - ◆茎の緊満感所見は stalk invasion を示唆する．

参考症例

結節集簇病変（腺腫）

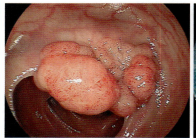
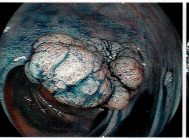
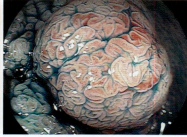

通常内視鏡像　　インジゴカルミン散布像　　結節部の拡大観察（Ⅳ型 pit）

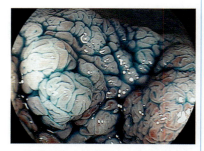

平坦部分の拡大観察（Ⅳ型 pit）

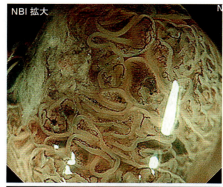
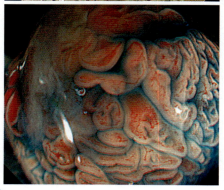

NBI 拡大

結節集簇病変（Tubulovillous adenoma）の NBI 拡大観察所見の特徴

　結節集簇病変（腺腫）は Tubular から Tubulovillous まで多彩な組織像を呈する．Tubular adenoma の場合，隆起型の管状腺腫と同様の NBI 拡大所見をとるのだが，Tubulovillous adenoma の場合は，本例のような特徴がある．すなわち，Ⅳ型 pit 様の整な surface pattern が観察されるが，vessel pattern は不整になる．pit 間の窩間粘膜に走行不整な太い蛇行する血管を認め，その周囲に微小血管網が不均一に分布する．vessel pattern の評価のみでは「不整」としか診断できないが，surface pattern を正しく認識することで，色素拡大内視鏡診断と同様の所見として Tubulovillous adenoma と診断することができるのである．

T1（SM）癌〔0-Ip, 茎部浸潤〕

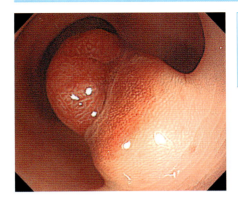

（特徴的所見）
- 頭部から茎部に癌が浸潤し，茎部は太く緊満感を呈している．
- このような所見はペニス様所見（penis like appearance）とも呼ばれる．

T1b（SM高度浸潤）癌〔0-Is〕

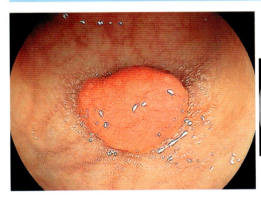 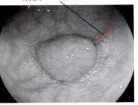

粘膜のつっぱり

（特徴的所見）
- 緊満感を伴った無茎性病変で，周囲立ち上がりはわずかに非腫瘍性粘膜で覆われている．周辺に白斑を認める．
- 病変表面は平滑で光沢感があるが，毛細血管網が見られ，通常の粘膜内腫瘍に見られる所見とは明らかに異なっている．
- 右壁口側から粘膜のつっぱりを認める．

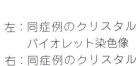

左：同症例のインジゴカルミン散布像
右：同症例のインジゴカルミン散布拡大像（不整 pit）

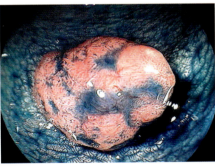 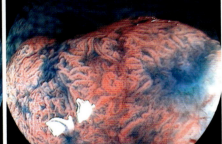

左：同症例のクリスタルバイオレット染色像
右：同症例のクリスタルバイオレット染色拡大像（V_I型 pit）

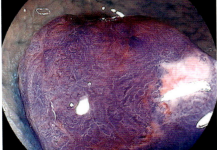 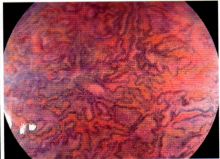

大腸隆起

Ⅱ．診断のプロセス　［大腸］

T1b（SM 高度浸潤）癌〔0-Ⅰs〕

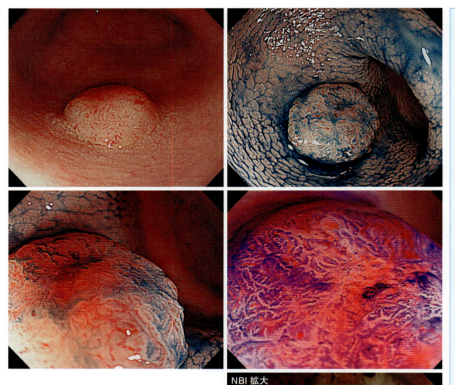

（特徴的所見）
- 通常内視鏡観察像では無茎性隆起性病変で，表面はやや発赤調である．
- インジゴカルミン散布像では表面模様はやや不整であり癌を疑うが，深達度診断は困難である．

（色素拡大内視鏡所見）
- インジゴカルミン散布像では pit pattern は不整で V 型 pit pattern であるが，この画像ではその細分類の診断は困難である．
- クリスタルバイオレット染色．中心部は無構造領域を呈しており，V$_N$ 型 pit pattern と診断できる．

（NBI 拡大内視鏡所見）
- surface pattern は崩れて不明瞭になっている．vessel pattern も不整で，無血管領域（avascular area；AVA）が目立ち，残存散在する血管には断片化がみられ，T1b（SM 高度浸潤）癌の所見である．

154

T1b（SM 高度浸潤）癌〔0-Ⅰs〕

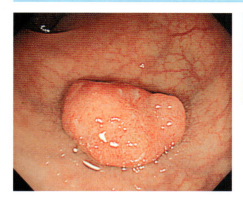

（特徴的所見）
- 緊満感を伴った無茎性病変で，周囲立ち上がりはわずかに非腫瘍性粘膜で覆われている．病変表面は不整分葉状で粗糙である．
- pit構造は滲出物の付着もあって明瞭とはいえないが，明らかに不整である．

T1b（SM 高度浸潤）癌〔0-Ⅱa＋Ⅱc〕

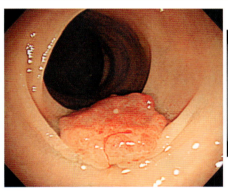 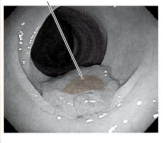

陥凹局面

（特徴的所見）
- 出血を伴った硬さのある扁平隆起性病変で，周囲立ち上がりは一部非腫瘍性粘膜で覆われている．
- 病変表面中央に陥凹局面を認めるが，陥凹内は滲出物の付着を伴い粗糙である．

T1b（SM 高度浸潤）癌〔0-Ⅱa＋Ⅱc〕

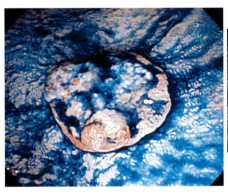 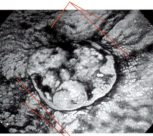

周辺粘膜集中

周辺粘膜集中

（特徴的所見）
- 周辺からの粘膜集中を伴った無茎性病変で，周囲立ち上がりは一部非腫瘍性粘膜で覆われている．
- 病変表面中央に不整な潰瘍形成を認める．周辺粘膜集中を認める．

大腸隆起

Ⅱ. 診断のプロセス ［大腸］

T1a（700μm）癌〔0-Ⅱa〕

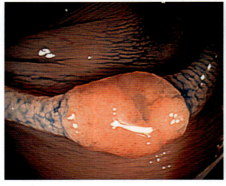
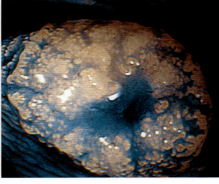

（特徴的所見）
- ひだ上にまたがる, やや分葉傾向のあるⅡa病変であるが, 明らかなSM浸潤を示唆する所見を認めない.
- インジゴカルミン散布像では, pitに大小不同がみられるが詳細は不明である.

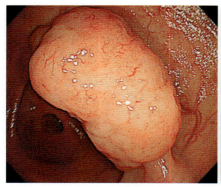

◆同病変のクリスタルバイオレット染色拡大像. 大小不同・不整な比較的小さなpitがみられ, 配列の乱れを認めることからⅥ型 pit patternと確診できる. このような病変は, ポリペクトミーでなく, きちんとEMRしなくてはならない. 実際, 切除標本は700μmのSM浸潤癌であった.

悪性リンパ腫〔Ⅰs様〕

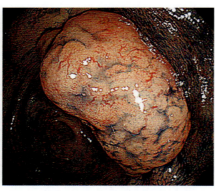

（特徴的所見）
- やや分葉した粘膜下腫瘍様隆起である.
- 表面に微細な異常腫瘍血管網の増生を認める.
- インジゴカルミン散布像でも管状（Ⅲ〜Ⅳ型）pit構造は観察できない. やや大きめの正常（Ⅰ型）pit構造と病変表層の微小血管新生が特徴的である.

進行癌〔1型，T2〕

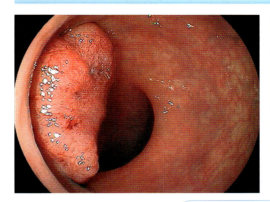

（特徴的所見）
- 最大径25 mmの隆起腫瘤型（1型）進行癌．周辺からの粘膜集中ははっきりしない．表面構造は不整・粗糙で決潰し始めている．
- 粘膜集中は見られないことと管腔壁の変形，硬化像がないことから，SM〜MP程度の浸潤癌と診断できる．
  - ◆正確な深達度診断には，注腸造影検査や超音波内視鏡検査が必要である．

参考症例

進行癌（2〜4型）

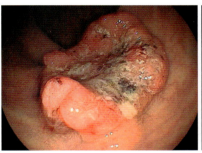

2型
明瞭な周堤を有する．

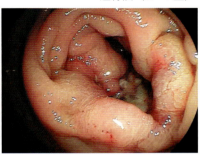

3型
周堤の崩れを有する．

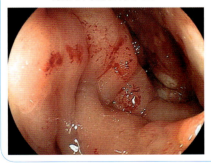

4型
正常粘膜に覆われたひきつれを伴う全周狭窄．

多発性炎症性ポリープ

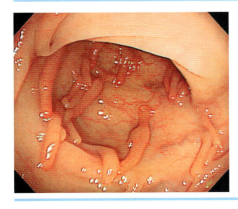

（特徴的所見）
- 腸管の長軸方向に多数のポリープが伸びている．ポリープの粘膜は非腫瘍性で周囲粘膜と同様の所見である．
- ポリープ周囲粘膜の血管透見は乱れており，現在〜過去の慢性炎症の存在を示唆している．
  - ◆ポリープは炎症の回復過程で形成され，単発あるいは多発性である．
  - ◆多発するものは潰瘍性大腸炎などの炎症性腸疾患の治癒期に見られることが多い．

Ⅱ．診断のプロセス ［大腸］

過形成性ポリープ（直腸）

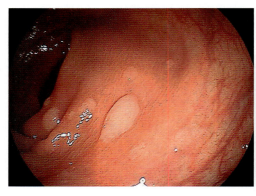
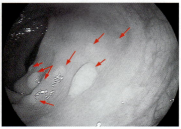

（特徴的所見）
- 白色調を呈する無茎性微小〜小多発病変である．
- 周辺粘膜との境界は比較的明瞭である．病変は，無名溝をさえぎっている．

◆直腸に多発して見られることが多い．
◆aberrant crypt foci（ACF）との異同が問題となる．

参考症例

過形成性病変と serrated adenoma

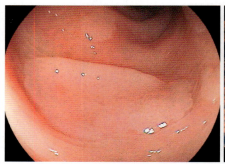
表面型過形成性病変

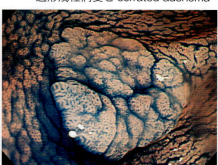
過形成性病変のインジゴカルミン散布像

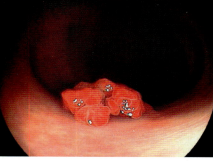
serrated adenoma（鋸歯状腺腫）
松笠様の pit 構造を認める

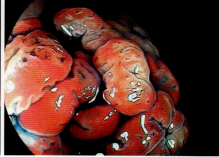
左の病変のインジゴカルミン散布拡大像

参考症例
腫瘍・非腫瘍の鑑別

大腸隆起

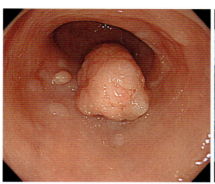
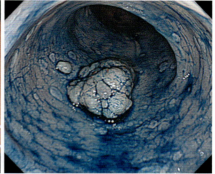

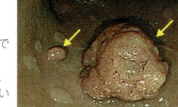

通常内視鏡像（a），インジゴカルミン散布像（b）では直腸に大小の多数のポリープを認める．
《鑑別のポイント》NBI による非拡大内視鏡像（c）では，二つ（矢印）の腫瘍性病変（腺腫）は茶褐色を呈しているが，その周囲の過形成結節（hyperplastic nodule）は，色調変化せず白色調を呈しており，両者の鑑別は容易である．

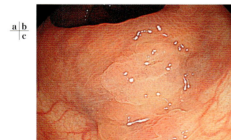
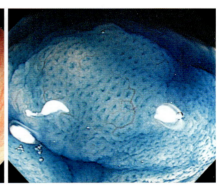
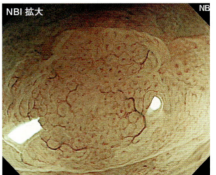

過形成性病変
a：通常内視鏡観察で正色調〜褪色調の扁平隆起性病変を認める．
b：インジゴカルミン散布による拡大観察では，均一な星芒状の pit からなるⅡ型 pit pattern を認める．
c：NBI 拡大観察像では，病変表面に孤立したレース状に走行する茶褐色の微小血管を認め，一見したところでは腫瘍・非腫瘍の鑑別に悩むかもしれない．

《鑑別のポイント》過形成性病変でも，病変表面に茶褐色の微小血管を認めることがある．pit の形が星芒状であることと白色調の marginal crypt に囲まれた pit 内腔が茶色〜黒色調であることが診断の決め手である．

Ⅱ．診断のプロセス　［大腸］

若年性（Juvenile）ポリープ

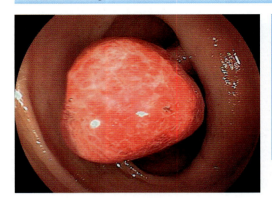

（特徴的所見）
- 発赤と褪色が混在した，全体としては発赤調のポリープである．このように有茎性のことが多い．
- 粘液の付着が強くpit patternの詳細は不明瞭であるが，密度の粗な大型の不整ⅢL型pitを呈する．
  - ◆癌化はほとんどないが，出血による貧血や腸重積の原因になりうるので切除が望ましい．
  - ◆幼少時に好発する．自然脱落傾向が強い．

Peutz-Jeghers ポリープ

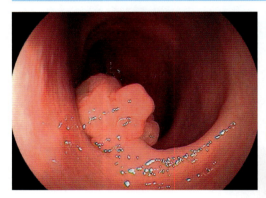

（特徴的所見）
- 本病変は偽茎（pseudo-stalk）を有しており，分葉状である．
  - ◆腫瘍の形態，色調，pit patternはさまざまで特徴がなく，腺腫との鑑別が困難なこともある．
  - ◆粘液産生が著明なことが多く，表面に粘液が付着していることが多い．

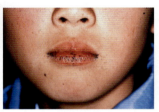

Peutz-Jeghers症候群（ポリポーシス）に見られる口唇の色素沈着

転移性大腸癌

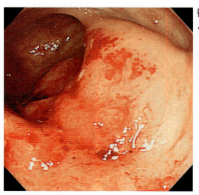

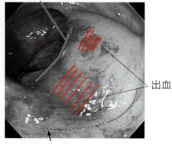

観察時の動きや空気量の変化により，硬化所見が明瞭となる

出血

隆起の境界がはっきりしない

（特徴的所見）
- 不整分葉した粘膜下腫瘍様の形態を呈し，硬化所見を有している．易出血性である．
  - ◆悪性リンパ腫，子宮内膜症，粘膜下腫瘍などとの鑑別が必要である．

160

GIST〔直腸，最大径 40 mm〕

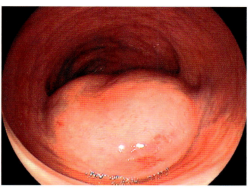
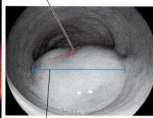

潰瘍はないが分葉傾向がある

管腔のほぼ半分を占める大きさ

（特徴的所見）
- 半球状の弾性硬の粘膜下腫瘍として観察される．
- 本症例は完全に正常粘膜で覆われているが，大きいこと，分葉傾向があることから悪性 GIST が疑われる．
  - ◆良悪性の鑑別は，大きさ，形態の不整度（結節分葉傾向），中心潰瘍の有無などである．

カルチノイド

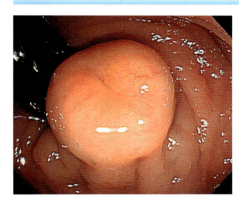

（特徴的所見）
- 中心陥凹を伴い，頂上がわずかに黄色調を呈する弾性硬の粘膜下腫瘍である．鉗子で触れると硬い．
- このように無茎性隆起の形態を呈することが多い．
- 中心陥凹を伴っている．
  - ◆直腸に見られることが多い．
  - ◆顆粒細胞腫との形態学的鑑別は困難で，超音波内視鏡などを用いて鑑別する．

参考症例

カルチノイドの鑑別

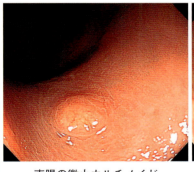
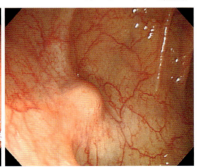

直腸の微小カルチノイド　　横行結腸の顆粒細胞腫

大腸の顆粒細胞腫とカルチノイドを形態学的に鑑別することは，一般的には困難である．カルチノイドは直腸に好発するが，顆粒細胞腫は結腸に発生することが比較的多い．

大腸隆起

Ⅱ．診断のプロセス ［大腸］

海綿状血管腫

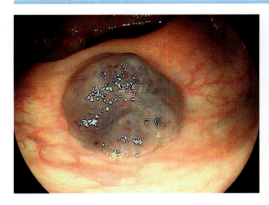

（特徴的所見）
- 弾性軟で暗紫色の分葉状の粘膜下腫瘍として観察される．
- 腫瘍の表面に，毛細血管が集合した微小発赤の散在を認める．
- 広基性〜無茎性を呈することが多い．
  ◆表面が炎症やびらんを起こすと，色調が発赤調になることもある．

参考症例

海綿状血管腫と他病変の鑑別

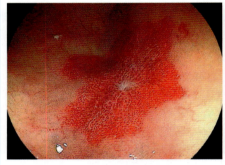

毛細血管拡張（telangiectasia）

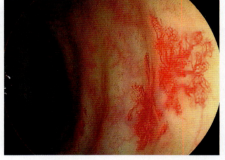

肝硬変患者に認めた毛細血管拡張（telangiectasia）

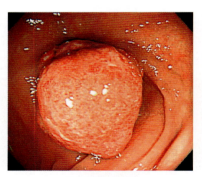

海綿状血管腫
暗紫色を呈しておらず厚い粘膜に覆われている．

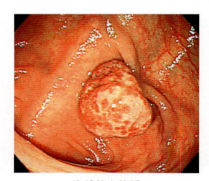

海綿状血管腫
暗紫色を呈しておらず厚い粘膜に覆われているが，一部びらん化している．

脂肪腫

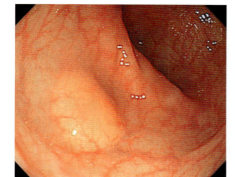

（特徴的所見）
- 黄色調の柔らかい粘膜下腫瘍として観察される．長径に比して高さは低く，境界不明瞭なことが多いが，無茎性〜有茎性になることもある．
- 鉗子で押すと柔らかく弾力性がある（クッションサイン）．
  - ◆回盲部が好発部位である．
  - ◆脂肪の色を反映して通常は黄色調であるが，炎症を伴い発赤調を呈することもある．
  - ◆無茎性〜有茎性の大きなものは，潰瘍して出血の原因になりうる．

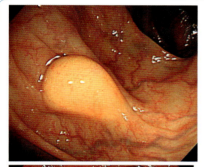

脂肪腫
黄色調である．

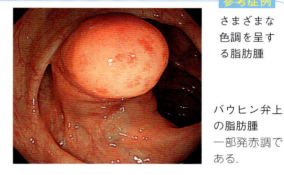

参考症例

さまざまな色調を呈する脂肪腫

バウヒン弁上の脂肪腫
一部発赤調である．

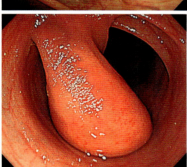

脂肪腫
被覆粘膜が炎症を起こすと発赤調になる．

リンパ管腫

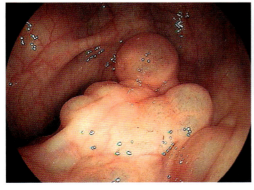

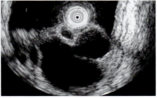

リンパ管腫のEUS像
多房性の嚢胞様構造を呈している．

（特徴的所見）
- 隆起に透明感があり，内部に液体が貯留していることが示唆される．
- 多房性の柔らかい嚢胞状構造を呈する粘膜下腫瘍として観察される．
  - ◆広がりの診断を含めた確定診断には超音波内視鏡観察が有用である．

大腸隆起

II. 診断のプロセス ［大腸］

CMSEP（colonic mucosubmucosal elongated polyp）

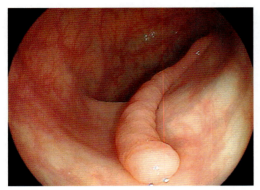

〔特徴的所見〕
- 表面は正常粘膜で覆われており，このように細長い有茎性病変として認められることが多い．
  - ◆粘膜下組織は静脈とリンパ管の拡張と浮腫状の疎性結合織からなる．筋層はない．
  - ◆炎症性ポリープとは異なり，ポリープ周囲粘膜の血管透見には乱れがない．

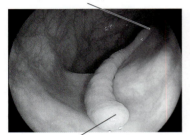

ポリープの基部
可動性がある

参考症例

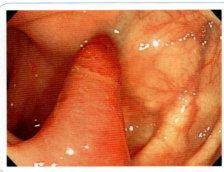

頭部が脱落した茎部浸潤 O-Ip 型大腸 SM 癌
ペニス様所見（penis like appearance）を呈している．

腸管嚢胞性気腫症（PCI；pneumatosis cystoides intestinalis）

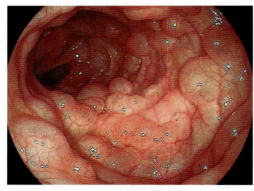

〔特徴的所見〕
- 透明感（透光性）のある，半球状の隆起が密集している．
  - ◆個々の隆起はそれぞれ独立して内部に空気が貯留した，多発する気腫性嚢胞である．
  - ◆腹部単純X線写真で腸管壁に沿った空気像が特徴的である．
  - ◆超音波内視鏡観察での空気の存在の確認も有用である．

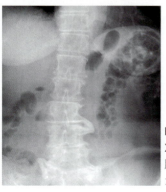

PCI の腹部単純X線写真
腸管壁の気腫像が明瞭である．

参考症例

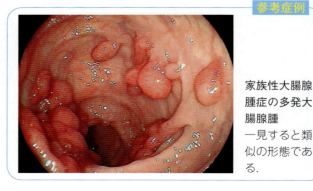

家族性大腸腺腫症の多発大腸腺腫
一見すると類似の形態である．

164

腸管子宮内膜症〔S状結腸〕

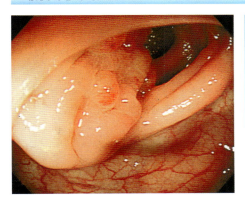

(特徴的所見)
- 粘膜のひきつれを伴う不整な粘膜下腫瘍様隆起性病変.
- 中央には再生上皮様の結節顆粒状変化を伴っている.
- 明らかな上皮性腫瘍の所見を認めない.
    - ◆鉗子生検では診断がつかないことも多い.
    - ◆一般に，多彩な粘膜下腫瘍様病変の形態像をとる.

粘膜脱症候群 (MPS；mucosal prolapse syndrome)

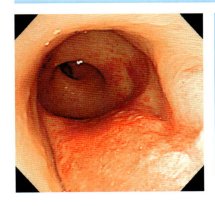

(特徴的所見)
- 発赤したなだらかな粘膜下腫瘍様隆起であるが癌のような硬さは見られない.
    - ◆直腸前壁に好発する．排便困難や排便時のいきみの強い患者に発症する．診断の過程で，この排便習慣を把握することが，1つのポイントである.
    - ◆本症例のような扁平隆起型，隆起型や潰瘍形成型などさまざまな形態をとり，腫瘍との鑑別が必要である．生検で病理組織学的に特徴的な所見 (fibromuscular obliteration) を呈する.

参考症例

さまざまな形態を呈する粘膜脱症候群

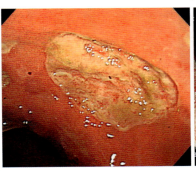
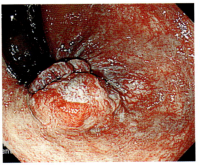

潰瘍型
宿便性潰瘍や急性出血性直腸潰瘍が鑑別としてあげられる.

隆起型
病変中央がびらん化している．癌との鑑別が重要であるが，表面微細構造，びらん・潰瘍の辺縁状に注意を払うことと，生検病理診断依頼の際に粘膜脱症候群に特異的な所見があるか否かを問うコメントを書き加えることが大切である.

Ⅱ．診断のプロセス ［大腸］

SSA/P

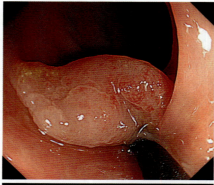

（特徴的所見）
- 右側結腸に多い．
- 粘液の付着が強い．
- 分葉した雲状無茎性隆起を呈する（clouded surface）．
- 拡大観察で，開大した星芒状（Ⅱ型）pit pattern（開Ⅱ型 pit pattern，Open typeⅡ pit pattern）を呈する．
（SSA/Pの項，298ページ参照）

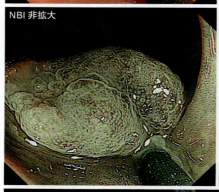
NBI 非拡大

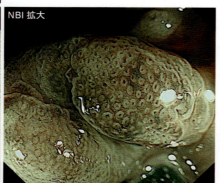
NBI 拡大

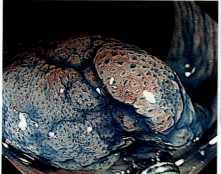

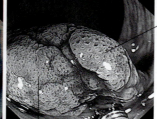
開Ⅱ型 pit pattern

通常の Ⅱ型 pit pattern

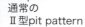

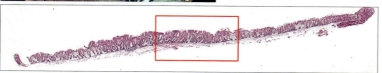

① 陰窩の拡張，② 陰窩の不規則分岐，③ 陰窩底部の水平方向への変形（逆Ｔ字・Ｌ字型）→このうち２因子以上を病変の10％以上の領域に認めるものをSSA/Pと定義する（大腸癌取扱い規約）．

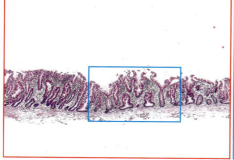
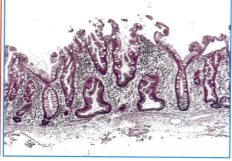

Cap polyposis

〔特徴的所見〕
- ポリープはタコイボ状の形態で表面は浮腫・発赤・びらん状であり，組織学的に膿性線維素性滲出物と炎症性肉芽腫で覆われることが特徴である．
  ◆ 時に，発赤した平坦状形態（LST-NG類似）をとる．粘膜脱症候群（MPS）との異同が問題となっている（p.350参照）．

Column

クッションサイン

　消化管粘膜下腫瘍とは，広義には正常粘膜に覆われた腫瘍であり，狭義にはそれぞれの消化管における構成成分の腫瘍性増殖である．一般に非上皮性腫瘍には，①粘膜下層の正常構成成分の増殖によるもの（脂肪腫，平滑筋腫，リンパ管腫など）や，②構成成分ではない組織の増殖による腫瘍（カルチノイド，転移性腫瘍など）がある[1]．

　クッションサインとは，そのような消化管粘膜下腫瘍における内視鏡所見の一つである．1983年にChuら[2]が胃脂肪腫の内視鏡所見として最初に報告したものと考えられる．つまり，内視鏡観察下に閉じた鉗子による圧迫を加えると，病変がスポンジ様に容易に凹むサインである（図）．

　このクッションサインは，脂肪腫，リンパ管腫，腸管嚢胞性気腫症などにおいて認められ，カルチノイド，平滑筋腫瘍，神経原性腫瘍などの充実性腫瘍においては認められない．消化管粘膜下腫瘍における内視鏡診断は，このクッションサインを代表とする病変の可変性のほか，形態（有茎性・無茎性）や色調（同色・黄色・黒色・暗赤色調），広がり（単発・多発）などをもとになされるのが一般的である．通常内視鏡診断にてある程度の確診は得られるが，生検による病理組織診断や超音波内視鏡（EUS）診断を加えることで，より正確な診断が可能となる．

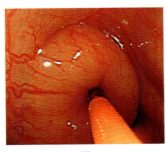

図

文　献
1) 石塚俊一郎, 吉本一哉, 酒井義浩：日本臨牀 別冊 消化管症候群（下巻）．540-542，日本臨牀社，大阪，1994
2) Chu AG, Clifton JA：Gastric lipoma presenting as peptic ulcer：Case report and review of the literature. Am J Gastroenterol 1983；78：615-618

〔松田尚久，佐野　寧〕

[大腸]

ひ だ

寺井　毅，阿部哲史

大腸のひだの異常所見を認めた場合，そのひだの所見が腫瘍性病変に伴うものか炎症性病変に伴うものかを見極めることが重要である．腫瘍性病変の場合，腫瘍自体あるいは内視鏡処置後（生検，ポリペクトミー，EMR，ESDなど）に生じたひだの変化である．これに対して炎症性病変の場合，ひだの所見とはハウストラの変化である．そのうえで，ひだの所見を内視鏡所見の一つに加味して診断に活用する．

腫瘍性病変に伴うひだの所見（図）

内視鏡的な処置がされていない状態で，腫瘍性病変に向かってひだ集中を認める場合，その病変は粘膜下層以深への浸潤癌と考えられる．とくに，ひだ集中像が空気量を増やした状態においても再現性のあることが重要である．ひだ集中所見の判定は困難なことがあるので，**十分な空気量**で慎重に判定することが必要である．

1．ひだの方向

ひだ集中所見を診断するうえで，ひだの方向は重要である．管腔の軸に対して長軸方向にひだが寄った所見を認めるときは，ひだ集中所見である可能性が高い．これに対して，

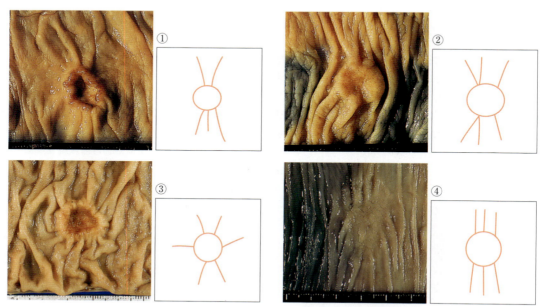

図　ひだの種類

①〜③：管腔の軸に対して複数の長軸方向のひだが寄った所見は浸潤癌に伴ったひだ集中である可能性が高い．
④：LSTでは管腔の軸に対して短軸方向のひだの所見を認めることがある．「ひだ乗り上げ所見」としてひだ集中と区別する必要がある．

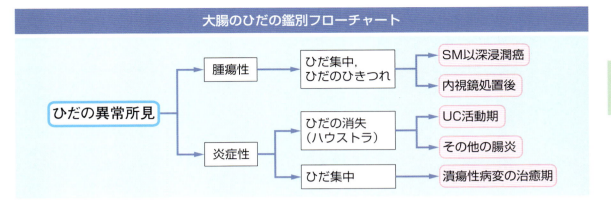

後述するいわゆる大腸側方発育型腫瘍（LST）では管腔の軸に対して短軸方向のひだ所見であることが多い．管腔の軸に対して短軸方向のひだ所見は，慎重に判断する必要がある．

2．ひだの数

病変に向かって複数のひだを認める場合は，ひだ集中所見が確実である．しかしながら1本のみのひだ集中所見も存在する．判断に迷う場合は他の検査を追加して総合的に判定するべきである．

3．処置に伴うひだ集中

病理組織生検や内視鏡切除によっても粘膜下層に線維化をきたし，ひだ集中所見を呈することがあるので注意を要する．この場合は，被検者に大腸内視鏡検査や治療の有無について十分に問診することや，前医に確認することによって鑑別が可能である．とくに前医の情報が得られない状態で癌を疑う病変の1点にひだ集中を認めた場合，これらの可能性も常に考慮して，超音波内視鏡などの検査を加味して多角的に判断する必要がある．

4．LSTにおけるひだ所見

LSTでは，ひだ集中に類似した所見を認めることがあるので注意を要する．すなわち管腔の軸に対して短軸方向のひだを病変内に連続性に認めることがある．この所見はLSTが大腸粘膜のひだに乗り上げるように発育した結果であって粘膜下層の変化を反映していないと考えて，「ひだ乗り上げ所見」としてひだ集中とは区別する必要がある[1]．

炎症性病変に伴うひだの所見

炎症性疾患の治癒期にもハウストラの異常を認めることがある．腸結核にみられる治癒期でのハウストラの異常（偽憩室），虚血性大腸炎，潰瘍性大腸炎，クローン病などにおける潰瘍瘢痕のひだ集中を認めることがある．

文　献
1) 寺井　毅，今井　靖，二瓶英人，他：LSTの臨床的意義（3）臨床病理学的検討からみたその特殊性．早期大腸癌　1998；2：505-516

Ⅱ．診断のプロセス　[大腸]

T1a癌〔0-Ⅱc+Ⅱa，高分化管状腺癌〕

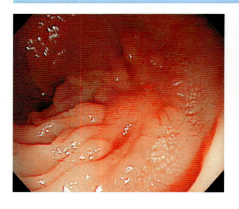
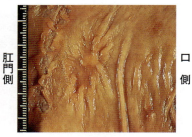

◆切除標本固定写真でも，ひだ集中所見を認める．

（特徴的所見）
- 直腸に25 mmの発赤調の陥凹性病変を認める．陥凹面は領域性および硬さを伴っている．
- 病変に対して放射状にひだ集中所見を認める．
- 腫瘍辺縁に白斑を伴っている．

　◆SM 600 μm浸潤，ly1, v1, n（−）

T1b癌〔0-Ⅱa+Ⅱc，高分化管状腺癌〕

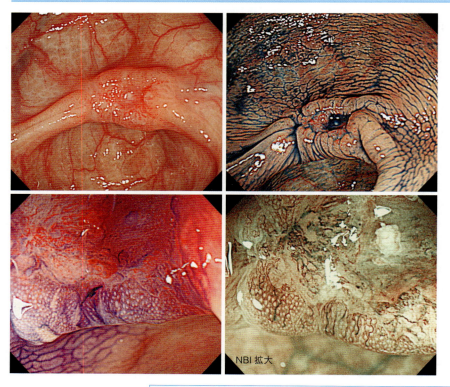

NBI拡大

（特徴的所見）
- 横行結腸に8 mmの陥凹性病変を認める．陥凹面は明瞭な領域性と硬さを有する．
- 病変の短軸方向からひだ集中所見を伴っている．
- クリスタルバイオレット染色で，陥凹部はⅤɪ高度不整のpit patternを認める．
- NBI拡大で，surface patternは不明瞭で，大小不同の血管と無血管部を認め，JNET分類Type 3と診断．

　◆SM 1,250 μm浸潤，ly1, v1, n（−）

170

T1b癌〔0-Ⅱa+Ⅱc，高分化管状腺癌〕

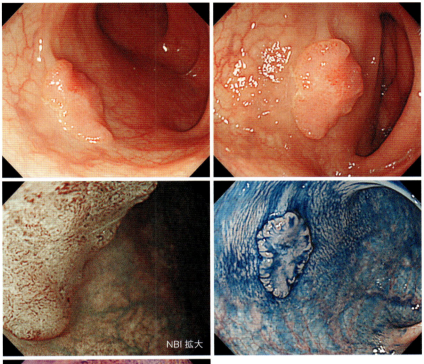
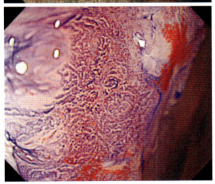

(特徴的所見)
- S状結腸に18 mmの発赤調病変を認める．短軸方向からひだを伴うが，空気量を減じても恒常的にひだを認め，ひだ集中所見と考える．
- インジゴカルミン散布で病変中央に陥凹を認める．クリスタルバイオレット染色で，陥凹部はⅤI高度不整のpit patternを認める．
- NBI拡大で，大小の血管の口径不同を認めJNET分類 Type 2Bと診断．

◆SM 1,100 μm 浸潤，ly0, v0, n（−）

T1b癌〔0-Ⅱa+Ⅱc，高分化管状腺癌〕

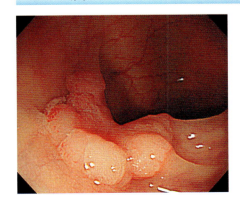
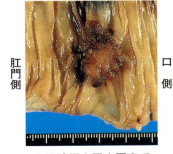

◆切除標本固定写真でも，ひだ集中所見を認める．

(特徴的所見)
- 横行結腸に26 mmの硬さを伴った陥凹性病変を認める．
- 病変に対して複数のひだ集中所見を認める．
- 空気量を増加してもひだ集中所見は再現性をもって認める．

◆SM 1,100 μm 浸潤，ly0, v0, n（−）

大腸
ひだ

Ⅱ. 診断のプロセス ［大腸］

T2癌〔2型（Ⅰs＋Ⅱc様），中分化管状腺癌〕

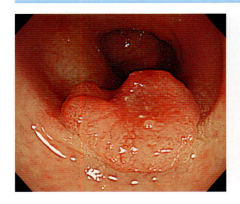

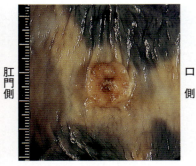

◆切除標本固定写真上，ひだ集中が明らかである．

（特徴的所見）
- S状結腸に16 mmの発赤調の陥凹を伴った隆起性病変を認める．
- 腸管の軸に短軸方向にわずかにひだ集中所見を認める．
- 腫瘍辺縁に白斑を伴っている．
- 空気量が多めでも，腫瘍中心部は硬さを認める．

◆MP浸潤，ly1, v0, n（＋）

T2癌〔2型（Ⅱa様），高分化管状腺癌〕

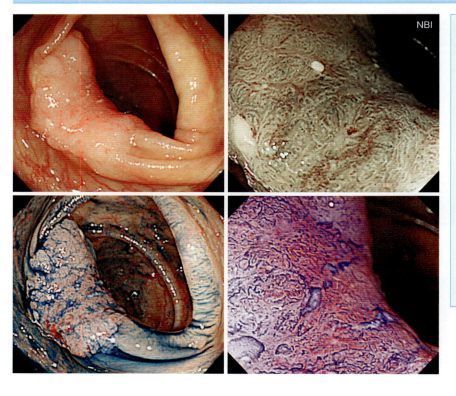

（特徴的所見）
- 横行結腸に32 mmのやや褪色調の病変．短軸方向からひだ集中所見を認める．
- NBI拡大で，surface patternは一部不明瞭であり，血管所見はさまざまで途絶像も認める．JNET分類Type 2Bである．
- クリスタルバイオレット染色で，VI高度不整のpit patternを認める．

◆MP浸潤，ly0, v0, n（－）

直腸カルチノイド〔NET G1〕

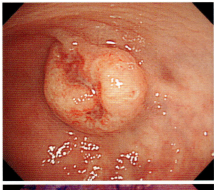
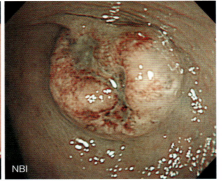
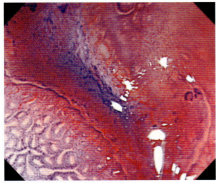

（特徴的所見）
- 直腸に30 mmの中心陥凹を有する褪色調の病変を認める．短軸方向からひだ集中所見を認める．
- NBIで，病変隆起部の血管は乏しく，陥凹周辺に不整な血管を認める．
- クリスタルバイオレット染色で，中心陥凹部は無構造のVNのpit patternを認める．

ポリペクトミー後遺残再発病変〔0-Ⅰs〕

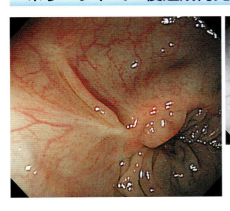
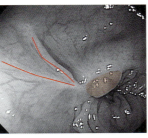

（特徴的所見）
- S状結腸の4 mmの発赤調のⅠs病変を認める．
- S状結腸9 mmⅠs高異型度管状腺腫ポリペクトミー後の遺残再発病変である．
- 病変は，直線的な瘢痕に接するように存在する．
- 瘢痕に対してひだ集中がみられる．

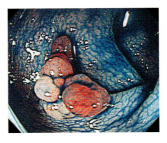

◆治療前病変

大腸 ひだ

II. 診断のプロセス ［大腸］

EMR 後遺残再発病変〔0-IIa（LST-NG）〕

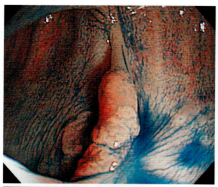
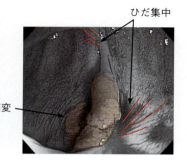
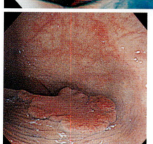

◆治療前病変

（特徴的所見）
- ひだ集中を伴う瘢痕に接するように病変が存在する．
- インジゴカルミン色素散布により，ひだ集中は明瞭となる．
- 横行結腸，18 mm，IIc+IIa（LST-NG）高異型度管状腺腫 EMR 1 年後遺残再発病変である．追加ポリペクトミーにより以後再発を認めていない．

EMR 後瘢痕

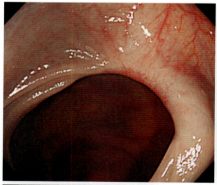
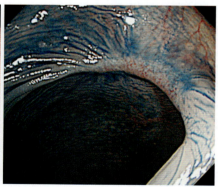
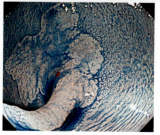

◆治療前病変

（特徴的所見）
- 下行結腸 25 mm の LST-NG 低異型度管状腺腫 EMR 5 カ月後の瘢痕．
- 瘢痕に対して短軸方向からひだ集中所見を認める．
- 内視鏡治療後の瘢痕は，経過により不明瞭になることがある．

腺腫〔0-Ⅱa（LST-NG），低異型度管状腺腫〕

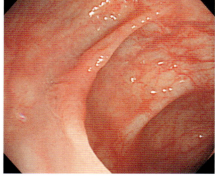 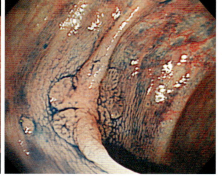

（特徴的所見）
- 腸管のひだに乗り上げるように25 mmの病変が存在する．
- 腫瘍辺縁にわずかな白斑を認める．
  - ◆インジゴカルミン色素散布により，病変とひだの関係が明瞭となる．

腺腫〔0-Ⅱa（LST-NG），高異型度管状腺腫〕

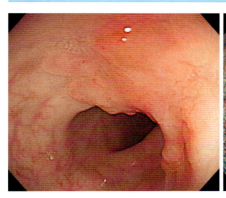 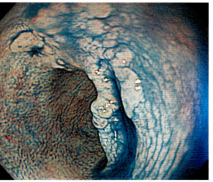

（特徴的所見）
- S状結腸のハウストラにまたがった発赤として病変が認識される．25 mmの病変．
- 腫瘍辺縁にわずかな白斑を認める．
  - ◆発赤と血管網の途絶から病変の存在を診断する．

T1a癌〔0-Ⅱa＋Ⅱc（LST-NG），高分化管状腺癌〕

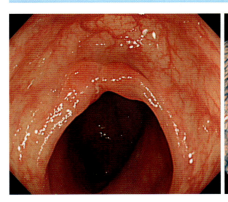 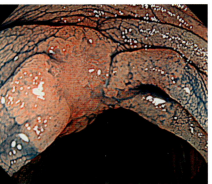

（特徴的所見）
- 横行結腸のひだ上に16 mmの発赤病変を認める．
- インジゴカルミン色素散布の拡大により，病変中央部に集まるひだの所見が明瞭になる．
  - ◆SMにわずかに400 μm浸潤する病変であった．

陳旧性腸結核

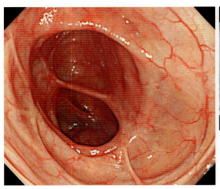
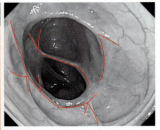

複数のひだ集中様所見

(特徴的所見)
- 回盲部にハウストラの変形による複数のひだ集中様所見(偽憩室)を認める.
  - ◆肺結核の既往が明らかでないこともある.

活動性腸結核

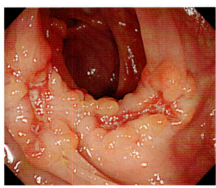
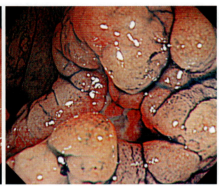

(特徴的所見)
- 輪状潰瘍に伴い,ハウストラの変形を認める.インジゴカルミン散布拡大では,陥凹周辺部は正常粘膜とわかる.
  - ◆病理学的に乾酪性壊死を認めることはまれである.

潰瘍性大腸炎〔寛解期〕

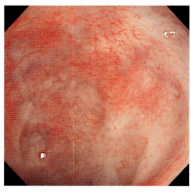
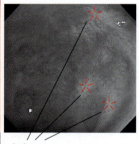

瘢痕によるひだのひきつれ

(特徴的所見)
- 血管透見をわずかに認める発赤粘膜に,ひだのひきつれた白色の変化を認める.
- 潰瘍性大腸炎の寛解期に,活動性のあった部位に一致して認める.

潰瘍性大腸炎〔活動期〕

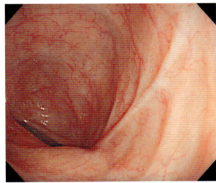

（特徴的所見）
- 結腸ハウストラの消失，びまん性の粘膜のびらん，浮腫を認める．
- 血管透見の低下を認める．
    ◆潰瘍性大腸炎の活動期に認める．

クローン病〔寛解期〕

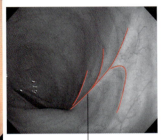

ひだのひきつれ

（特徴的所見）
- クローン病の寛解期に，炎症のあった局在に一致して認める．
- 腸管に対して縦走化傾向の瘢痕を認める．
- 背景の血管透見は保たれている．

大腸 ひだ

II．診断のプロセス　［大腸］

［大腸］

陥　凹

鶴田　修，向笠道太，永田　務

　陥凹は大腸の上皮性腫瘍・非腫瘍いずれにも存在するが，上皮性腫瘍における陥凹の存在は質，深達度を判定するうえで重要な所見である（**表**）．本稿では陥凹の存在発見から質・深達度診断までのプロセスを解説する．

病変の発見

　陥凹を有する病変を発見する場合，最初から陥凹を認識することは少なく，隆起（Ⅰ）型の場合は隆起として，表面（Ⅱ）型の場合は色調の変化，血管透見像の消失，白斑の存在，半月ひだのくびれ，凹凸，引きつれ，などとして病変の存在に気づくことが多い．

陥凹の有無の確認

　病変を発見したら陥凹を有しているか否かを確認しなければならない．深い陥凹や白苔の付着するような陥凹はすぐ認識できるが，浅い陥凹は病変表面を注意深く観察し，必要に応じて色素（インジゴカルミン）散布を行い，陥凹の有無を確認しなければならない．

表　陥凹を有する大腸病変

	陥凹主体	隆起主体
上皮性腫瘍		
腺腫	+	+
癌	+	+
カルチノイド	−	+
上皮性非腫瘍		
過形成性ポリープ	+	まれに＋ *
粘膜逸脱症候群	+	+
炎症性腸疾患（潰瘍性大腸炎，クローン病）	+	まれに＋ **
腸結核	+	まれに＋ **
虚血性腸炎	+	まれに＋ **
単純性潰瘍（ベーチェット病）	+	−
感染性腸炎	+	まれに＋ **
その他		
非上皮性腫瘍		
Gastrointestinal stromal tumor（GIST）	−	+
脈管系腫瘍	−	+
リンパ系腫瘍（MALT リンパ腫，悪性リンパ腫など）	まれに＋	+
脂肪腫	−	+
顆粒細胞腫	−	+
その他		

＊：inverted hyperplastic polyp　　＊＊：炎症性ポリープ

陥凹主体の病変か，隆起主体の病変か？

陥凹が確認された場合は，病変全体に占める陥凹の割合で陥凹が主体の病変か隆起が主体の病変かを見分けなければならない．

陥凹の性状

1．陥凹が主体の場合

1）上皮性腫瘍か，上皮性非腫瘍か，非上皮性腫瘍か？

陥凹が主体の病変の場合は上皮性腫瘍，上皮性非腫瘍ともに非腫瘍による辺縁隆起成分を伴うことが多く，両者の鑑別は陥凹部で行わなければならない．また，非上皮性腫瘍は陥凹が主体となることはほとんどないが，リンパ系腫瘍でまれに陥凹を主体とする場合がある．

陥凹辺縁：上皮性腫瘍性陥凹の辺縁は不整形にはみ出している場合が多く，しかも境界が明瞭である．それに対し上皮性非腫瘍性陥凹は類円形ではみ出しは少なく，境界は不明瞭である．また，リンパ系腫瘍では不整形なはみ出しは認めないことが多い．

陥凹面：陥凹面において上皮性腫瘍性病変は正常粘膜模様（無名溝）が消失し，上皮性非腫瘍性病変は残存することが多い．また，拡大観察では上皮性腫瘍性病変は腫瘍性 pit（工藤分類のⅢs，ⅢL，Ⅴ型）を，上皮性非腫瘍性病変では非腫瘍性 pit（Ⅰ，Ⅱ型）を呈し，NBI 下拡大観察では上皮性腫瘍性病変は通常より拡張した茶色の網目状血管（JNET 分類 Type 2）を認めるが，上皮性非腫瘍性病変では血管が確認できない場合が多い（JNET 分類 Type 1）．リンパ系腫瘍では無名溝は存在しないが非腫瘍 pit で覆われている場合が多い．

2）腺腫か癌か？

腫瘍が疑われる場合は腺腫か癌かの鑑別も行う．大きい病変ほど癌である確率は高くなる．また拡大観察では癌はⅤ型 pit を，腺腫ではⅢs，ⅢL 型 pit を呈する場合が多く，NBI 下拡大観察では癌は JNET 分類 Type 2B または 3 を，腺腫では JNET 分類 Type 2A を呈する場合が多い．

3）深達度は？

癌の場合，治療法選択のために必ず深達度診断を行わねばならない．外科的治療の適応となる SM massive（T1b）以深への浸潤の指標としては明瞭な陥凹の存在，NPG 様発育をする隆起（Ⅰ）型病変，緊満感を伴う陥凹内隆起の存在，病変全体の緊満感，伸展不良所見の存在，などが挙げられる．また，拡大観察ではⅤN，高度不整ⅤI 型 pit の存在は T1b 以深への浸潤の指標となる所見であり，NBI 下拡大観察では領域性のある JNET 分類 Type 3 の存在は T1b 以深への浸潤の指標となる所見である．さらに，診断に迷った場合には超音波内視鏡が有用な場合がある．

2．隆起が主体の病変

1）上皮性腫瘍か，上皮性非腫瘍か，非上皮性腫瘍か？

隆起が主体で病変に占める陥凹の割合が少ない病変では，隆起部の性状で上皮性腫瘍・非腫瘍を鑑別することが多い．すなわち，病変の辺縁や表面が凹凸不整な病変ほど腫瘍性病変が多く，さらに同部の拡大観察で腫瘍性 pit（ⅢL，Ⅳ，Ⅴ型様）か非腫瘍性 pit（Ⅰ，Ⅱ型）かを，NBI 下拡大観察で JNET 分類 Type 1 かその他かを見ることにより，高い確率で上皮性腫瘍・非腫瘍の鑑別が可能となる．非上皮性腫瘍は隆起が主体の病変がほとん

Ⅱ．診断のプロセス　［大腸］

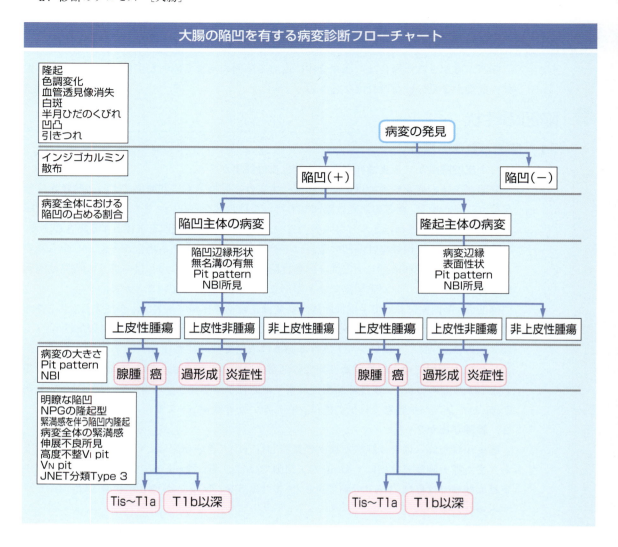

どであるが，びらん・潰瘍の形成のない場合は陥凹部は小さく，隆起部も陥凹部もⅠ型 pit を呈している．

2）腺腫か癌か？

　陥凹が主体の病変同様に大きい病変ほど癌である確率は高くなる．また異型の強い腺管は陥凹部に存在することが多く，拡大観察ではとくに陥凹部を注意深く観察すべきである．癌はⅤ型 pit を，腺腫ではⅢL，Ⅳ型 pit を呈する場合が多く，NBI 下拡大観察で癌は JNET 分類 Type 2B または 3 を呈する場合が多い．

3）深達度は？

　外科的治療の適応となる T1b 以深への浸潤の指標は陥凹主体の病変と同様で，明瞭な陥凹の存在，NPG 様発育をする隆起（Ⅰ）型病変，緊満感を伴う陥凹内隆起の存在，病変全体の緊満感，伸展不良所見の存在，などが挙げられる．また，拡大観察も陥凹部を注意深く観察し，V_N 型 pit，高度不整 V_I 型 pit が存在すれば，また NBI 下拡大観察で領域性のある JNET 分類 Type 3 が存在すれば T1b 以深への浸潤を疑うべきである．診断に迷った場合には超音波内視鏡が有用な場合があるが，丈の高い病変では減衰のために描出はかなり困難となる．

腺腫〔Ⅱc様〕

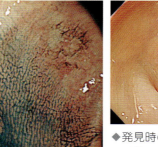
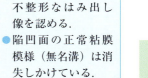

◆発見時の内視鏡像では血管透見の消失した淡い発赤域として認識される.

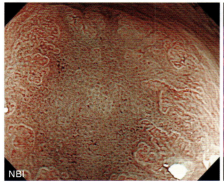
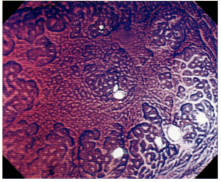

(特徴的所見)
- 陥凹辺縁は明瞭で不整形なはみ出し像を認める.
- 陥凹面の正常粘膜模様（無名溝）は消失しかけている.
- 軽度の辺縁隆起を伴うことが多い.
- NBI下拡大像は陥凹部に一致して，JNET分類Type 2Aを認める.
- クリスタルバイオレット染色拡大像は陥凹部に一致して，周辺の正常pitより小さいⅢs型pitを認める.

大腸陥凹

Tis癌〔0-Ⅱc〕

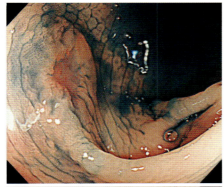
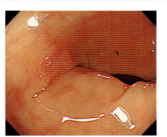

◆発見時の内視鏡像では血管透見の消失した淡い発赤域として認識される.

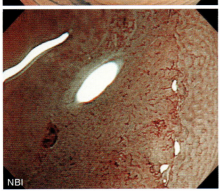
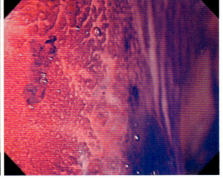

(特徴的所見)
- 陥凹辺縁は明瞭で不整形なはみ出し像を認める.
- 陥凹面の無名溝は消失しかけている.
- 軽度の辺縁隆起を伴うことが多い.
- NBI下拡大像は陥凹部に一致して，JNET分類Type 2Bを認める.
- クリスタルバイオレット染色拡大像は陥凹部に一致して，軽度不整ⅤI型pitを認める.

Ⅱ．診断のプロセス ［大腸］

吸引による陥凹

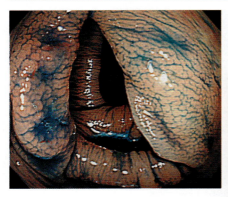

（特徴的所見）
- 陥凹辺縁は不明瞭である．
- 陥凹面に無名溝を認める．

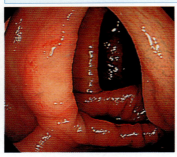

◆発見時の内視鏡像
（色素散布前）．

NSAIDs 腸炎

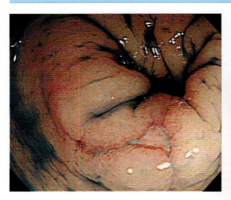

（特徴的所見）
- 陥凹辺縁に不整形なはみ出し像は認めない．
- 蠕動により，腸管内の様相が変化している．

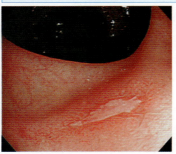

◆発見時の内視鏡像
（色素散布前）．

ベーチェット病

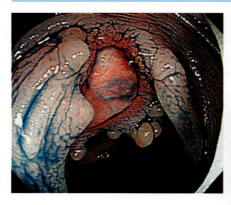

（特徴的所見）
- 回盲弁上唇～上行結腸の深い潰瘍性病変である．
- 潰瘍辺縁に再生性変化を認める．
  ◆ベーチェット病の診断として，打ち抜き様の深い潰瘍が挙げられる．

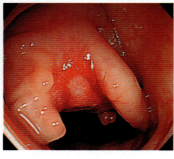

◆発見時の内視鏡像
（色素散布前）．

182

感染性腸炎〔サルモネラ腸炎〕

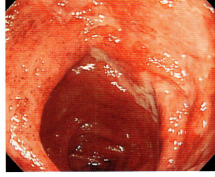

（特徴的所見）
- びまん性の炎症の中に潰瘍が存在する．

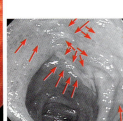

偽膜性大腸炎〔回復期〕

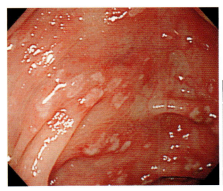

（特徴的所見）
- 多発した偽膜と，偽膜周囲の発赤を認める．治癒過程の偽膜性腸炎の偽膜は丈が低くなり陥凹様にみえる場合がある．

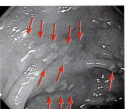

腸結核〔盲腸〕

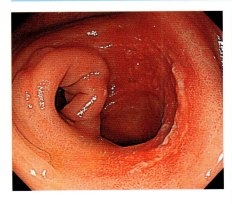

（特徴的所見）
- 輪状傾向を有する浅い潰瘍性病変である．回盲部に多く存在するが，他部位に存在する場合もある．
- 回盲弁が開大している．

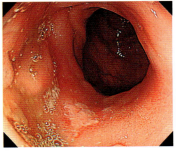

◆本症例の腸結核の横行結腸病変．やはり輪状傾向を有する潰瘍性病変である．

大腸陥凹

Ⅱ. 診断のプロセス ［大腸］

虚血性大腸炎

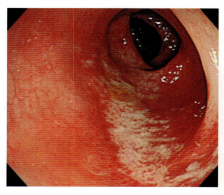
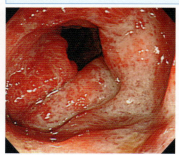

(特徴的所見)
- 脾彎曲部〜S状結腸に多く存在する縦走傾向を有する潰瘍性病変である．

◆本症例のもっとも変化の著明な部を呈示する．強い発赤，浮腫の中に浅い潰瘍性病変が存在する．

急性出血性直腸潰瘍

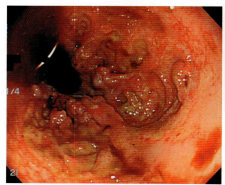
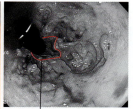

歯状線

(特徴的所見)
- 歯状線に接して，あるいは肛門管から下部直腸にかけて存在する不整形・地図状の潰瘍性病変である．

◆重篤な基礎疾患（とくに脳血管障害）を有する高齢者に多く，突然発症する大量下血が特徴である．

潰瘍性大腸炎

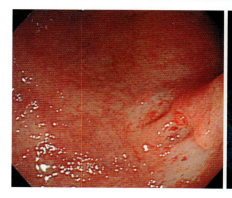
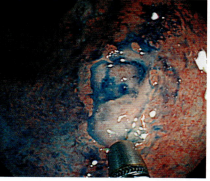

(特徴的所見)
- びまん性炎症の中に潰瘍が存在する．
- 潰瘍辺縁に不整形のはみ出し像は認めない．
- 色素散布近接像でも，潰瘍辺縁に不整形のはみ出し像は認めない．

クローン病

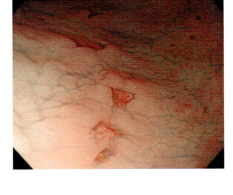

（特徴的所見）
- 縦走傾向を有するアフタ様病変の多発を認める．
- 陥凹辺縁に不整形のはみ出し像は認めない．

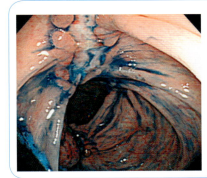

参考症例

クローン病の
典型像

病状が進行すると
縦走潰瘍の多発像
を呈示する．

悪性リンパ腫〔びまん性大細胞型〕

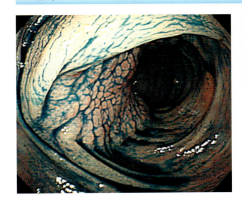

（特徴的所見）
- 陥凹境界は不明瞭である．
- 陥凹面は正常粘膜で覆われている．
- 粘膜下層以深の腫瘍により厚みを有し，全体に隆起してみえる．

陥凹主体の T1b 癌〔Type 0-Ⅰs+Ⅱc，明瞭な陥凹〕

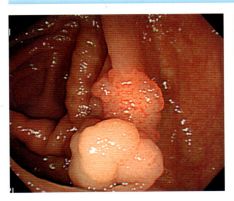

（特徴的所見）
- 陥凹主体の隆起型病変で，明瞭な陥凹が存在する．

大腸陥凹

185

Ⅱ．診断のプロセス ［大腸］

陥凹主体の T1b 癌〔Type 0-Ⅰs＋Ⅱc，NPG の隆起型〕

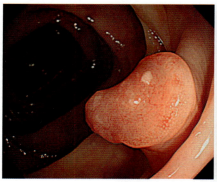 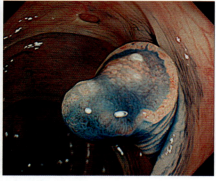

（特徴的所見）
- 陥凹主体の隆起型病変で，病変の立ち上がり部は非腫瘍上皮で覆われている．
- 色素散布像では，立ち上がり部の非腫瘍上皮が一段と明瞭になっている．

陥凹主体の T1b 癌〔Type 0-Ⅱa，緊満感を伴う陥凹内隆起〕

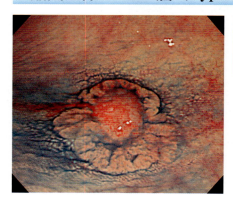

（特徴的所見）
- 陥凹主体の病変で，陥凹内に緊満感を伴う発赤した隆起が存在する．

陥凹主体の T1b 癌〔Type 0-Ⅱa，伸展不良〕

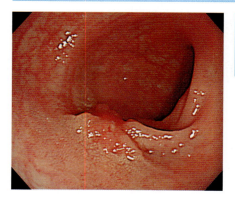

（特徴的所見）
- 伸展不良所見（ひだ集中，台状挙上）を認める．
  ◆伸展不良所見には弧の硬化，ひだ集中，台状挙上がある．

Inverted hyperplastic polyp

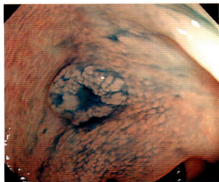

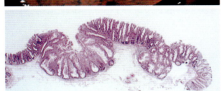

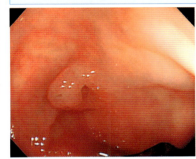

（特徴的所見）
- 扁平な隆起性病変の一部に陥凹が存在し，隆起部はみずみずしい過形成性ポリープの所見を呈する．
  - ◆拡大観察を行うと隆起部にも陥凹部にもⅡ型 pit を認める．

◆発見時の内視鏡像

大腸陥凹

陥凹を伴う隆起型 Tis 癌〔Type 0-Ⅱa＋Ⅱc〕

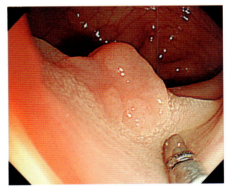

（特徴的所見）
- 隆起性病変の一部に発赤した浅い陥凹を認める．

発赤した浅い陥凹

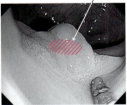

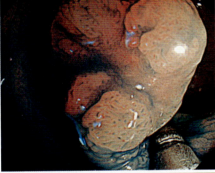

隆起性病変の中の浅い陥凹部は隆起部より異型が強いことが多い．色素散布像と拡大観察像を呈示する．

（特徴的所見）
- NBI 下拡大像は陥凹部に一致して，JNET 分類 Type 2B を認める．
- クリスタルバイオレット染色拡大像は陥凹部に一致して，Ⅵ型 pit を認める．

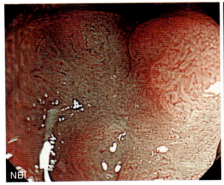
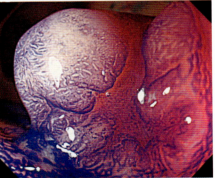

Ⅱ. 診断のプロセス ［大腸］

陥凹を伴う隆起型 Tis 癌〔Type 0-Ⅰs＋Ⅱc〕

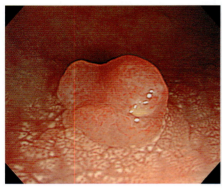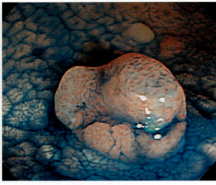

（特徴的所見）
- 隆起性病変の一部に発赤した浅い陥凹を認める．

浅い陥凹を伴う T1b 癌〔Type 0-Ⅰs＋Ⅱc，緊満感を伴う陥凹内隆起〕

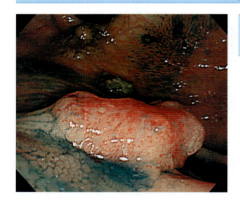

（特徴的所見）
- 浅い陥凹を伴う隆起型病変で，病変全体に緊満感を認める．

隆起主体の T1b 癌〔Type 0-Ⅰs＋Ⅱc，著明な陥凹〕

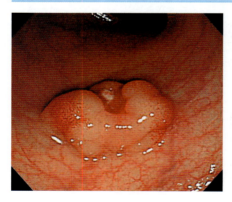

（特徴的所見）
- 隆起主体の隆起型病変で，著明な（境界明瞭で深い）陥凹が存在する．

隆起主体の T1b 癌〔Type 0-Ⅰs+Ⅱc，NPG の隆起型〕

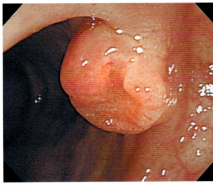
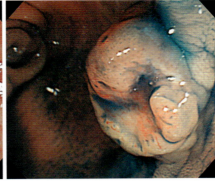

（特徴的所見）
- 陥凹面は狭く，隆起主体の隆起型病変で，病変の立ち上がり部は非腫瘍上皮で覆われている．
- 色素散布像では，陥凹部と立ち上がり部の非腫瘍上皮がいちだんと明瞭になっている．

隆起主体の T1b 癌〔Type 0-Ⅰs+Ⅱc，緊満感を伴う陥凹内隆起〕

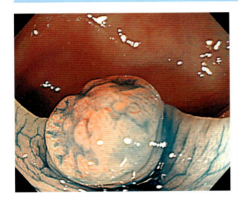

（特徴的所見）
- 隆起主体の隆起型病変で，浅い陥凹と陥凹内に緊満感を伴う隆起が存在する．

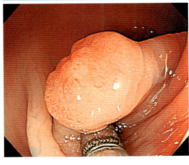

◆発見時の内視鏡像．色素がかかっていない時点で浅い陥凹と陥凹内に緊満感を伴う隆起を確認できる．

大腸陥凹

Ⅱ．診断のプロセス ［大腸］

隆起主体の T1b 癌〔Type 0-Ⅰs+Ⅱc，緊満感を伴う陥凹内隆起〕

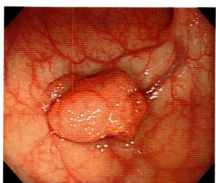
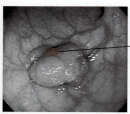

（特徴的所見）
- 隆起主体の隆起型病変で，病変中央付近に浅い陥凹と陥凹内に緊満感を伴う発赤した隆起が存在する．

浅い陥凹

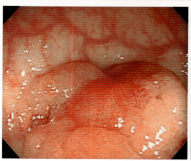
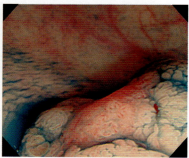

近接像　　　　　近接，色素散布像

- ◆近接像の色素なしと色素ありを呈示する．
- ◆浅い陥凹と陥凹内に緊満感を伴う隆起が明瞭となる．

隆起主体の T1b 癌〔Type 0-Ⅰs，伸展不良〕

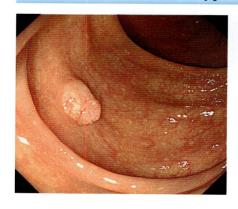

（特徴的所見）
- 病変を中心としたひきつれ（弧の硬化）を認める．
    ◆伸展不良所見には弧の硬化，ひだ集中，台状挙上がある．

[大腸]

アフタ・びらん

五十嵐正広

　アフタとは中心に白苔ないし白色の滲出物を伴い，周辺がやや腫大した2〜3 mm ほどの病変を表す用語である．一方，びらんとは粘膜の欠損を示す病理学的な用語である．したがってアフタもびらんの一部であり，びらんのなかで上述した特徴を有する病変がアフタと呼称される．アフタ・びらんは多彩な疾患（表）でみられる病変である．診断に当たっては主病変が存在する場合には診断は容易であるが，アフタ・びらんのみの場合には診断が困難なことがある．診断に当たってのフローチャートを次ページに示した．

腫瘍か非腫瘍か？

　アフタ・びらんを発見した場合，腫瘍性病変か非腫瘍性病変かの診断が重要である．
　腫瘍の場合には，粘膜下腫瘍様の隆起成分が目立ち，一部にびらんを伴い大小不同のことが多い．一方，炎症性の場合は，隆起があってもそれほど目立たずびらん面が広い．

主病変の有無

　病変がアフタ・びらんのみか，主病変が存在するかによって，診断手順は大きく左右される．主病変が存在する場合には，各疾患の特徴的な所見が観察されるので診断は容易である．すなわち，クローン病では縦走潰瘍や敷石状外観，結核では輪状潰瘍や瘢痕萎縮帯，潰瘍性大腸炎では連続した炎症像などで，アフタ・びらんは付随した病変として併存する場合が多い．

表　大腸のアフタ・びらんをきたす疾患

1．いわゆる "アフタ様大腸炎"	4．薬剤性腸炎
2．炎症性腸疾患	抗生物質
クローン病	NSAID
潰瘍性大腸炎	抗癌剤
単純性潰瘍	その他
ベーチェット病	5．虚血性大腸炎
3．感染性腸炎	6．大腸リンパ濾胞増殖症
アメーバ赤痢	7．アミロイドーシス
腸結核	8．悪性リンパ腫
その他の細菌性腸炎	9．その他
赤痢，サルモネラ，ビブリオ，エル	
シニア，カンピロバクターなど	
ウイルス性腸炎（サイトメガロなど）	
リケッチャー（クラミジア）	

Ⅱ．診断のプロセス ［大腸］

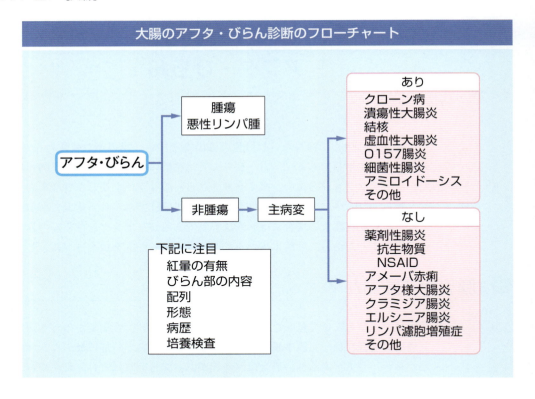

　主病変がない場合には，いわゆるアフタ様大腸炎，薬剤性腸炎（抗生物質起因性腸炎の回復期，偽膜性腸炎の回復期），エルシニア腸炎，クラミジア腸炎，リンパ濾胞の過形成などを考える．また，特殊な例としてアフタのみのクローン病も存在する．

注目すべき所見

　アフタ・びらんの診断に当たっては，以下の項目に注目することで，ある程度疾患を絞り込むことができる．

1．紅　暈

　アフタ・びらんに紅暈を伴う場合と伴わない場合とがある．紅暈を伴う場合の多くは，いわゆるアフタ様大腸炎[1]や抗生物質起因性大腸炎の回復期にみられるもの，虚血性大腸炎の辺縁に伴うものなどが多い．また，リンパ濾胞が過形成をきたす病態でも紅暈を伴うことがある．

2．びらん部の内容

　アフタ・びらんの内容物の観察が重要である．内容物が存在し膿汁様の汚い印象を伴う場合には，アメーバ赤痢や腸結核の可能性が高い．

3．配　列

　アフタ・びらんの配列も診断の参考となる．腸結核では輪状に配列する傾向にあり，クローン病では縦走傾向がみられることがあるが，規則性がない場合もあるので他の所見を

参考にして診断する必要がある.

4. 形　態

　クローン病の前駆病変として worm eaten appearance[2] が特徴的とされている. 単純性潰瘍や Behçet 病にみられるものは, 下掘れ傾向にありアフタは主病変の近傍に認めることが多い. 非ステロイド性抗炎症薬（NSAID）起因性病変では略円形ないし円形で, いわゆる打ち抜き状のびらんが特徴的である[3].

病歴聴取

　アフタ・びらんを発見して診断の決め手となるのは前述した主病変のほか, 病歴に診断のヒントが隠されている場合が多い. 抗生物質起因性腸炎（出血性腸炎, 偽膜性腸炎）や NSAID 起因性腸病変, 急性の感染性腸炎などは病歴が決め手となることが多い.

文　献

1) 古川邦生, 森　克巳：アフタ様大腸炎. 胃と腸　1976：11：793-801
2) Makiyama K, Bennett MK, Jewell DP：Endoscopic appearance of the rectal mucosa of patients with Crohn's disease visualized with a magnifying colonoscopy. Gut　1984：25：337-340
3) 五十嵐正広, 勝又伴栄, 小林清典, 他：NSAID 起因性腸病変の臨床. 胃と腸　2000：35：1125-1145

Ⅱ．診断のプロセス ［大腸］

悪性リンパ腫

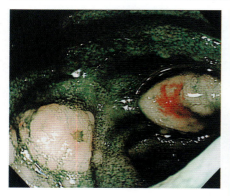

（特徴的所見）
- 悪性リンパ腫にみられるアフタ・びらんは，びらんに比べ腫瘍部が目立つものが多い．
- 大きさは大小不同となることが多い．

参考症例

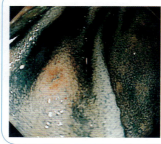

治療により腫瘍が縮小すると炎症性のものとの鑑別は困難となる．

アフタ様大腸炎

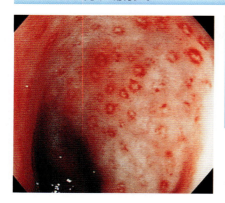

（特徴的所見）
- 紅暈を伴うアフタが多発してみられるのが特徴的であり，アフタは円形〜略円形で散在性にみられることが多い．
- 周辺の隆起は目立たない場合が多い．
  - ◆まだ独立した疾患概念とはなっておらず，原因が不明でアフタが多発する場合にアフタ様大腸炎と呼称されている．

偽膜性大腸炎

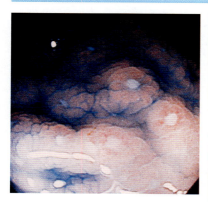

（特徴的所見）
- 偽膜性大腸炎の治癒過程にみられることが多い．
- 白苔がやや目立ち隆起成分も伴う．
  - ◆偽膜の時期を観察していれば診断は容易であるが，抗生物質投与の既往の確認が大切である．

参考症例

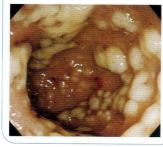

偽膜性大腸炎（発症時）
発症時には，ドーム状の乳白色調の偽膜が多数みられる．

リンパ濾胞過形成

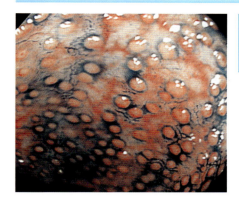

(特徴的所見)
- リンパ濾胞が過形成を起こし腫大してみられるもので，表面は光沢があり大きさが均一である．

クラミジア腸炎

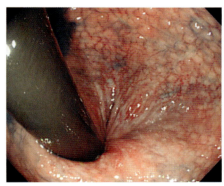
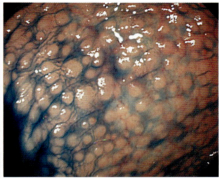

(特徴的所見)
- 直腸のリンパ濾胞がびまん性に腫大し，リンパ濾胞の過形成に比べ密に分布する．
- 粘膜が"たらこ状"を呈するのが特徴とされる．

虚血性大腸炎

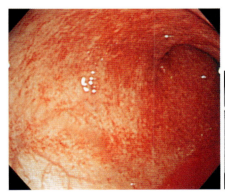
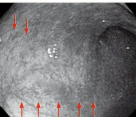

(特徴的所見)
- 主病変（縦走〜帯状のびらん潰瘍）の辺縁にびらんが存在する．
- 主病変の観察により診断は容易である．

Ⅱ．診断のプロセス　［大腸］

エルシニア腸炎

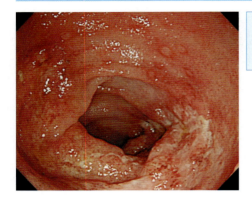

（特徴的所見）
- 回腸のリンパ濾胞やパイエル板を中心にアフタ・びらんがみられる．

NSAID 腸潰瘍

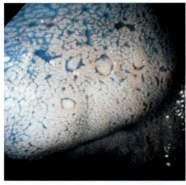
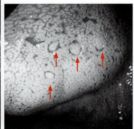

（特徴的所見）
- NSAID に起因する病変は，回盲部に好発し境界明瞭でいわゆる打ち抜き状を呈するアフタ様病変が特徴的である．
- NSAID の投与との関連が明らかで薬剤投与との関連が重要である．

アメーバ赤痢

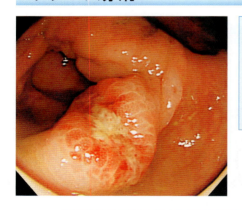

（特徴的所見）
- アメーバ赤痢では，びらんはいわゆるたこいぼ状が典型的とされる．
  ◆ 滲出液は膿状で汚く，滲出液を含むような生検による検索で参考（左図）に示すようなアメーバ赤痢の栄養体が検出できる．

参考症例

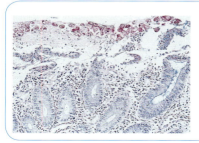

びらん面から生検された組織の PAS 染色像．栄養体が粘液の中に多数みられる．

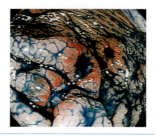

インジゴカルミン散布像

クローン病

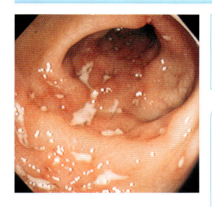

（特徴的所見）
- アフタの周囲には炎症を反映した浮腫状の変化がみられ，やや腫大するものが多い．
- アフタの白苔は厚く付着しているものが多い．

参考症例

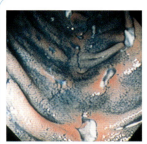

典型的なクローン病のアフタは，縦走傾向を呈する場合がある．

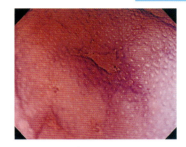

worm eaten appearance
クローン病のアフタを拡大観察すると辺縁に虫食い様の所見がみられ，クローン病の初期病変と考えられている．

腸結核

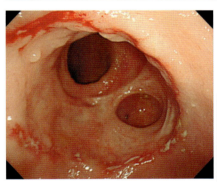

（特徴的所見）
- 結核のびらんの特徴は輪状の配列をし，滲出液は膿状で汚い印象を与えるものが多い．
- 周辺に小形の炎症性ポリープを伴うことも診断の参考となる．

参考症例

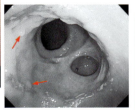

炎症性小ポリープ（→）

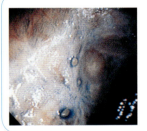

活動性の病変のほか，瘢痕萎縮帯の存在も診断の手助けとなる．

潰瘍性大腸炎

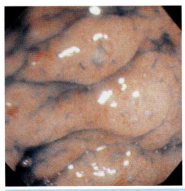

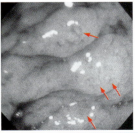

（特徴的所見）
- 潰瘍性大腸炎では連続した炎症の口側の辺縁にみられる場合と，びまん性の炎症の中にみられる場合があるが，アフタやびらんが単独でみられることは少ない．

Ⅱ．診断のプロセス　［大腸］

[大腸]

潰　瘍

浜本順博，井上拓也，平田一郎

　　大腸に形成される潰瘍の大半は，潰瘍性大腸炎，クローン病に代表される炎症性腸疾患（IBD），感染性腸炎，虚血性腸炎などの炎症性腸病変で占められる．これらの疾患の内視鏡像はバリエーションがあり，内視鏡所見のみから診断を確定することは困難な場合も多い．その臨床所見や臨床経過も十分に加味したうえで診断に至るべきであり，内視鏡所見のみで疾患を断定すると，思わぬピットホールに陥る危険性がある．しかしながら潰瘍の形態，局在部位，潰瘍面や潰瘍周囲粘膜の性状などを十分に把握しながら診断へアプローチすれば，内視鏡所見は確定診断に大きく寄与すると思われる．表に潰瘍を形成するおもな大腸病変を示す．

表　潰瘍を形成するおもな大腸病変

感染性腸炎	腫　瘍
サルモネラ腸炎 カンピロバクター腸炎 腸管出血性大腸菌（O157）腸炎 腸結核 腸チフス・パラチフス エルシニア腸炎 サイトメガロウイルス腸炎 アメーバ腸炎	癌 転移性腫瘍 悪性リンパ腫，成人 T 細胞白血病（ATL） Gastrointestinal stromal tumor（GIST）
	その他
炎症性腸疾患	虚血性大腸炎 静脈硬化性虚血性大腸炎 ベーチェット病，単純性潰瘍 急性出血性直腸潰瘍 宿便性潰瘍 粘膜脱症候群 　（Mucosal prolapse syndrome；MPS）
クローン病 潰瘍性大腸炎	

潰瘍性病変の鑑別におけるポイント

　　内視鏡所見で鑑別を行う前に，患者の背景や臨床経過など，診断に必要な情報を収集しておくことが重要である．そのうえで以下に示すような項目について内視鏡所見を検討することが診断への近道となる．内視鏡観察後は潰瘍部，潰瘍辺縁およびその周囲粘膜などからの病理組織生検，生検培養を行うことも重要である．

1．個　数

　　炎症性腸病変，とくに IBD，感染性腸炎の多くは多発性である．単発で潰瘍を形成する疾患としてはベーチェット病，単純性潰瘍，宿便性潰瘍，粘膜脱症候群などが挙げられるが，そのほか代表的なものは腫瘍性病変である．上皮性，非上皮性を問わず，潰瘍形成を認める病変は悪性（癌性潰瘍）の可能性が高い．

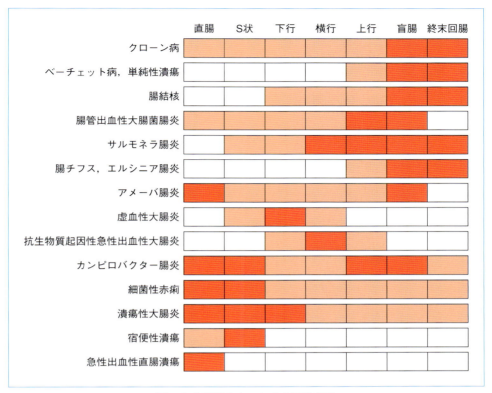

図　炎症性腸病変のおもな罹患部位

2．罹患部位

　炎症性腸病変では重症度が増せば罹患範囲は広くなり，腸管全体へ及ぶ場合もあるが，直腸〜S状結腸，下行〜横行結腸，もしくは深部結腸に主座をおく疾患に大別され，診断するうえでの大きな情報源となる．また，拡がりがびまん性（潰瘍性大腸炎，カンピロバクター腸炎，サルモネラ腸炎，細菌性赤痢など）であるか，区域性（クローン病，腸結核，アメーバ腸炎など）であるかの判断も必要である．おもな炎症性腸病変の罹患部位については図に示した．

3．形　　態

　潰瘍の形態は円形，類円形，不整形，縦走，輪状，帯状，地図状，打ち抜き，下掘れ潰瘍などさまざまな表現が用いられる．潰瘍の形態からも疾患をある程度絞り込むことが可能である．縦走潰瘍とは腸管の長軸方向に，輪状潰瘍は短軸方面に長い潰瘍を指す．前者はクローン病，虚血性大腸炎に，後者は腸結核にみられる所見である．帯状潰瘍は輪状潰瘍がほぼ全周に達し，幅が長軸方向に広くなった潰瘍であり，管腔の狭小化を伴う場合がある．腸結核，クローン病などにみられる形態である．下掘れ潰瘍は境界明瞭で，潰瘍辺縁が急峻に落ち込んだ潰瘍を意味し，単純性潰瘍，ベーチェット病に代表される潰瘍形態である．フローチャートにおもな炎症性腸病変と潰瘍形態の関係を示した．

Ⅱ．診断のプロセス ［大腸］

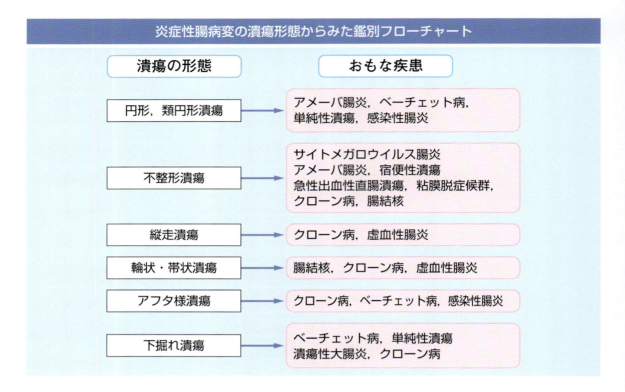

4．性　状

　潰瘍の深さ，潰瘍面に付着する白苔の厚みや汚さ，出血の有無，潰瘍辺縁の境界，潰瘍辺縁の発赤，浮腫の程度や盛り上がりの有無にも注目する必要がある．さらには介在粘膜の性状，すなわち浮腫，発赤を伴うか，血管透見を認めるかを認識することも，びまん性か，区域性かを判断するうえで重要な手がかりとなる．

粘膜脱症候群〔MPS，潰瘍型〕

（特徴的所見）
- 歯状線直上に境界不明瞭な浅い潰瘍を2カ所認める．潰瘍面には粘液が付着し，辺縁に発赤を伴う．
  - ◆直腸中部，とくに前壁側に多くみられる．排便時の習慣性のいきみが原因の多くを占める．
  - ◆内視鏡で辺縁に盛り上がりを有する場合，癌との鑑別を要することがある．そのほか，アメーバ腸炎，潰瘍性大腸炎，クローン病との鑑別も必要．

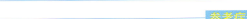
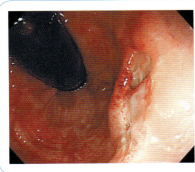

粘膜脱症候群（潰瘍型）
辺縁隆起を伴う深い潰瘍を認める．

急性出血性直腸潰瘍

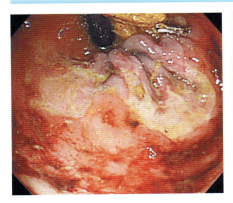

（特徴的所見）
- 不整形で輪状傾向のある大きな潰瘍が歯状線に接して存在する．潰瘍の境界は明瞭である．
  - ◆重篤な基礎疾患を有する患者や寝たきりの高齢者に多い．歯状線直上に好発し，潰瘍が全周に及ぶこともある．
  - ◆しばしば露出血管を伴い，大量下血の原因となる．
  - ◆宿便性潰瘍，粘膜脱症候群，NSAIDs潰瘍との鑑別を要する．

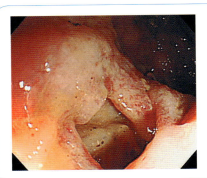

急性出血性直腸潰瘍
深い潰瘍を認める．

大腸潰瘍

Ⅱ．診断のプロセス　［大腸］

宿便性潰瘍

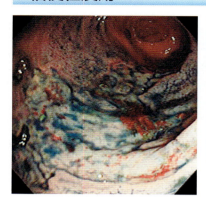

（特徴的所見）
- 不整地図状の浅い潰瘍をS状結腸に認める．潰瘍面には薄い白苔を有し，境界は明瞭で，辺縁隆起は認めない．
  - ◆便塊が直腸からS状結腸の粘膜を圧迫することによる循環障害で生ずる．高度の便秘の後，下血にて発症し，寝たきりの高齢者に好発する．
  - ◆時に穿痛，穿孔の原因となる．
  - ◆鑑別疾患：急性出血性直腸潰瘍

腸管出血性大腸菌（O157）腸炎

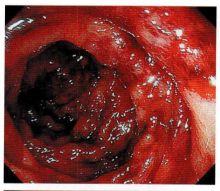

（特徴的所見）
- 上行結腸から横行結腸にかけて，全周性に強い浮腫を伴い，出血性の浅いびらんを散見する．
- 粘膜は強い浮腫，うっ血を伴うが，潰瘍形成は乏しい．
  - ◆右側結腸ほど所見が強く，全周に発赤，びらん，浮腫が著明で粘膜は暗赤色を呈する．
  - ◆虚血性腸炎，抗生物質起因性出血性腸炎との鑑別を要する．
  - ◆便培養，ベロ毒素の証明により確定診断する．

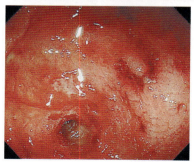

盲腸
白苔を伴う小潰瘍を認める．

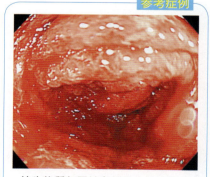

参考症例

抗生物質起因性急性出血性大腸炎
粘膜は鮮紅色で腸管の攣縮を伴う．

クローン病〔白苔を伴う縦走潰瘍〕

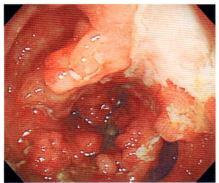

（特徴的所見）
- 白苔の付着した縦走潰瘍を認める．潰瘍は深く，口側中心に全周性の炎症性ポリープが多発している．
- 管腔はやや狭小化しているが，出血はみられない．
    - ◆縦走潰瘍のほかに繰り返す炎症のため炎症性ポリープ，粘膜橋などもみられる．
    - ◆錯綜した潰瘍間にみられる敷石状外観（cobblestone appearance）が特徴的．

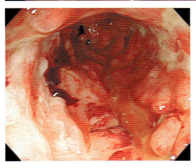

別部位
敷石状外観を認める．

クローン病〔回盲部の縦走潰瘍〕

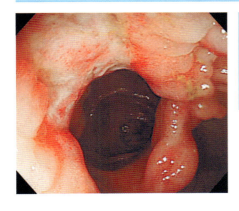

（特徴的所見）
- 開大した回盲弁から肛門側にかけて，縦走性の潰瘍を認める．潰瘍辺縁には顆粒状変化を伴う．
    - ◆回盲部に好発するが全消化管に起こりうる．
    - ◆痔瘻やskin tagなどの肛門病変の合併が多い．

Ⅱ．診断のプロセス ［大腸］

クローン病〔不整形の小潰瘍〕

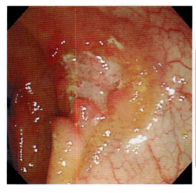
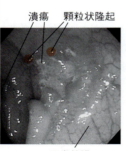

潰瘍　顆粒状隆起

正常粘膜

（特徴的所見）
- 不整形の小潰瘍を認める．潰瘍辺縁は発赤した小顆粒を伴うが，周囲粘膜は正常血管が透見できる．
  - ◆発症初期には縦走性に多発する小アフタ性病変として認識されることがある．

サイトメガロウイルス腸炎

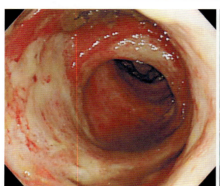
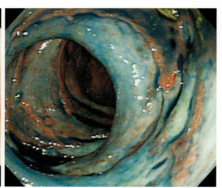

参考症例

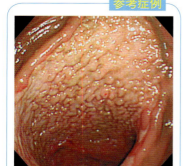

サイトメガロウイルス腸炎
境界明瞭な巨大潰瘍を認める．白苔の付着はほとんどみられない．

（特徴的所見）
- S状結腸にほぼ全周性の巨大潰瘍を認める．
- 潰瘍は不整形で浅く，均一な薄い白苔で覆われている．
- アメーバ腸炎と異なり，潰瘍辺縁は隆起を伴わず境界はシャープである．周囲粘膜は基本的に正常である．
- 右は同症例の色素散布像．潰瘍と周囲粘膜の境界が明瞭である．
  - ◆浅い円形潰瘍，アフタ様，偽膜様，下掘れ，縦走潰瘍など，肉眼像は多彩である．
  - ◆診断は核内封入体の証明，血中のCMV抗原血症検査（anti-genemia）など．

腸結核〔アフタ様小潰瘍〕

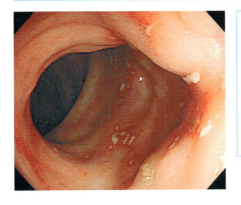

（特徴的所見）
- 上行結腸にアフタ様の小潰瘍が散在している．
- 潰瘍周囲には淡い発赤を伴う．潰瘍の配列に規則性はないが，管腔は輪状にやや狭小化している．

  ◆ 回盲部に好発し，回盲弁の開大を伴うことが多い．
  ◆ 潰瘍は癒合し，輪状，地図状，帯状を呈する．
  ◆ 潰瘍の形態は多彩である．自然治癒傾向があり，潰瘍と瘢痕が合併することも多い．

参考症例

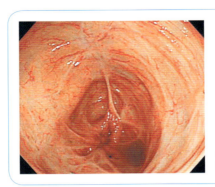

腸結核
萎縮瘢痕帯がみられる．

腸結核〔回盲弁上の浅い潰瘍〕

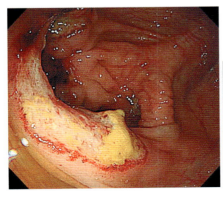

開大した回盲弁
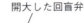
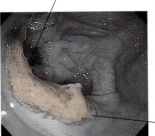
潰瘍

（特徴的所見）
- 回盲弁を取り囲むように浅い潰瘍を認める．辺縁粘膜は強い発赤を伴う．
- 輪状傾向を有し，回盲弁が開大している点で腸結核が疑われるが，カンピロバクター腸炎，単純性潰瘍，ベーチェット病，クローン病との鑑別を要する．

→（p.183「陥凹」腸結核症例参照）

大腸潰瘍

Ⅱ. 診断のプロセス ［大腸］

潰瘍性大腸炎〔深掘れ潰瘍〕

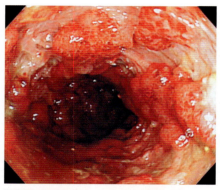

（特徴的所見）
- 錯綜する深掘れ潰瘍を認める．出血はみられないが，残存する粘膜は浮腫状で，著明に発赤しポリープ状に隆起している．
- これらに介在する粘膜にも強い炎症を伴っている．
  - ◆一般に潰瘍は浅いものが多いが，重症例では深い潰瘍を形成する．

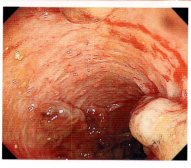

別部位
広範囲に深掘れ潰瘍を認める．

潰瘍性大腸炎〔膿性粘液を伴う小潰瘍〕

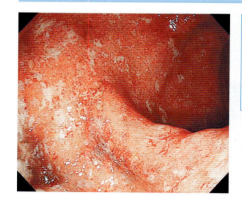

（特徴的所見）
- 膿性粘液の付着を伴った不整形の小潰瘍が多発している．
- 介在粘膜の血管透見は完全に消失している．びまん性に発赤，浮腫がみられ，一部で出血を認める．
  - ◆直腸から連続するびまん性の炎症性変化が特徴である．

参考症例

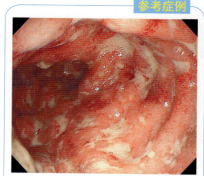

潰瘍性大腸炎
膿性白苔に加え，強い浮腫を伴う．

アメーバ腸炎〔たこいぼ状潰瘍〕

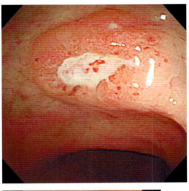

（特徴的所見）
- 直腸に類円形のたこいぼ状潰瘍を認める．潰瘍周囲は浮腫状に隆起し，淡く発赤している．
- 潰瘍部およびその辺縁に点状出血を認める．

  ◆ 好発部位は直腸と盲腸であり，全大腸に認める場合は skip する傾向にある．
  ◆ 急性活動期には狭窄，大小不同の潰瘍を認める．
  ◆ 結節状腫瘤を形成している場合，腫瘍性病変との鑑別が必要である．

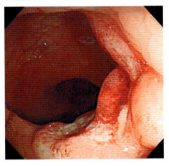

別部位
凹凸不整な結節状隆起の表面に潰瘍を認める．

アメーバ腸炎〔類円形～不整形潰瘍〕

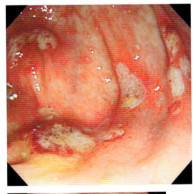

（特徴的所見）
- 大小不同の浅い類円形から不整形の潰瘍が多発している．
- 潰瘍面は汚い白苔に覆われ，ところどころ出血している．
- 介在粘膜には血管透見がみられる．潰瘍辺縁は紅暈を伴い，一部で隆起している．アフタも散見される．

  ◆ 確定診断は糞便，腸粘液，病変部生検組織などで栄養型のアメーバ原虫を証明する．

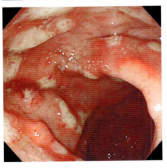

別部位
潰瘍辺縁の紅暈，隆起が目立つ．

大腸潰瘍

カンピロバクター腸炎

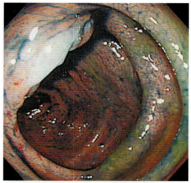

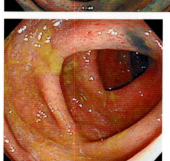

上行結腸
全体に粘膜は発赤調で，
血管透見は不明瞭．

〈特徴的所見〉
- 回盲弁上唇に一致して横長の浅い潰瘍を認める．
- 潰瘍辺縁はシャープで，隆起に乏しい．
  - ◆全大腸にびまん性に存在する場合，潰瘍性大腸炎との鑑別が必要である．
  - ◆多彩な像を呈するがBauhin弁上の浅く境界明瞭な潰瘍形成が特徴的である．
  - ◆確定診断には便培養と臨床経過が重要である．

参考症例

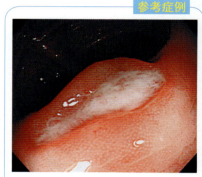

カンピロバクター腸炎
回盲弁上唇の潰瘍

サルモネラ腸炎〔白苔を伴う不整形潰瘍〕

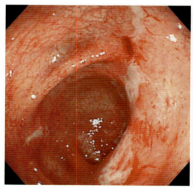

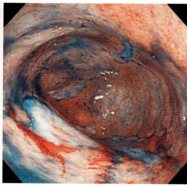

〈特徴的所見〉
- 上行結腸に白苔を伴う浅い不整形潰瘍を多発性に認める．
- 周囲粘膜は混濁し，易出血性である．
- 色素散布により不整形の潰瘍が，より明瞭となる．
  - ◆粘膜は粗糙で，浮腫・発赤・びらんが観察され，中等症以上になると，粘膜出血や不整形の浅い潰瘍がみられる．
  - ◆S状結腸より口側に認める．

サルモネラ腸炎〔不整形の小潰瘍〕

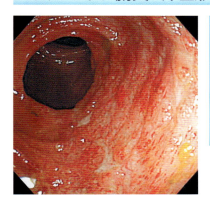

（特徴的所見）
- 上行結腸に不整形の浅い小潰瘍が散見される．
- 介在粘膜はびまん性に浮腫，点状出血を伴い，粗糙である．うろこ様の顆粒状変化も認める．
- 潰瘍は一部，縦列傾向を認める．
  - ◆炎症はびまん性であり潰瘍性大腸炎との鑑別が重要であるが，直腸病変は少ない．

成人 T 細胞白血病（ATL）

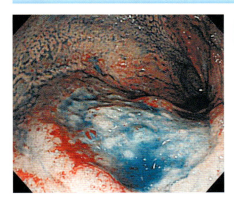

（特徴的所見）
- 直腸に 1/3 周性の潰瘍を認める．
- 類円形で，潰瘍底はなだらかに隆起し，凹凸不整である．
- 潰瘍辺縁は境界明瞭であり，不整に乏しい．辺縁の隆起はなだらかで粘膜下腫瘍様である．
- 悪性リンパ腫に類する所見である．
  - ◆全身の諸臓器への浸潤傾向が強く多彩な臨床症状を呈し，消化管へも高率に浸潤する．
  - ◆浸潤が広範囲かつ高度に及ぶ傾向が強く，多発性・びまん浸潤性に発育し多彩な肉眼像を呈する．

静脈硬化性虚血性腸炎

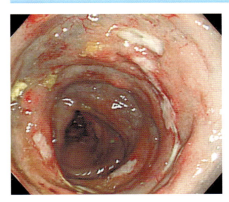

（特徴的所見）
- 横行結腸に白苔の付着した浅い潰瘍が散在する．
- 周囲は青銅色調の浮腫性粘膜で，血管透見は散見されるが，ハウストラは消失している．
  - ◆静脈硬化症に起因した虚血性腸炎であり，腹痛・下痢・下血などの症状で発症する．
  - ◆腹部 X 線，CT では腸管壁の点状・線状石灰化がみられる．
  - ◆組織学的には粘膜下層の血管周囲の硝子化を認める．

大腸潰瘍

Ⅱ．診断のプロセス ［大腸］

単純性潰瘍

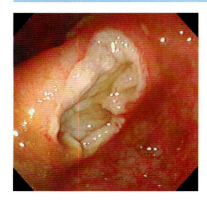

（特徴的所見）
- 回盲部に境界明瞭な下掘れの打ち抜き潰瘍を認める．
- 介在粘膜は正常である．
  - ◆単純性潰瘍と腸型ベーチェット病の典型像は，回盲部近傍の打ち抜き様の深い潰瘍で，形態学的・病理組織学的に両者の鑑別は困難である．
  - ◆ベーチェット症状の有無で区別される．

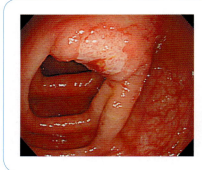

単純性潰瘍
類円形の潰瘍を認める．周囲は浮腫状に隆起している．

腸管ベーチェット病

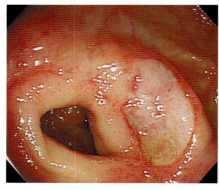
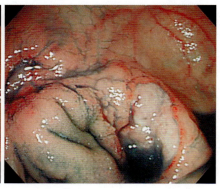

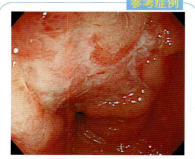

腸管ベーチェット病
回盲部に不整形で，辺縁隆起をわずかに伴う潰瘍を認める．白苔の付着は乏しい．

（特徴的所見）
- 回盲部に境界明瞭な打ち抜き潰瘍を認める．
- 潰瘍面の白苔は薄く，周囲の浮腫，隆起も乏しい．
- 回盲弁は開大している．
- クローン病の潰瘍と異なり潰瘍辺縁に顆粒状変化がみられない．
- 右は同一症例の色素散布像．
  - ◆回盲部近傍の打ち抜き潰瘍が特徴像．
  - ◆ベーチェット病の4主症状は口腔粘膜の再発性アフタ・皮膚症状・眼症状・外陰部潰瘍であるが，4症状を伴わない不完全型が多い．

→（p.182「陥凹」ベーチェット病も参照）

パラチフス

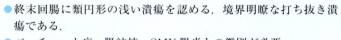

（特徴的所見）
- 終末回腸に類円形の浅い潰瘍を認める．境界明瞭な打ち抜き潰瘍である．
- ベーチェット病，腸結核，CMV腸炎との鑑別が必要．
  ◆ パイエル板に一致して発生するため，終末回腸の腸管膜付着対側に好発する．
  ◆ 円形，類円形の下掘れ潰瘍を呈することが多い．
  ◆ 時に穿孔をきたすが狭窄の頻度は低い．リンパ濾胞は腫大していることが多い．

虚血性腸炎

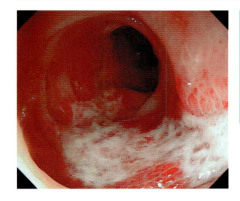

（特徴的所見）
- 縦走潰瘍を認める．
- 炎症性の滲出物が潰瘍表面に付着している．
- 潰瘍辺縁はイクラ状に発赤し，浮腫を伴う．
  ◆ 抗生物質起因性急性出血性大腸炎，感染性腸炎（O157）との鑑別が必要であるが，好発部位が異なる．

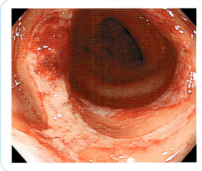

参考症例

虚血性腸炎
浅い潰瘍が錯綜している．

進行癌〔2型，結節集簇様病変〕

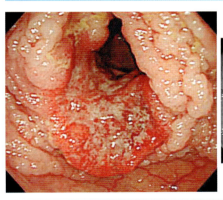

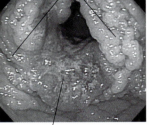

顆粒が集簇

潰瘍を形成し，壊死物質付着

（特徴的所見）
- 顆粒集簇様の隆起がほぼ全周性にみられ，病変内の中央に平皿状の2型病変を認める．
- 汚い壊死物質が付着した潰瘍を伴う．

大腸潰瘍

211

Ⅱ．診断のプロセス ［大腸］

T1b（SM 高度浸潤）癌〔0-Isp〕

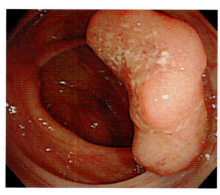
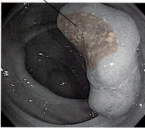

相対的陥凹

（特徴的所見）
- 管腔の 1/3 周を占める亜有茎性病変を認める．
- 緊満感はないが頂部に癌性潰瘍を有する．

Column

大腸腫瘍の発育様式 ─PG・NPG 分類

早期大腸癌には，Ⅰp，Ⅰsp，Ⅰsなどで代表される隆起型の病変と，Ⅱa，Ⅱc，Ⅱa+Ⅱcなどで代表される表面型の腫瘍とが存在する．この両者の相違（発生・発育・進展など）を明らかにするために腺腫および癌の粘膜内での増殖態度に注目し分類したのが，PG（polypoid growth）と NPG（non polypoid growth）分類[1]である．図1に示すように，病変の割面形態上，PG は腺腫・癌が粘膜内で増生し，辺縁正常粘膜部よりそれに接する腫瘍部粘膜の厚さが明らかに厚くなっているものとした．一方 NPG は辺縁部の正常あるいは過形成性粘膜と腫瘍部粘膜との間の移行がスムーズで，腫瘍部粘膜の厚さが辺縁部の正常あるいは過形成性粘膜の厚さと比べてほぼ同等かむしろ薄いものとした．

以上のように定義し，大腸癌について PG・NPG 別に大きさ，粘膜下層浸潤度，脈管侵襲の有無について検索したのが図2，表である．なお，本検討ではⅡa 集簇型病変と家族性大腸腺腫症の

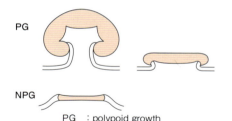

図1 大腸早期癌粘膜内増殖態度別割面形態分類

病変は除外してある．PG は NPG に比して圧倒的に多い病変であった．PG は腺腫を伴った病変が多いのに対し，NPG では腺腫を伴った病変はみられなかった．また，NPG は PG に比較して粘膜内癌でも粘膜下層浸潤癌でもより小さい病変が多かったが，NPG は PG より粘膜下層浸潤率が高く，粘膜下層浸潤度も高い病変が多く，脈管侵襲もより高頻度であった．以上より，PG と NPG はその生物学的性状が大きく異なり，NPG は 10 mm 前後の小さな病変から高度に粘膜下層に浸潤する病変であり，かつ小さい病変にもかかわらず腺腫を伴わないことから，*de novo* carcinoma 由

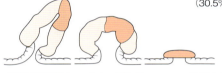
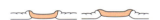
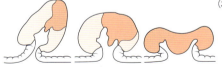
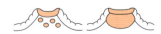

図2　大腸早期癌粘膜内増殖態度別病変数および平均径

表　大腸早期癌粘膜下層浸潤度

粘膜内増殖態度	粘膜下層浸潤率	粘膜下層浸潤度 +	++	+++	脈管（ly, v）侵襲
PG	57/778（7.3）	37/57（64.9）	12/57（21.1）	8/57（14.0）	25/57（43.9）
NPG	39/77（50.6）	3/39（7.7）	18/39（46.2）	18/39（46.2）	32/39（82.1）

（　）：％

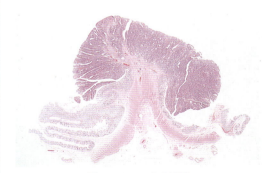

図3　26 mm 大の病変
　周囲正常粘膜と腫瘍部粘膜との移行部に注目すると，腫瘍部粘膜の厚さは周囲正常粘膜と比較して明らかに高く，PGに分類される．

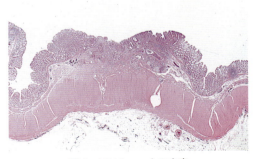

図4　12×6 mm 大の病変
　腫瘍左方の周囲過形成性粘膜と腫瘍部粘膜との移行部はスムーズであり，かつ腫瘍部粘膜の厚さは周囲過形成性粘膜より薄い．一方，右方では腫瘍が周囲粘膜を圧排性に増生し腫瘍部粘膜との間に段差がみられる．しかし，その程度はわずかでありNPGに分類される病変である．

来の可能性が考えられた．
　内視鏡技術の進歩が著しい今日では，本分類は内視鏡診断あるいは肉眼診断においても適用可能な分類と考えるが，最終的には組織切片上で確認することが必要である（図3，4）．

文　献
1) Ikegami M：A pathological study on colorectal cancer. From de novo carcinoma to advanced carcinoma. Acta Pathol Jpn　1987；37：21-37

〔池上雅博〕

II．診断のプロセス　［大腸］

[大腸]

色　調

寺井　毅，阿部哲史

　大腸内視鏡の診断において粘膜の色調の変化は重要な所見である．色調の変化を観察するためには，検査前の良好な前処置が重要である．また挿入時に腸管内に多くの泡を認める場合は，ガスコン®含水で消泡した後に観察することも大切である．視野内にハレーションが起こらない範囲の光量で観察する必要がある．

　色調の異常所見を得た場合，その色調の所見が腫瘍性病変に伴うのか炎症性病変に伴うのかを見極めることが重要である．その鑑別のポイントは以下のとおりである．また色調の変化のみで診断に至ることはまれであり，形態や局在などの所見も加味して判断しなくてはならない．

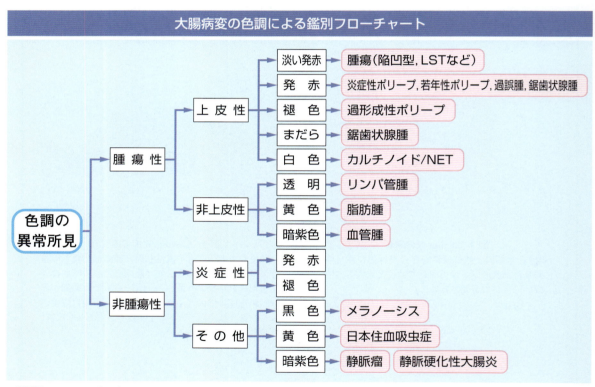

NET：neuroendocrine tumor

腫瘍性病変に伴う色調の所見

　大腸粘膜の色調の変化は，大腸腫瘍性病変の存在診断において重要である．次にその病変が上皮性であるか非上皮性であるかを色調の所見と併せて考えることは診断上意義がある．

1．上 皮 性

淡い発赤：わずかな発赤は一般的には腺腫病変を考える．とくに陥凹性病変や LST（laterally spreading tumor）などの表面型腫瘍では，粘膜の血管網の途絶などで認識されることが多い．

発　赤：炎症性ポリープ，若年性ポリープ，過誤腫，鋸歯状腺腫などで認める．

褪　色：透明で光沢調の場合，過形成性ポリープであることが多い．また，下剤連用によるメラノーシスがある大腸粘膜では，腫瘍性病変は発赤調の変化としてではなく褪色調の変化として認識されることがある．

まだら：褪色と発赤のまだら色は，鋸歯状腺腫である可能性が高い．管状腺腫との鑑別を要する．

白　色：黄白色調の粘膜下腫瘍様形態を呈する腫瘍は，カルチノイドであることが多い．

2．非上皮性

透　明：正常粘膜でやや透明感のある柔らかい粘膜下腫瘍はリンパ管腫の可能性が高い．

黄　色：黄色調の柔らかい粘膜下腫瘍は脂肪腫が考えられる．また日本住血吸虫症も黄色の病変として認識されることが多い．

暗紫色：静脈瘤や血管腫などの血管性病変は暗紫色を呈することが多い．

炎症性病変に伴う色調の所見

一般に炎症の強さは，発赤の強さと拡がりに関係する．潰瘍の形態や局在，その他の特徴的な所見などから診断可能である（表）．

表　大腸の炎症性疾患とその特徴

	潰瘍性大腸炎	クローン病	腸結核	虚血性大腸炎
分布	直腸〜	不特定	回盲部	左側結腸
連続性	あり	なし	なし	なし
潰瘍の深さ	浅い	深い	深い	浅い
潰瘍の形態	びまん性の発赤・びらん	縦走潰瘍	輪状潰瘍	縦走潰瘍
血管増生	著明	少ない	少ない	少ない
狭窄	なし	多い	多い	あり
肛門病変	まれ	痔瘻 裂孔	まれ	まれ
特徴的所見	結腸ひだ消失	敷石像	偽憩室	
介在粘膜	発赤	白色調	正色調	白色調

Ⅱ．診断のプロセス　[大腸]

腺腫〔0-Ⅰsp，低異型度管状腺腫〕

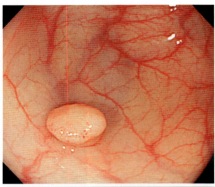

（特徴的所見）
- S状結腸に6mmのわずかな発赤調の隆起性病変を認める．
- NBI拡大で規則正しいネットワークの保たれた血管所見を認める．
- インジゴカルミン散布拡大でⅣ型のpit patternを認める．

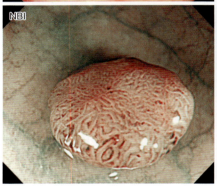
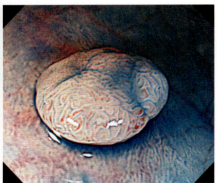

腺腫〔0-Ⅱc，低異型度管状腺腫〕

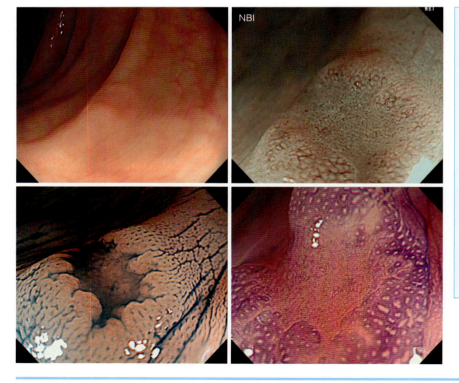

（特徴的所見）
- 横行結腸に3mmの発赤調の陥凹性病変を認める．
- NBIで陥凹に一致する点状の微細血管と整なsurface patternからJNET分類Type 2Aと診断．
- インジゴカルミン散布により明瞭な陥凹領域を認める．
- クリスタルバイオレット染色拡大で，陥凹部に一致してⅢs型のpit patternを認める．

腺腫〔0-Ⅱa（LST-NG），低異型度管状腺腫〕

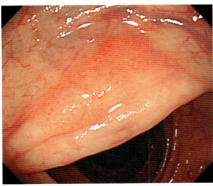

（特徴的所見）
- 横行結腸に 11 mm の発赤調の平坦な病変を認める．
- NBI で病変平坦部に一致して brownish area を認める．
- インジゴカルミン散布で病変平坦部に一致して病変を認める．

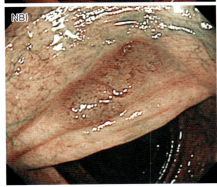
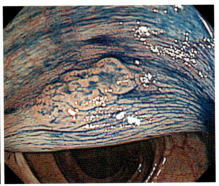

Tis 癌〔0-Ⅰsp，腺腫内癌〕

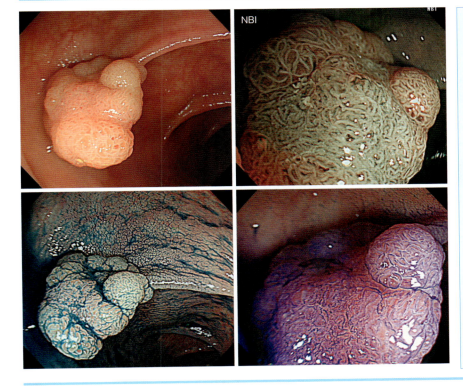

（特徴的所見）
- 直腸の 15 mm のやや発赤調の病変，中央部にやや発赤の強い領域を認める．
- 同部位に一致して，NBI 拡大で血管の口径不同と不均一な分布，不整な surface pattern を認め，JNET 分類 Type 2B と診断．
- インジゴカルミン散布により分葉と凸凹が明瞭となる．
- クリスタルバイオレット染色拡大で，VI 軽度不整の pit pattern を認める．

◆腺腫内で一部癌化した高分化腺癌であった．

大腸色調

217

T1b（SM高度浸潤）癌〔0-Ⅱa＋Ⅱc，中〜高分化管状腺癌〕

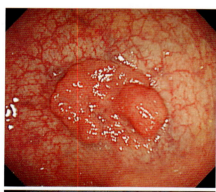

（特徴的所見）
- 直腸に18 mmの発赤調の周辺に隆起を伴う陥凹性病変を認める．一部に緊満感を伴っている．
- インジゴカルミン散布で病変中央になだらかな陥凹を認める．
- クリスタルバイオレット染色拡大で陥凹部に構造が消失しかけた高度不整のⅤI型 pit patternを認める．
- 腫瘍辺縁に白斑を伴う．

◆脈管侵襲を伴うSM癌であった．〔2,250 μm浸潤，ly1，v1，n（−）〕

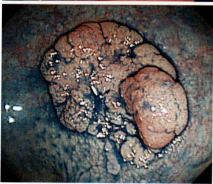
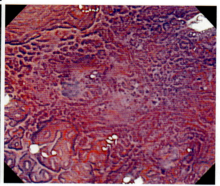

Tis癌〔0-Ⅱc＋Ⅱa（LST-NG），粘膜内癌〕

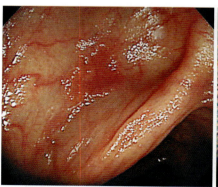
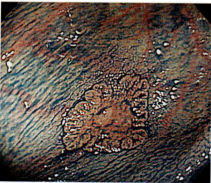

（特徴的所見）
- 通常観察では血管網の途絶とわずかな発赤としてのみ認識される（左図）．
- インジゴカルミン色素散布により，12 mmの陥凹性病変の存在が明瞭となる（右図）．

◆粘膜内癌，ly（−），v（−）

T3癌〔2型（Ⅱa＋Ⅱc様）〕

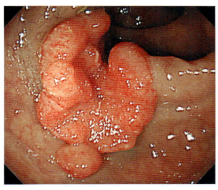
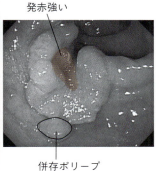

発赤強い

併存ポリープ

（特徴的所見）
- 腫瘍全体が発赤調の色調を呈する．陥凹部ではわずかに発赤が強い．
- 腫瘍辺縁に白斑を伴う．
  ◆ 35 mmのMP以深の進行癌であった．

T3癌〔1型，中分化管状腺癌〕

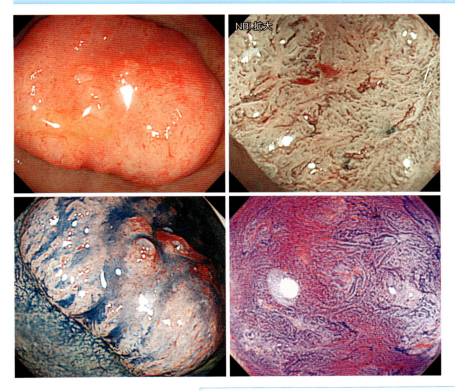

NBI拡大

（特徴的所見）
- 直腸に発赤調の27 mmの隆起性病変を認め，インジゴカルミン散布で表面に凹凸を認める．
- NBI拡大で，大小不同および口径不同で不規則な血管を認める．surface patternも不整で，JNET分類 Type 2Bと診断．
- クリスタルバイオレット染色拡大では高度不整のⅤI型 pit patternを認める．
  ◆ 深達度SSの中分化管状腺癌であった．〔ly0, v0, n（−）〕

大腸色調

Ⅱ．診断のプロセス ［大腸］

まだら色を呈する病変

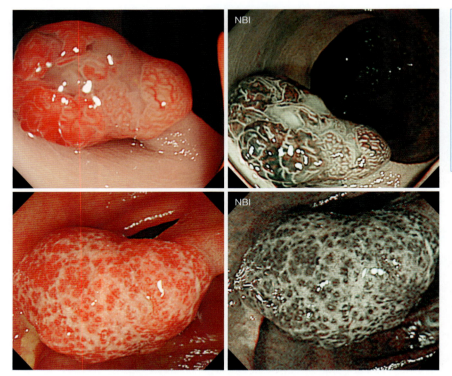

〔特徴的所見〕
- 発赤と褪色のまだら色の病変．
- NBIで色調の違いが明瞭となる．
  - ◆粘液が多いことがあり，病変をよく水洗した後に観察を行う．

上段：直腸の 12 mm の鋸歯状腺腫
下段：横行結腸の 10 mm の若年性ポリープ

メラノーシス〔0-Ⅱa＋Ⅱc 病変の周囲〕

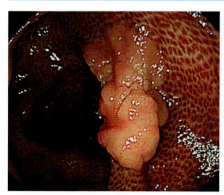

〔特徴的所見〕
- 病変周囲の粘膜に黒色の色素沈着を認める．
- 黒い部分が正常粘膜で，褪色調の病変は中分化型腺癌である．
- ひだ集中を伴う 20 mm の T1b 癌（SM 深部浸潤）である．〔ly1, v1, n（－）〕
- 病変部の色調はわずかな発赤調を呈している．
  - ◆腫瘍性病変は褪色調の変化として認識されることがある．
  - ◆色素沈着は，センナなどの下剤連用による．

EMR 後瘢痕〔白色〕

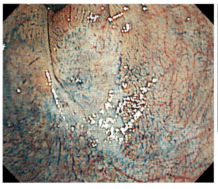

（インジゴカルミン散布像）

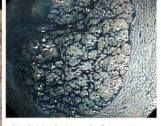

治療前（インジゴカルミン散布像）

〈特徴的所見〉
- 白色のひだ集中である．
- 直腸の 60 mm LST-G（管状絨毛腺腫），EMR 23 カ月後である．
    - ◆経過により不明瞭になることがある．

直腸カルチノイド〔NET G1〕

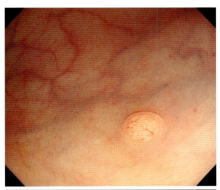

〈特徴的所見〉
- 直腸の 4 mm の黄白色調の粘膜下腫瘍様形態を呈する．
- 直腸に好発する．
- NBI 拡大で表面に明瞭な血管を認めることがある．
- クリスタルバイオレット染色拡大で，表面にやや伸展した I 型 pit pattern を認める．
    - ◆上皮性病変である．10 mm 以下で中心陥凹のないものは内視鏡治療のよい適応である．

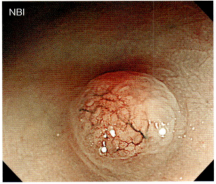

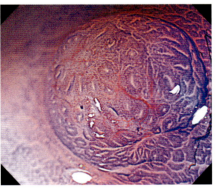

大腸色調

Ⅱ．診断のプロセス　［大腸］

T1b（SM 高度浸潤）癌〔0-Ⅰsp，高分化管状腺癌〕

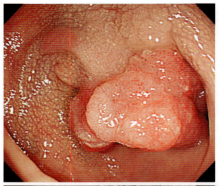

（特徴的所見）
- S 状結腸の 25 mm の発赤調の亜有茎性病変．病変基部に白色調の白斑を認める．白斑は腫瘍性病変の辺縁に認めることが多く，病理学的には粘膜上皮直下に集簇した組織球である．
- NBI 拡大で不整に拡張し増生した血管を認める．
- クリスタルバイオレット染色拡大で頂部に高度不整のⅤI型 pit pattern を認める．

◆SM 3,000μm 浸潤，ly1，v0，n（－）

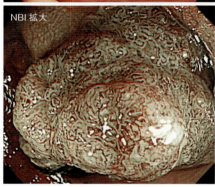
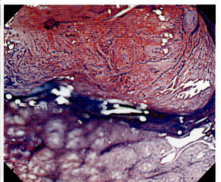

脂肪腫

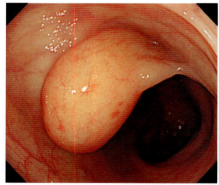
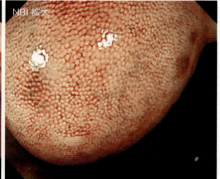

（特徴的所見）
- 淡い黄色の粘膜下腫瘍である．
- クッションサイン陽性である．
- 25 mm の病変．NBI 拡大で正常粘膜構造が確認できる．

◆腫瘍が増大すると治療の適応となる．
◆ほとんどは粘膜下層に発生するが，漿膜下に管外発育するものもある．
◆3 cm 以上になると表面にびらんを生じることがある．

粘膜下腫瘍〔SMT Lymphangioma〕

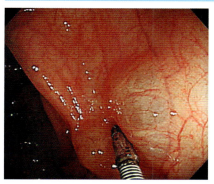

（特徴的所見）
- 透明感のある正色調の 10 mm の粘膜下腫瘍である．
- クッションサイン陽性である．
  - ◆超音波内視鏡では，第3層（7.5 MHz）に無エコーとして認められる．

直腸静脈瘤

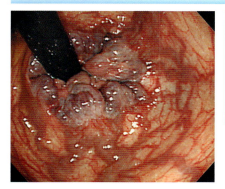

（特徴的所見）
- 血管性病変は暗紫色を呈することが多い．
- 表面平滑な球状隆起を呈する．クッションサイン陽性である．
  - ◆最近では結紮術などのさまざまな内視鏡治療が行われている．
  - ◆便秘・排便時のいきみ，妊娠・出産などが発症・増悪因子となる．

海綿状血管腫

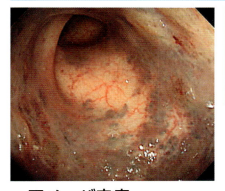

（特徴的所見）
- 青色調で表面に凹凸を認め，クッションサイン陽性である．
  - ◆きわめてまれな疾患で，直腸・S状結腸に多い．
  - ◆特徴的な内視鏡像を呈するので診断は比較的容易だが，治療法は確立されていない．

アメーバ赤痢

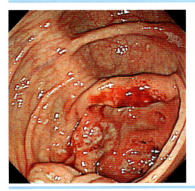

（特徴的所見）
- 潰瘍は白色調で汚く，境界明瞭であることが多い．
- 介在粘膜の血管透見性は保たれていることが多い．
  - ◆海外渡航歴の聴取や AIDS との鑑別が重要である．

大腸色調

Ⅱ．診断のプロセス　[大腸]

潰瘍性大腸炎〔活動期〕

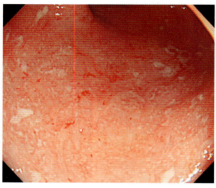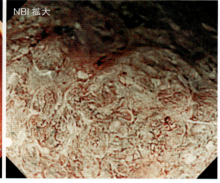

(特徴的所見)
- びまん性に血管透見性の低下，粘膜の発赤，びらんを認める．
- NBI拡大で，びらんや炎症に伴って走行異常を呈した不整な血管所見を認める．
- 結腸ハウストラの消失を認める．

潰瘍性大腸炎にみられた炎症性ポリープ

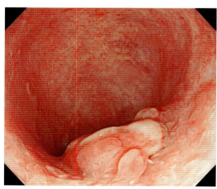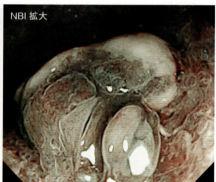

(特徴的所見)
- 潰瘍性大腸炎の粘膜に発生した10 mmの発赤調の炎症性ポリープ．表面に白苔を有している．NBI拡大で分葉した構造を認める．

潰瘍性大腸炎〔寛解期〕

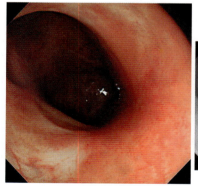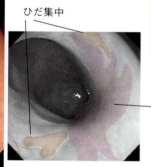

ひだ集中
発赤

(特徴的所見)
- 白色のひだ集中を認める．
- 介在粘膜にはわずかに発赤を認める．

クローン病〔活動期〕

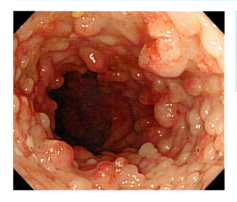

(特徴的所見)
- 敷石像を認める．
- 介在粘膜は軽い白色調を呈する．
    - ◆潰瘍性大腸炎では介在粘膜は発赤調を呈する．

薬剤性腸炎

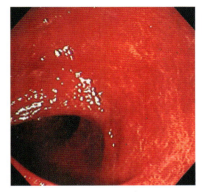

(特徴的所見)
- 広範な大腸粘膜の浮腫・出血である．
    - ◆ペニシリンによることが多い．
    - ◆薬剤服用歴の聴取が重要である．
    - ◆深部大腸に起こりやすい．

虚血性大腸炎

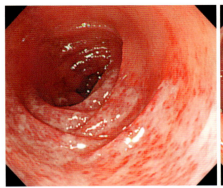 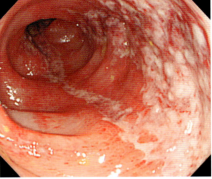

(特徴的所見)
- 地図状もしくは縦走潰瘍を認める．潰瘍は結腸紐に一致することが多い．
    - ◆S状結腸や下行結腸に好発する．
    - ◆狭窄をきたすことがある．

大腸色調

II．診断のプロセス　［大腸］

日本住血吸虫症

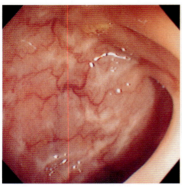
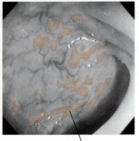

不整形の黄色斑

（特徴的所見）
- 粘膜は萎縮性で，不整形の黄色斑を認める．
- 黄色斑は虫卵結節を反映する．
  - ◆出身地の確認や肝臓の精査が必要である．

偽膜性腸炎

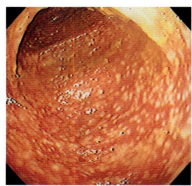
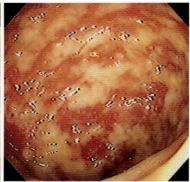

（特徴的所見）
- 円形の黄白色の偽膜を認める．
  - ◆偽膜は，Clostridium difficile の産生する毒素により生じる．
  - ◆病変は直腸に多い．
  - ◆抗生剤（リンコマイシン，クリンダマイシン，ニューキノロン）による菌交代現象による．

静脈硬化性大腸炎

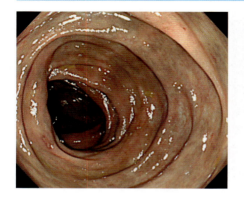

（特徴的所見）
- 右半結腸に好発し，暗紫色の特徴的な色調を呈する．
  - ◆漢方薬などの長期服用により，腸間膜静脈の血流障害による慢性虚血性変化が原因とされている．

Column

コラム 悪性黒色腫の大腸転移

悪性黒色腫の大腸転移性病変の内視鏡像を提示する[1]．悪性黒色腫は，早期に他臓器転移をきたす非常に予後の悪い疾患である．消化管原発の悪性黒色腫は，食道と肛門管に認められ，その他の部位では小腸原発例の報告がある[2]が，きわめてまれである．原発の診断は，皮膚や多臓器に病変が存在しないこと，消化管上皮基底層に異型メラノサイトを認めその表層では"Pagetoid"様の広がりを病理組織学的に確認することが重要である[3]．

皮膚原発病変からのまれな転移部位としては，脾臓，心臓，甲状腺，副腎，消化管などがある．剖検例での検討では，約半数に消化管へのoccult metastasesを認め，大腸は22％であったと報告されているが[4]，生存中に大腸転移が確認できたのは1％以下であったとの報告もあり[3]，内視鏡検査で悪性黒色腫の大腸転移性病変を観察することは，非常にまれである．

文　献

1) Tamura S, Aono R, Onishi S, et al：Metastatic malignant melanoma involving the colon. Gastrointest Endosc　2000；52：393
2) Kadivar TF, Vanec VW, Krishnan EU：Primary malignant melanoma of the small bowel：A case study. Am J Surg　1992；58：418-421
3) Blecker D, Abraham S, Furth EE, et al：Melanoma in the gastrointestinal tract. Am J Gastroenterol　1999；94：3427-3433
4) Das Gupta T, Brasfield R：Metastatic melanoma：A clinicopathologic study. Cancer 1964；17：1323-1338

〔田村　智〕

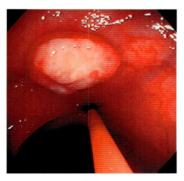

図1

労作時の呼吸困難を主訴に受診した症例で，5年前に右足の黒子の焼灼治療を受けていた．胸部X線検査で，肺に多発coin lesionを認め，転移性肺腫瘍と診断し，原発巣検索の目的で大腸内視鏡検査を施行した．下行結腸に，13 mm大の亜有茎性病変を認めた．病変の立ち上がりは正常粘膜であり，中央は易出血性の潰瘍形成を伴う病変であった．黒色調を呈する部分は認めなかった．

図2
 a：診断目的で，EMRを施行した．表面は正常大腸粘膜であり，潰瘍部では粘膜下層が露出していた．（HE，×5）
 b：粘膜下層の病変部には，腺癌細胞は認めず，病理組織学的に悪性黒色腫と診断された．（HE，×100）
 c：粘膜下層の病変部では，HMB-45が陽性であった．（HMB-45免疫染色，×100）

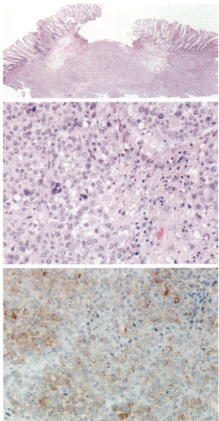

血管透見

[大腸]

斎藤 豊

　血管透見像の消失する病変として，主として炎症と腫瘍が挙げられる．
　腫瘍のなかでも，発見の難しい表面型腫瘍を拾い上げるためには，発赤，出血斑，血管透見像の限局的な消失や途絶，光沢の変化，ひだの変形などに注意することが重要である．とくに表面型腫瘍のきわめて早期の段階では血管透見像の消失以外，所見を呈さないことがあり注意を要する．最近は画像強調内視鏡の一つである Narrow Band Imaging（NBI）や Blue Laser Imaging（BLI）の有用性が注目されている．
　血管透見の消失する病変としては，腫瘍以外に，炎症性疾患（潰瘍性大腸炎，クローン病，感染性腸炎，虚血性腸炎，静脈硬化性大腸炎，非特異性炎症性疾患など）が挙げられる．腫瘍との鑑別点は，単発（腫瘍）か多発（炎症）か，さらには領域性の有無（有＝腫瘍，無＝炎症）といった点である．

炎症性疾患

1．潰瘍性大腸炎（UC）

　粘膜はびまん性に侵され，血管透見像は消失し，粗糙，細顆粒状を呈し易出血性である．この像は活動期，寛解期ともに認められ，UC 診断のよりどころとなる．

2．クローン病（CD）

　縦走潰瘍や敷石像（cobblestone appearance）が特徴的所見であるが，これらの所見を欠く不整形潰瘍やアフタのみからなる CD の場合に，内視鏡診断が困難な場合がある．この潰瘍は大小深浅に関係なく，周囲粘膜に炎症を欠く（discrete ulcer）という特徴を有する．

3．感染性腸炎

　感染性腸炎は表層上皮の破壊による急性炎症であり，生検標本では粘膜の構造が保たれ，間質の急性炎症が増加している．病変範囲は原因により異なり，病変の配列が不規則で背景粘膜は正常である．
　①細菌性腸炎（サルモネラ，カンピロバクター，腸炎ビブリオ，病原性大腸菌，結核など）
　②ウイルス（ロタウイルス，腸管アデノウイルス，サイトメガロウイルスなど）
　③寄生虫，原虫（アメーバ）
　＜アメーバ赤痢＞
　アメーバ赤痢では直腸と回盲部に所見を認めることが多く，大小不同の不整な潰瘍が多発する．潰瘍周辺には発赤，びらんが介在する．急性期の潰瘍は周囲粘膜の発赤，浮腫が強く，タコイボ様の形態を示す．また，潰瘍底に吹き出すようなクリーム状の黄白色苔が本症に特徴的である．しばしば潰瘍性大腸炎との鑑別が困難な場合もあるが，本症では介

在粘膜の血管透見像は良好なことが多く，このような所見を十分に拾い上げることが鑑別に重要である．

4．虚血性腸炎

下行結腸およびS状結腸に好発し，縦走潰瘍，および腸管の浮腫が特徴的である．軽症では，粘膜の発赤，充血，浮腫，びらんを呈するのみの場合もある．

5．静脈硬化性大腸炎

比較的まれな疾患で，日本からの報告例しかない．右半結腸に好発し，特徴的な青紫色粘膜と潰瘍びらんを呈する．右側結腸壁および上腸管膜静脈領域などの静脈に硝子化と石灰化を伴う虚血性病変である．

6．アミロイドーシス

種々の原因によって各種臓器の細胞外に特異な蛋白であるアミロイド物質が沈着し，組織や臓器の機能異常をきたす疾患である．消化管では胃と直腸に沈着頻度が高く，血管拡張増生，血管透見像低下を認める．

過形成性ポリープ

過形成性ポリープにおいても表面型腫瘍同様，血管透見の低下にて認識されることがある．腺腫との鑑別は色調，表面正常から比較的容易であるが，発赤調の過形成性ポリープや，large hyperplastic polyp は腺腫と誤診されやすい．このようなポリープの鑑別には拡大内視鏡およびNBIが有用である．

腫瘍性病変

血管透見の低下は，表面型腫瘍の拾い上げ診断に有用である．

腺腫，早期癌：基本的にはⅡa，Ⅱb，Ⅱcなどの表面型腫瘍の発見に重要である．

木庭らの報告によると，内視鏡的粘膜切除術（EMR）が施行された表面型大腸腫瘍148病変（Ⅱa：89，Ⅱa＋Ⅱc：26，Ⅱb：6，Ⅱc：27）の発見時の通常内視鏡写真の見直し診断において，隆起型病変では，凹凸の変化としての隆起が高率であり，一方ⅡbやⅡcでは凹凸の変化よりも色調の変化としての淡い発赤や血管透見像消失が発見の際の重要な内視鏡所見と考えられた．さらに，prospective に検討した結果，平坦陥凹型腫瘍の発見に際して，領域性のある類円形の淡い発赤とそれに伴う血管透見像消失が，拾い上げ診断の重要な内視鏡指標と考えられた．また淡い発赤などの所見はNBI観察でより容易に拾い上げられる可能性がある．

類円形発赤と鑑別を要するものとして地図状発赤が挙げられるが，地図状発赤は横行結腸に好発し，領域性に乏しく赤みが強いなどの特徴があり挿入時のアーチファクトによるものが多いと考えられた．

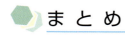
まとめ

　大腸表面型腫瘍の内視鏡的存在診断指標として，平坦陥凹型においては，血管透見像消失に伴う淡い発赤の変化が重要である．さらに，このような微細な変化のみでしか拾い上げられない病変も存在することを肝に銘じ，内視鏡医は細心の注意をはらって検査を施行するべきである．また今後は，このような病変に対してはNBI/BLI診断が有用である．

参考文献
1) 木庭郁朗：表面型早期癌—存在診断．小黒八七郎，吉田茂昭 編：大腸癌—診断と治療．152-157．日本メディカルセンター，東京，1996
2) 工藤進英，他：平坦・陥凹型早期大腸癌の内視鏡診断と治療—微小癌の内視鏡像を中心に．胃と腸　1989；24；317-329
3) Horimatsu T, Sano Y, Tanaka S, et al：Next-generation narrow band imaging system for colonic polyp detection：a prospective multicenter randomized trial. Int J Colorectal Dis 2015；30；947-954
4) Ikematsu H, Sakamoto T, Togashi K, et al：Detectability of colorectal neoplastic lesions using a novel endoscopic system with blue laser imaging：a multicenter randomized controlled trial. Gastrointest Endosc　2017；86；386-394

腺腫〔0-IIa，中等度異型〕

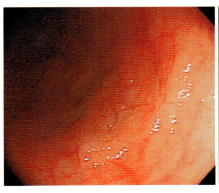
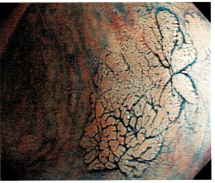

(特徴的所見)
- 直腸の血管透見像消失で発見され，色素散布にて病変の境界が明瞭となり腺腫と診断された．
- 通常観察のみではやや褪色調で，いわゆる large hyperplastic polyp との鑑別が問題となるが，拡大観察をすることで腫瘍であることが確診できた．
  - ◆内視鏡的粘膜切除術が行われ，病理診断も中等度異型腺腫であった．

正常粘膜〔アーチファクト〕

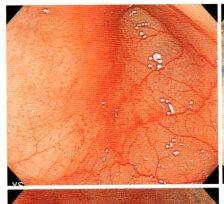
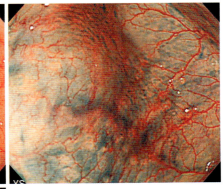
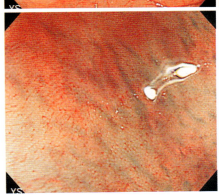

(特徴的所見)
- 地図状発赤．横行結腸に地図状の発赤と血管透見の消失を認める．
- しかしながら色素散布にて無名溝の存在が確認され，また拡大観察にてもI型 pit が確認され正常粘膜であることが判明した．
  - ◆スコープのこすれなどによるアーチファクトと考えられる．

Ⅱ．診断のプロセス　［大腸］

腺腫〔0-Ⅱb，中等度異型〕

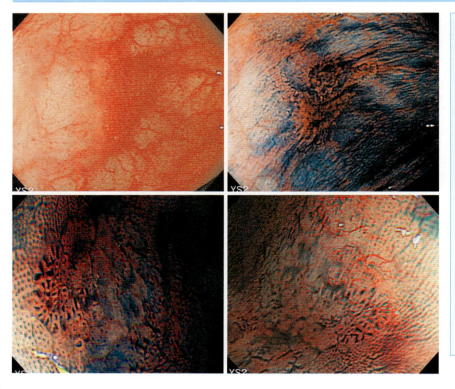

（特徴的所見）
- 横行結腸の淡い発赤と血管透見像消失で発見された．色素散布にても病変の認識は難しい（上段）．
- 拡大観察にてⅢ_L型pitが確認され腺腫と診断された（下段）．
- 内視鏡的粘膜切除術が行われ，病理診断も中等度異型腺腫であった．

　◆大腸においてはⅡbと診断される病変は非常にまれであるが，Ⅱbをあえて診断するならこのような病変であろう．

腺腫〔0-Ⅱc，中等度異型〕

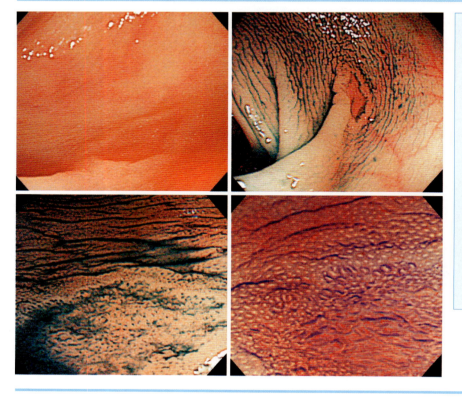

（特徴的所見）
- 下行結腸のひだ上に，6 mmの血管透見を欠く発赤斑として発見された．色素散布にて陥凹局面がさらに明瞭に認識され，Ⅱcと診断した．
- 拡大観察にてもⅢ_S型pit(non-invasive pattern)が確認され，腺腫あるいは粘膜内癌と診断した．

　◆内視鏡的粘膜切除術が施行され，病理診断も中等度異型腺腫であった．

Tis（M）癌〔0-Ⅱc（LST-NG）〕

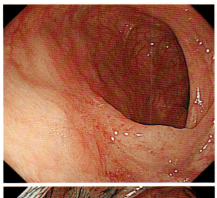
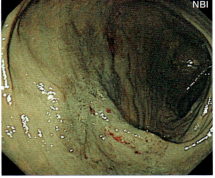

（特徴的所見）
- 下行結腸のひだのひきつれおよび淡い発赤, 血管透見の消失にて病変の存在が認識できる.
- NBIに切り替えて観察すると, 病変はより明瞭に認識される.

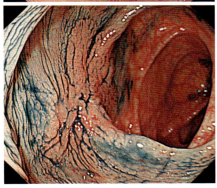
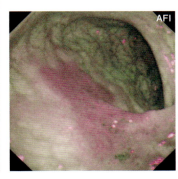

◆AFI内視鏡所見でも明瞭なmagenta色として認識された.

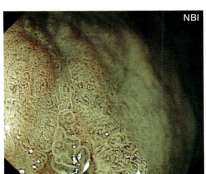
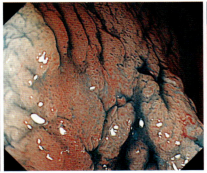
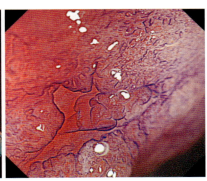

（特徴的所見）
- 拡大観察にてやや配列の乱れたⅢL, ⅢS型 pitからなる non-invasive patternと診断し, M～SM1までの病変と診断した.

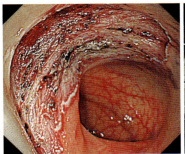
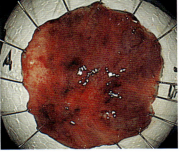

内視鏡的粘膜下層剥離術（ESD）が施行され, 病理診断は高分化管状腺癌, 深達度 Tis, 35 mm, HM（-）, VM（-）であり治癒切除が得られた.

Ⅱ．診断のプロセス ［大腸］

Tis（M）癌〔0-Ⅱc（LST-NG）〕

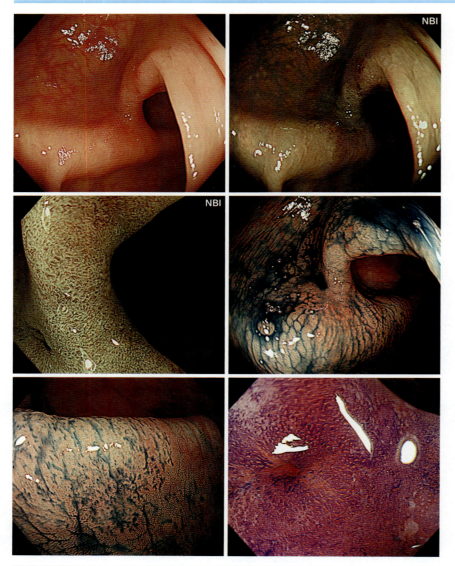

（特徴的所見）
- 下行結腸のひだのひきつれおよび淡い発赤，血管透見の消失にて病変の存在が認識できる．
- NBI に切り替えて観察すると，病変はより明瞭に認識される．NBI 拡大では口径整，均一な分布の vessel pattern，整な surface pattern が認識され，JNET 分類の Type 2A と診断．
- 拡大観察にて，やや配列の乱れたⅢL，ⅢS 型 pit からなる non-invasive pattern と診断し，M～SM1 までの病変と診断した．

◆内視鏡的粘膜下層剥離術（ESD）が施行され，病理診断は高分化管状腺癌，深達度 Tis（M）で治癒切除が得られた．

T1a 癌〔0-Ⅱa+Ⅱc〕

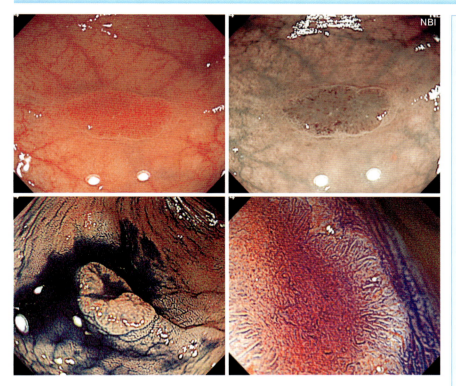

(特徴的所見)
- 盲腸の淡い発赤と血管透見像消失で発見された (左上).
- NBI に切り替えて観察すると, 病変はより明瞭に認識される (右上).
- 空気量の調節および色素散布にて, 陥凹の存在が明らかとなり Ⅱa+Ⅱc と診断した (左下).
- 拡大観察にて VI 型 pit pattern (non-invasive pattern) を呈し, M～SM1 までの病変と診断した (右下).

◆内視鏡的粘膜切除術が施行され, 病理診断は SM1 癌〔well differentiated adenocarcinoma, T1a (100 μm), ly0, v0, ce (−)〕であった.

大腸　血管透見

潰瘍性大腸炎

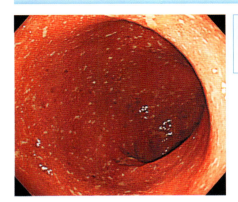

(特徴的所見)
- S状結腸の粘膜はびまん性に侵され, 血管透見像は消失し, 粗糙, 細顆粒状を呈す.

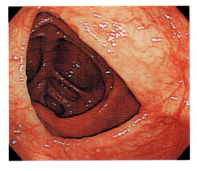

同一症例の非活動性の部位 (右半結腸)

Ⅱ．診断のプロセス ［大腸］

アメーバ赤痢

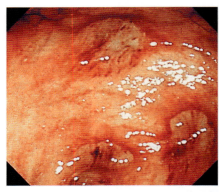
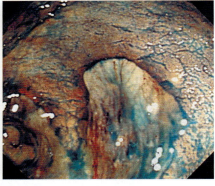

（特徴的所見）
- 大小不同の不整な潰瘍が多発し，潰瘍周辺には発赤，びらんが介在する．
- 急性期の潰瘍は周囲粘膜の発赤，浮腫が強く，たこいぼ様の形態を示し，また，潰瘍底の吹き出すようなクリーム状の黄白色苔が本症に特徴的である．
  ◆ しばしば潰瘍性大腸炎との鑑別が困難な場合もあるが，本症では介在粘膜の血管透見像は良好であることが多く鑑別に有用である．

（三井記念病院症例）

静脈硬化性大腸炎

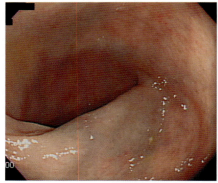
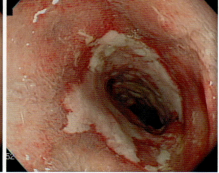

横行結腸　　　　　　　　　　上行結腸

（特徴的所見）
- 右半結腸に好発し，特徴的な青紫色粘膜（左）と潰瘍・びらん（右）を呈する．

（三井記念病院症例）

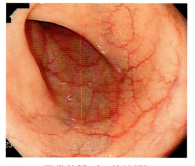

正常粘膜（S状結腸）

Column

コラム blue rubber bleb nevus（BRBN）症候群

　blue rubber bleb nevus 症候群（青色ゴムまり様母斑症候群）は，1958 年に Bean[1]が消化管血管腫を合併した青味を帯びたゴムの乳首様の外観と感触を有する皮膚の多発性血管腫に命名した症候群で，病理組織学的には海綿状血管腫である．常染色体優性遺伝との報告もあるが，大部分の症例は散発例で胎生期の発育異常とされている．皮膚血管腫の発症は 10 歳以下の症例が大部分を占める．消化管以外の臓器にも約 60％の頻度で血管腫を認め，とくに中枢神経系や心臓内に血管腫を合併する症例はその出血により予後不良である．消化管に多発することの多い本血管腫はその出血により貧血を起こしうるが，polidocanol（エトキシスクレロール®）の血管腫内局注療法[2]などの内視鏡治療が有効である．

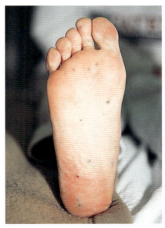

図1　足底の暗青色の多発性腫瘤を認め，全身の皮下にも散在性に認めた．

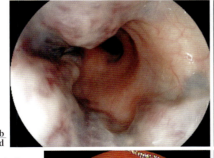
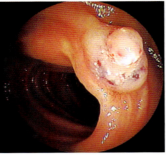
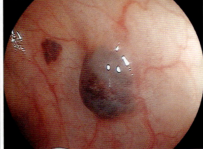

a	b
c	d

図2　消化管血管腫病変の内視鏡像

a：食道血管腫．びまん性の血管拡張を認める．
b：胃血管腫．青色調の小血管腫が多発している．
c：小腸血管腫．凹凸不整の血管腫を認める．
d：大腸血管腫．広基性・青色調の血管腫を認める．

文献
1) Bean WB：Vascular spider and related lesions of the skin. 178-185, Thomas CC Publisher, Springfield, Illinois, 1958
2) 濱田康彦，田中信治，岡　志郎，他：Blue rubber bleb nevus syndrome の診断と治療．臨牀消化器内科　2010；25：593-598

〔田中信治〕

Ⅱ．診断のプロセス ［大腸］

［大腸］

変形，狭窄・狭小化

小林広幸，蔵原晃一，渕上忠彦

　腸管の変形は，大きく，点（孤在性の病変），線（輪状または縦走方向性のある病変）および面（領域をもつ病変）の要素に分類される[1]．点の変形はひだ集中，線は短軸方向の輪状変形と長軸方向の縦走変形が代表的である．さらに面の変形とはある程度以上の領域（多くは全周性）を有するものである．一方，狭窄・狭小化は管腔が狭くなった状態だが，変形が強くなれば狭窄・狭小化を生じるため両者を明確に区別することは困難である．また，多くの大腸疾患では，その重症度や進行度あるいは病期により，程度は異なるものの種々の変形（狭窄・狭小化）を生じうる[2]．本稿では変形（狭窄・狭小化）を示す代表的疾患（表）のうち，比較的特徴的な内視鏡所見を呈する疾患について診断プロセスを述べる．

表　大腸に変形，狭窄・狭小化を生じる代表的疾患

腫　瘍	その他
大腸癌（通常型・スキルス） 転移性腫瘍 悪性リンパ腫 粘膜下腫瘍　など	薬剤性腸炎（抗菌剤，NSAIDs など） 腸間膜静脈硬化症 感染性腸炎（腸管出血性大腸菌，結核，放線菌症など） 放射線性腸炎 アミロイドーシス 腸管子宮内膜症 Collagenous colitis S 状結腸捻転症 術後吻合部狭窄 内視鏡治療後狭窄 管外性圧排　など
炎　症	
クローン病 潰瘍性大腸炎 虚血性大腸炎（閉塞性大腸炎） 大腸憩室炎 腸間膜脂肪織炎 ベーチェット病（単純性潰瘍） 家族性地中海熱　など	

変形（狭窄・狭小化）の形態

　前述の変形の形態により，ある程度疾患の拾い上げが可能である[3]．ひだ集中は，SM 深部以深に浸潤した大腸癌や内視鏡切除後の瘢痕にみられるが，単純性潰瘍やベーチェット潰瘍でも強いひだ集中を伴う狭窄を生じる．輪状変形（狭窄）は，大腸進行癌，腸結核，薬剤（NSAIDs）などに比較的特徴的だが，術後吻合部狭窄でも生じる．縦走変形（狭窄）を呈する代表的疾患としてはクローン病と虚血性大腸炎が挙げられる．面状変形のうち，粘膜下腫瘍の片側性変形は，粘膜下腫瘍，子宮内膜症，転移性大腸癌，管外性圧排などで生じる．半月ひだの消失した鉛管状変形（狭小化）は潰瘍性大腸炎が代表的であるが，続発性アミロイドーシスや放射線性腸炎でもみられる．また，変形（狭窄）の高度なものは腫瘍（4 型大腸癌や転移性大腸癌）以外にも炎症（憩室炎や腸間膜脂肪織炎など）でもみら

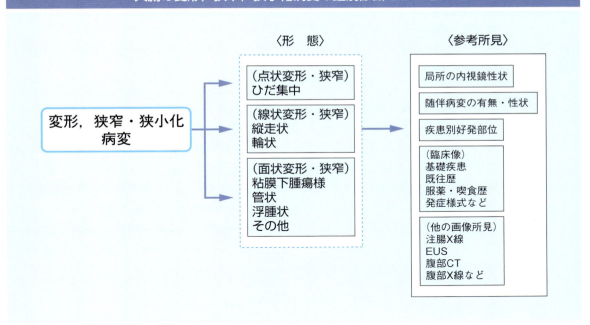

れ，粘膜の浮腫が著明な場合には急性の感染性腸炎や薬剤性腸炎が疑われる．その他では偽憩室様（腸結核），粘膜橋（赤痢アメーバ，潰瘍性大腸炎，クローン病）などの変形（狭窄）もある．

随伴病変

　変形の形態からある程度診断を絞り込んだら，狭窄局所の病変性状（各疾患の内視鏡像参照）に加え，他部位の随伴病変の有無やその性状に注目する．腸結核であれば周囲の萎縮瘢痕帯や偽憩室様変形，憩室炎であれば周囲の多発憩室，クローン病や転移性大腸癌では非連続性の多発病変，などである．

好発部位

　疾患によっては少なからず好発部位が存在するため，病変部位が鑑別診断の一助となる．たとえば，結核・悪性リンパ腫・ベーチェット病などは回盲部，感染性腸炎（腸管出血性大腸菌）や腸間膜静脈硬化症・薬剤性腸炎は右半結腸，虚血性大腸炎・腸間膜脂肪織炎・憩室炎はＳ状結腸，また，腸管子宮内膜症では直腸上部からＳ状結腸下部に好発する[2),3)]．

臨床像

　基礎疾患や既往歴などの患者の臨床像が鑑別診断上有用なこともある．たとえば，基礎疾患では慢性関節リウマチ・家族性地中海熱・多発性硬化症（続発性アミロイドーシス）

や子宮内膜症（腸管子宮内膜症），生肉などの喫食歴（出血性大腸菌腸炎などの感染性腸炎），既往歴では胃・乳腺・膵臓・腎臓などの他部位悪性腫瘍（転移性大腸癌）や放射線治療（放射線性腸炎），服薬歴（薬剤性腸炎・腸間膜静脈硬化症），などが重要である[3]．

他の画像所見

　高度の狭窄を伴う病変では内視鏡の深部大腸への挿入が困難で，病変範囲や全体の性状診断が不可能なことも少なくない．この点，注腸X線は内視鏡観察が困難（不可）な狭窄部の形状（長さ，狭窄度，硬度，管周度など）や粘膜面の性状（びらん，潰瘍の有無など）に加え，腸間膜付着側との位置関係や狭窄深部も含めた大腸全体の俯瞰が容易であり，高度狭窄例では鑑別診断上きわめて有用な検査といえる[4]．また，疾患によっては腹部のCT（腸間膜脂肪織炎，腸管出血性大腸菌腸炎など）や単純X線（S状結腸捻転症など）も診断の一助となる[2]．さらに近年開発された内視鏡・注腸X線イメージとCT画像を融合させた3次元CT（CT colonography）は，これらのモダリティの長所を集約した画期的な仮想画像診断法として普及してきている[5]．

文　献

1) 白壁彦夫：大腸を中心にした全消化管のX線診断理論―比較診断学の提唱．胃と腸　1985；20：243-247
2) 清水誠治，横溝千尋，富岡秀夫，他：狭窄を来す大腸疾患―診断のプロセスを含めた総合画像診断の立場から．胃と腸　2015；50：1255-1266
3) 疾患と鑑別診断．斉藤裕輔，田中信治，渡邉聡明 編：大腸疾患診療のstrategy．28-238，日本メディカルセンター，東京，2010
4) 斉藤裕輔，富永素矢，佐々木貴弘，他：狭窄を来す大腸疾患―X線診断を中心に．胃と腸　2015；50：1231-1246
5) Javeri K, Williams TR, Bonnett JW：An overview of the method, application, and various findings of computed tomographic colonography in patients after incomplete colonoscopy. Curr Probl Diagn Radiol　2010；39：262-274

T1b（SM高度浸潤）癌〔ひだ集中変形〕

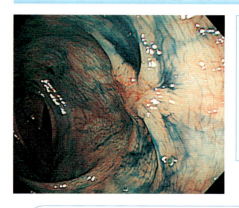

（特徴的所見）
- 比較的小さな扁平な隆起病変で多方向からひだの集中を伴っているが，周囲には付随する他病変は認められない．隆起表面には全体に浅い陥凹が認められることから，上皮性（表面陥凹型）腫瘍が粘膜下深部にまで浸潤し，全体に盛り上がっていることがわかる．
  - ◆表面陥凹型大腸癌では，小さくとも深部浸潤し高度の線維化を伴い強い粘膜集中を生じる．

参考症例

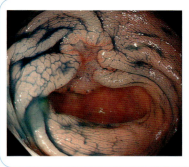

2型大腸進行癌
ひだ集中に加え軽度管腔狭小化を伴っている．

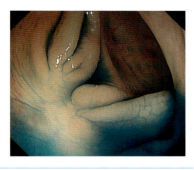

内視鏡切除後の瘢痕
ひだ集中部は正常粘膜

腸管ベーチェット病〔ひだ集中変形・狭窄〕

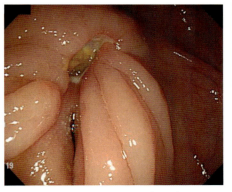

（特徴的所見）
- 回盲部に強いひだ集中を伴う潰瘍を認める．
  - ◆回盲弁周辺に生じる類円形もしくは不整形の深掘れ潰瘍．単純性潰瘍とは鑑別困難．術後再発生しやすい．

術後吻合部潰瘍再発によるひだ集中と狭窄

参考症例

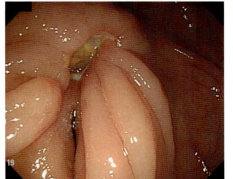

再発を繰り返し，ひだ集中を伴う深掘れ潰瘍

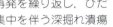

腸管ベーチェット病
回盲弁周囲の巨大な深掘れ潰瘍

大腸 変形、狭窄・狭小化

Ⅱ．診断のプロセス　［大腸］

クローン病〔縦走潰瘍による変形・狭窄〕

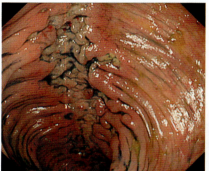

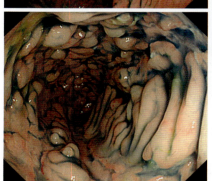

横行結腸の敷石様病変

（特徴的所見）
- 深掘れの長い縦走潰瘍を認め，潰瘍辺縁には大小の敷石状結節を伴っている．口側腸管の狭小化がみられる．
  - ◆高頻度に変形・狭窄を生じる．虚血性大腸炎とは潰瘍の深さ，敷石像，随伴病変（非連続性）などが鑑別点．

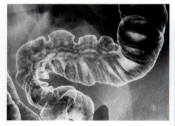

注腸Ｘ線
Ｓ状結腸の長い縦走潰瘍

参考症例

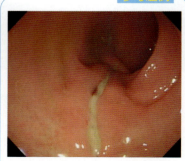

collagenous colitis の縦走潰瘍
縦走潰瘍辺縁は明瞭で，周囲には発赤，びらん，敷石像も認めない．

虚血性大腸炎〔縦走潰瘍による変形・狭小化〕

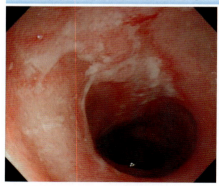

（特徴的所見）
- 境界不明瞭な多発する縦走潰瘍と口側腸管の狭小化あり．周囲には急性炎症を示唆する浮腫状の発赤調粘膜もみられる．
  - ◆腹痛・下痢→下血にて急性発症．高齢者，動脈硬化性疾患（糖尿病，心疾患など）や便秘症などを有するものに発症しやすい．病変はＳ状結腸と下行結腸に好発．急性期の最狭窄部では全周性の潰瘍を伴うことあり．

参考症例

虚血性大腸炎によるさまざまな潰瘍・変形

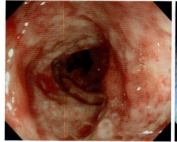

急性期狭窄最深部の全周性潰瘍

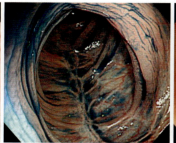

瘢痕期の縦走変形を伴う症例

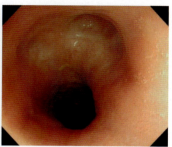

瘢痕期の憩室様変形（偽憩室）を伴う狭窄例

腸結核〔輪状，偽憩室様変形・狭窄〕

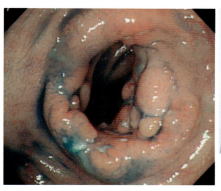

活動期の輪状潰瘍

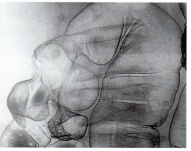

注腸X線
結核による変形（腸管短縮，偽憩室）と狭窄（輪状）

（特徴的所見）
- 回盲部に輪状配列した不整形潰瘍による変形・狭窄を認め，回盲弁は開大（変形）している．
  - ◆ 回盲部に好発．
  - ◆ 潰瘍治癒後にも萎縮瘢痕帯となり，しばしば変形（腸管短縮，偽憩室など）を伴う．

参考症例

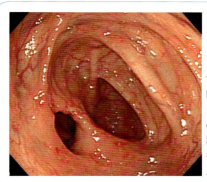

活動期
回盲弁の開大（変形）と周囲の不均一な発赤を伴う不整な多発びらん・小潰瘍

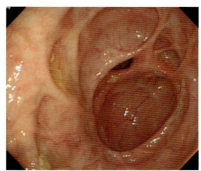

腸結核の病期による変形

治癒期
回盲弁の偽憩室様変形と周囲の褪色調の萎縮瘢痕帯

NSAIDs潰瘍〔輪状変形・狭窄〕

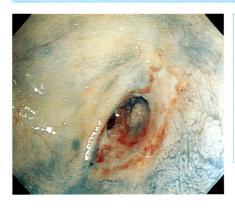

（特徴的所見）
- 回腸末端部に輪状狭窄を認め，同部に一致して全周性の浅い不整形潰瘍が存在している．
  - ◆ NSAIDsによる潰瘍は回盲部付近に好発し，典型例では輪状潰瘍を呈するが形態はさまざまで多発性のことが多い．
  - ◆ 治癒後には輪状の膜様狭窄を呈することはあるが結核のような萎縮瘢痕帯はみられない．
  - ◆ 内視鏡所見に加え薬剤の服用歴が診断の決め手となる．

参考症例

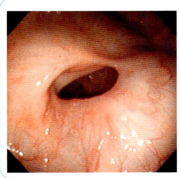

NSAIDs潰瘍
上行結腸の潰瘍治癒後の膜様狭窄

大腸　変形、狭窄・狭小化

Ⅱ．診断のプロセス　［大腸］

術後吻合部狭窄〔輪状変形・狭窄〕

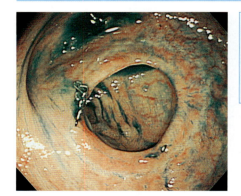

（特徴的所見）
- 直腸癌術後で，吻合部に一致して輪状の狭窄がみられる．
- 狭窄部の粘膜は正常か，軽度の発赤やびらんを伴う程度である．
- 周囲には自動吻合器による吻合線や吻合時の petz が残存していることが多い．

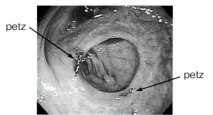

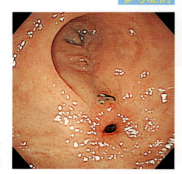

参考症例

吻合部狭窄
高度狭窄例

S状結腸捻転症〔輪状狭窄〕

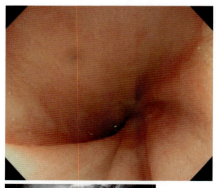

（特徴的所見）
- S状結腸粘膜が狭窄中心部に引き込まれたような高度の狭窄像を呈する．
  ◆ 通常狭窄部粘膜の異常は少ないが，絞扼壊死に陥ると暗黒色調粘膜を呈する．
  ◆ 診断には腹部X線が有用．

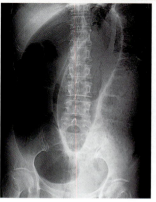

腹部X線
S状結腸の逆U字型拡張像
（coffee bean sign）が特徴

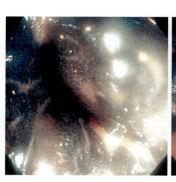

参考症例

S状結腸捻転症（壊死型）

狭窄入口部　　　捻転内腔拡張部

腸管子宮内膜症〔粘膜下腫瘍様変形・狭窄〕

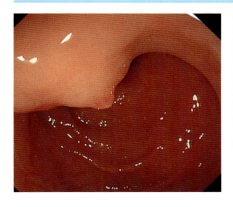

(特徴的所見)
- 子宮内膜症では粘膜面に圧排を伴う横走するひだや本例のような粘膜下腫瘍様の隆起病変として認められることが多く，しばしば内腔の狭小化を伴っている．
  - ◆ほとんどの病変が直腸上部から S 状結腸下部の前壁に存在することが診断の手がかりとなるが，生検陽性率も低いため，粘膜下腫瘍，4 型大腸癌や転移性大腸癌などとの鑑別が困難な場合も少なくない．

腸管外腫瘍による圧迫〔粘膜下腫瘍様変形・狭小化〕

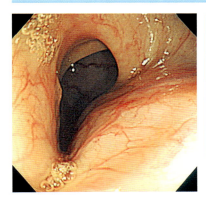

(特徴的所見)
- 横行結腸に管腔の狭小化を認めるが，粘膜面には明らかな異常はない．
- また，通常の粘膜下腫瘍と異なり，きわめてなだらかに狭小化している．
- 巨大な卵巣嚢腫による圧排である．
  - ◆被検者の体位を変えると狭小化の程度や位置が変化する．
  - ◆直近の臓器腫瘍による圧排では粘膜下腫瘍との鑑別が問題となることもあるが，鑑別には超音波内視鏡が有用である．

参考症例

腸管外からの浸潤・圧排

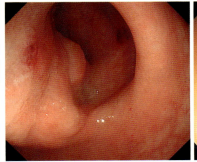

腸管子宮内膜症
表面にびらんを伴う粘膜下腫瘍様症例

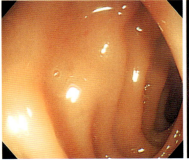

腸管子宮内膜症
転移性大腸癌との鑑別が問題となる症例

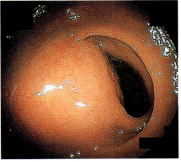

仙骨前面の仙骨腫による直腸圧排
通常の粘膜下腫瘍との鑑別が問題

大腸　変形、狭窄・狭小化

Ⅱ．診断のプロセス　［大腸］

T3癌〔2型，管状狭窄〕

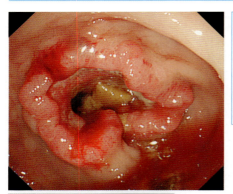

（特徴的所見）
- 全周性の狭窄で，その周囲には境界明瞭な周堤隆起が認められることから，進行癌による狭窄と診断できる．
  - ◆狭窄の程度は進行癌の周在率や線維化の程度により異なる．
  - ◆狭窄（潰瘍）部は易出血性で硬く，全周性病変では内視鏡通過不可能なことが多い．

参考症例

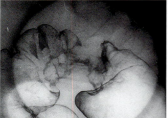

注腸X線では，典型的な apple core sign を示す

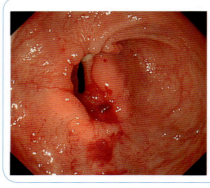

2型大腸進行癌
進行癌の術前化学療法後の輪状狭窄

悪性リンパ腫（びまん性大細胞型B細胞性リンパ腫，潰瘍型）〔管状変形・狭窄〕

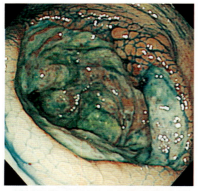

（特徴的所見）
- 回盲部に大きな全周性の凹凸不整形潰瘍を伴う中等度の狭窄あり．
- 周囲との境界は明瞭だが，癌と異なり周堤隆起はみられない．
  - ◆全周性の潰瘍形成傾向が強い．
  - ◆直腸や回盲部に好発．癌と異なり病変（狭窄）は比較的広範囲に及ぶが，狭窄は中等度で内視鏡は通過可能なことが多い．
  - ◆なお，腫瘤型では腸重積による狭窄を生じることあり．

参考症例

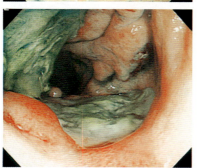

狭窄部に一部発赤調の正常粘膜残存

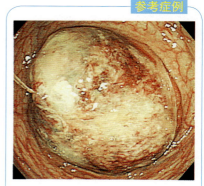

悪性リンパ腫（バーキットリンパ腫，隆起型）
腸重積を生じた小児の盲腸原発例

潰瘍性大腸炎〔管状変形・狭小化〕

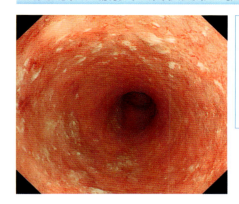

（特徴的所見）
- 粘膜には全周性・びまん性にびらん・潰瘍がみられ，半月ひだは消失し軽度の狭小化も伴っている．
  - ◆ X線での鉛管状変形の典型的な所見．
  - ◆ このほかにも多彩な形態を呈する．詳細は別項（疾患別内視鏡像の潰瘍性大腸炎）参照．

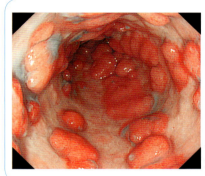

潰瘍性大腸炎
重症例

放射線性腸炎〔管状変形・狭小化〕

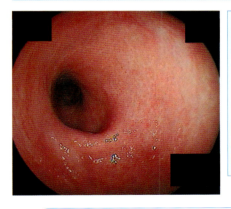

（特徴的所見）
- 腸管の半月ひだは消失し鉛管状を呈し，管腔は軽度狭小化している．
- 寛解期の潰瘍性大腸炎類似の所見．
  - ◆ 放射線性腸炎の内視鏡所見は，充血，毛細血管拡張，易出血性，潰瘍，狭窄など多彩である．
  - ◆ 病変は放射線照射部位（多くは直腸・S状結腸領域）に限局している．
  - ◆ 毛細血管拡張は比較的高頻度に認められる．

大腸　変形、狭窄・狭小化

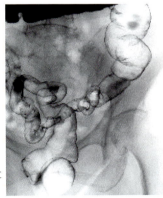

放射線性腸炎（注腸X線）
照射部位のS状結腸部に限局した管腔狭小化

放射線性腸炎
拡張した毛細血管像

Ⅱ．診断のプロセス　［大腸］

アミロイドーシス〔管状変形・狭小化〕

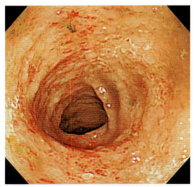

（特徴的所見）
- 粘膜は粗糙でびまん性にびらん化し，半月ひだもほぼ消失している．
- 管腔は軽度狭小化し硬化像も伴っている．
    - ◆アミロイド沈着が高度になると，全大腸炎型の潰瘍性大腸炎に酷似した内視鏡像を呈し鑑別困難なことがある．
    - ◆基礎疾患（リウマチなど）や他の消化管（回腸末端や十二指腸2部など）の異常の有無が鑑別の手助けとなる．

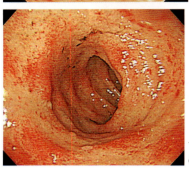

十二指腸にも同様の病変を認める．

T3癌〔4型（lymphangiosis type），管状狭窄〕

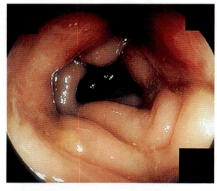

（特徴的所見）
- 軽度びらん・出血を伴う全周性狭窄（中等度）を認める．
- 粘膜面には横走するひだが全周性に広がっており，境界は不明瞭．
    - ◆狭窄のため内視鏡挿入困難なことが多い．
    - ◆全体像の把握にはX線が有用（狭窄の範囲は長く中等度不均一で辺縁に横走ひだを伴うことが多い）．
    - ◆リンパ管侵襲高度．

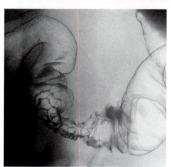

注腸X線

T4癌〔4型（muconodular type），管状狭窄〕

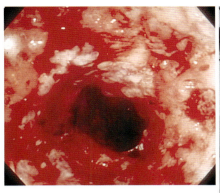
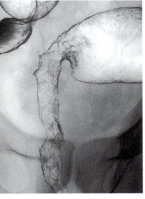

注腸X線

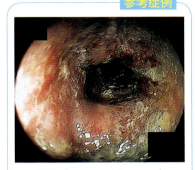

参考症例

4型（muconodular type）
周囲との境界不明瞭な全周性
のびらん．

（特徴的所見）
- 粘膜面全体に易出血性のびらん・潰瘍を伴う全周性の狭窄（中等度）．
- 境界は不明瞭．
  - ◆全体像の把握には注腸X線が有用（狭窄は中等度で比較的均一）．
  - ◆病変内の粘液貯留高度．

T4癌〔4型（scirrhous type），管状狭窄〕

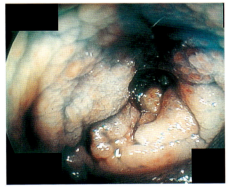
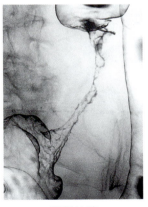

注腸X線

（特徴的所見）
- 全周性の高度の狭窄で，明らかな周堤形成はなく，一部顆粒状の粘膜模様を認める．
  - ◆高度の狭窄を生じるため内視鏡挿入はほとんど不可能．
  - ◆全体像の把握には注腸X線が有用（境界不明瞭な長い高度な狭窄）．
  - ◆低分化腺癌で高度の線維化を伴う．

大腸　変形、狭窄・狭小化

Ⅱ. 診断のプロセス ［大腸］

転移性癌〔管状狭窄〕

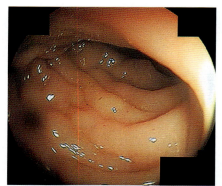

（特徴的所見）
- 片側性に横走ひだを伴う管腔の狭窄を認める．
- 粘膜面には明らかなびらん・潰瘍はない．
  - ◆典型例では片側性の横走ひだ様の粘膜で多発性（X線）．
  - ◆原発巣は胃癌（低分化腺癌）が多い．
  - ◆直腸の単発病変では4型大腸癌や子宮内膜症との鑑別が困難な場合あり．

参考症例
単発病変の鑑別

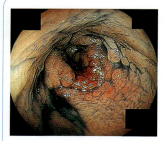
4型（scirrhous type）

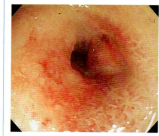 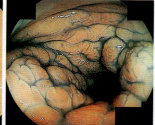
転移性大腸癌
単発病変では4型（scirrhous type）との鑑別が問題

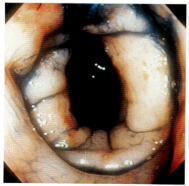
注腸X線
照射部位のS状結腸部に限局した管腔狭小化

腸間膜脂肪織炎〔管状狭窄〕

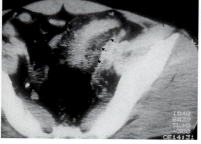
CT
脂肪織同様の吸収値を示す病変部腸管壁の著明な肥厚（矢印）が特徴

（特徴的所見）
- S状結腸に全周性のひだの肥厚と管腔狭窄を認める．
- 粘膜面には明らかなびらん・潰瘍はみられない．
  - ◆虚血性要因が強いと，びらん・潰瘍も伴う．
  - ◆大腸ではS状結腸に好発．内視鏡・X線では4型大腸癌，転移性大腸癌との鑑別が必要．

憩室炎〔狭小化〕

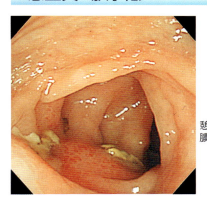
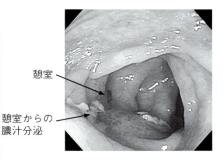

憩室
憩室からの膿汁分泌

（特徴的所見）
- S状結腸にひだの発赤腫脹と同部からの膿汁分泌を認める．
- 周囲にも憩室が存在し憩室炎による狭小化が示唆される．
  - ◆高度の狭窄例はS状結腸に多い．
  - ◆高度狭窄（浮腫）例では注腸X線が有用．

感染性大腸炎〔腸管出血性大腸菌腸炎，浮腫状狭小化〕

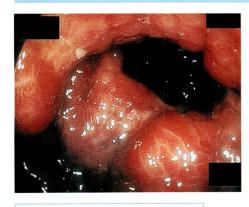
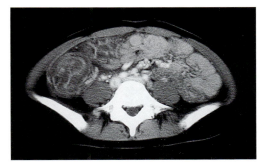

CT
上行結腸の著明な層状壁肥厚が特徴

（特徴的所見）
- 上行結腸に表面がびらん化した暗赤色調の粘膜がびまん性にみられ，高度の浮腫のため腸管の狭小化がみられる．
  - ◆他の感染性腸炎などとの鑑別には内視鏡色調（暗赤色調）やCT所見が有用．

鑑別すべき疾患

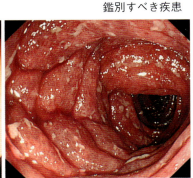

サルモネラ腸炎

薬剤性腸炎
Helicobacter pylori 除菌薬（アモキシシリン）による出血性腸炎

大腸 変形、狭窄・狭小化

Ⅱ．診断のプロセス ［大腸］

壊死型虚血性腸炎〔浮腫状狭小化〕

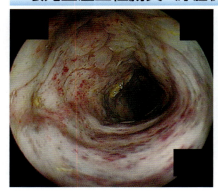

（特徴的所見）
- 粘膜面は暗赤色から黒色調で敷石様の形態を呈しているが，明らかな出血や潰瘍形成はみられない．
- その口側腸管は狭小化している．
    ◆ このような色調の粘膜面が全周性に拡がっている場合には，腸管壊死（梗塞）の可能性が高い．
    ◆ また，狭小部深部への挿入を試みると腸管穿孔を生じる危険が高い．

参考症例

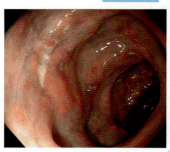

腸間膜静脈硬化症
全体的に腸管は浮腫状で，粘膜は暗紫色調を呈し，潰瘍を伴う．

粘 膜 橋

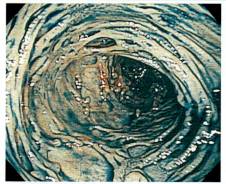

（特徴的所見）
- 粘膜の高度の炎症により生じた炎症性ポリープが周囲の粘膜に付着したり相互に癒合すると，橋を形成したような粘膜面の変形（粘膜橋）を生じる．
- 潰瘍性大腸炎，クローン病などでもみられる．

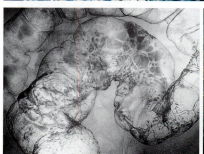

注腸 X 線
S 状結腸広範にひろがる著明な粘膜橋

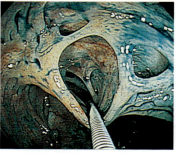

鉗子を通すと粘膜橋の性状が明瞭である．

参考症例

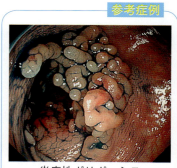

炎症性ポリポーシス

252

コラム

大腸腫瘍と生検

　大腸腫瘍の生検に関しては，胃病変とは異なった考え方が必要である．もちろん，浸潤癌と診断し外科的手術を行う症例の組織学的確定診断に生検は必須である．

　一般に，隆起型大腸腫瘍（ポリープ）の場合，腺腫性病変が圧倒的に多く，癌であってもごく一部の腺腫内癌であることが多い．したがって，ポリープを生検して腺腫と病理診断されても，他部位に腺腫内癌が存在する可能性は否定できない．ポリペクトミーは治療手技であると同時に完全生検（total biopsy）としての診断手技でもある．外科的手術の適応でないと判断されたら，拡大観察を含めた内視鏡観察で完全生検としてポリペクトミーを行うか否かを判定しなくてはならない．大きさ，形態，pit patternなどからその適応を決定する．通常，ⅢL型pit patternの径5 mm以下のポリープは治療の必要はない．

　一方，表面型腫瘍の場合，内視鏡的に切除する可能性のある病変に対する生検は禁忌である．大腸の粘膜や粘膜筋板は薄いため，不用意に生検すると，粘膜下層に線維化を生じてnon-lifting signが陽性となる（図）．non-lifting signが生じるほどの線維化ではなくても，スネアリング時に生検した部位がスネアで絞扼できないことが多く，分割切除にならざるをえなくなる．内視鏡治療目的で紹介された病変が，生検で生じた線維化のために治療に難渋することは少なくない．

〔田中信治〕

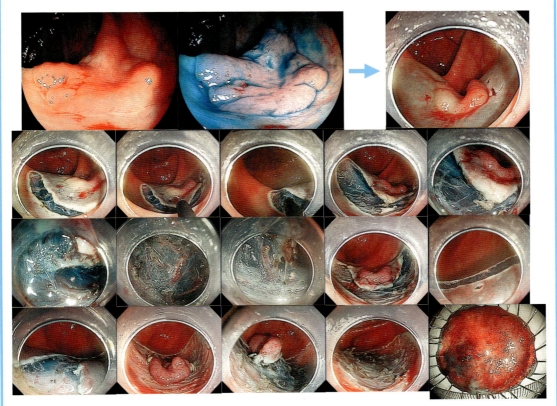

図　術前の生検のためにnon-lifting sign陽性になった最大径30 mm大の表面隆起型腺腫
病変の中心に生検によるひきつれがみられる．本症例はnon-lifting sign陽性であったが，拡大観察でⅢL型pit patternと診断できたため粘膜内病変と診断し，内視鏡的粘膜下層剝離術（ESD）で完全一括摘除を行った．切除標本の病理学的検索の結果は，管状腺管腺腫であった．

Ⅱ．診断のプロセス　［小腸］

[小腸]

隆　起

岡　志郎，田中信治

　バルーン内視鏡の登場により全小腸観察が可能となり，小腸隆起性病変の内視鏡像に関しても症例が多数集積され，その特徴が明らかになってきた．ただし，小腸隆起性病変は非上皮性の粘膜下腫瘍の割合が高く生検で確定診断がつかないことも多いため，病変の表面性状，色調，硬さ，超音波内視鏡像などから総合的に診断する必要がある．カプセル内視鏡は送気をしない生理学的な条件下での観察であり，腸管の起伏，ひだの存在，不連続画像，受動的な視野など表面が正常粘膜で覆われる粘膜下腫瘍（とくに大きな病変）の詳細な観察は困難である．本稿ではバルーン内視鏡による内視鏡観察のポイントを中心に解説する．

上皮性か非上皮性か？

　胃・大腸と同様に隆起性病変を見つけた場合，まずその隆起が上皮性か非上皮性かを見極めることが重要である．その際，病変を遠景，中間景，近景像に分け，いろいろな角度からさまざまな空気量で観察する．小腸隆起性病変の多くが非上皮性病変であるが，非腫瘍性粘膜で被覆されているため病変をしっかり洗浄し近接して病変表面を観察することで診断は容易となる．非上皮性腫瘍の場合，隆起表面に潰瘍形成や部分的に非腫瘍性粘膜で被覆されていない部分があれば，粘膜辺縁の性状や病変全体の形態の不整さから診断する．一方，上皮性病変の場合，その表面構造や病変の立ち上がり（基部）の性状が周囲の正常粘膜と異なっていることが鑑別点である．

腫瘍性病変の内視鏡像について

　小腸隆起性病変の内視鏡診断を行ううえで，小腸腫瘍の種類を知っておくことが重要である[1]（表）．小腸腫瘍の多くは非上皮性腫瘍であり，表面性状，色調，硬さ，基部の形状，可動性の有無，病変が単発性か多発性か，陥凹（潰瘍）の有無などを考慮し総合的に判断する．以下，内視鏡診断を行ううえで重要なポイントである表面性状，色調，硬さについて述べる．

1．表面性状

　病変表面の性状から上皮性か非上皮性か判断する．大腸病変と同様に，病変の立ち上がりの性状，潰瘍を伴っていればその辺縁の形態から判断する．病変表面に正常の絨毛が消失した所見や潰瘍辺縁に不整などの所見があれば上皮性である．

2．色　調

　血管腫などの血管系腫瘍は，発赤調あるいは青色調の変化を伴うことが多く鑑別診断に

表　小腸腫瘍の組織分類

1．上皮性腫瘍 　1）良性 　　腺腫，腺腫症 　2）悪性 　　腺癌，粘液癌，印環細胞癌，未分化癌 2．内分泌腫瘍（カルチノイド腫瘍） 3．非上皮性腫瘍 　1）良性 　　GIST，脂肪腫，脈管腫瘍（リンパ管腫，血管 　　腫瘍など），神経系腫瘍，その他 　2）悪性 　　GIST，カポジ肉腫 4．続発性腫瘍	5．腫瘍状病変 　1）過誤腫 　　Peutz-Jeghers ポリープ/ポリポーシス 　　若年性ポリープ/ポリポーシス 　2）部位的異常 　　異所性膵，異所性胃粘膜 　3）炎症性線維性ポリープ 　4）Cronkhite-Canada 症候群 　5）リンパ濾胞過形成，良性リンパ性ポリープ 　6）脂肪過形成 　7）異所性子宮内膜症 6．上皮性異型性

〔WHO：Histological Typing of Intestinal Tumours. 1989，および松井敏幸，他：臨牀消化器内科　1995；10：197-205[1]より作成（一部改変）〕

有用である．なお，これらの病変は生検禁忌であり注意が必要である．脂肪腫（淡黄色〜正色調），リンパ管腫（白色〜黄色調）の鑑別診断にも色調が有用であるが，小腸は粘膜に丈の高い絨毛を伴うため大腸とは違う色調を呈することもあることに留意する．

3．硬　　さ

gastrointestinal stromal tumor（GIST）などの粘膜下腫瘍が比較的多いため，その鑑別診断は重要である．粘膜下腫瘍として鑑別にあがるリンパ管腫や脂肪腫などは軟らかく，生検鉗子で圧迫するとクッションサイン陽性のため診断は比較的容易である．

内視鏡所見のみで診断できない場合には？

小腸隆起性病変は非上皮性の粘膜下腫瘍が多いため，GISTや隆起型の悪性リンパ腫，カルチノイド腫瘍（厳密には粘膜下腫瘍ではないが）の鑑別に関して内視鏡像のみで鑑別困難な場合もある．その際には，生検，バルーン内視鏡下の細径プローブによる超音波内視鏡，腹部超音波検査，造影CT検査，血管造影などの所見も加えて総合的に判断しなければならない．

文　献
1）松井敏幸，八尾恒良：（特集 小腸腫瘍）疫学と分類．臨牀消化器内科　1995；10：197-205

Ⅱ．診断のプロセス　［小腸］

リンパ管腫

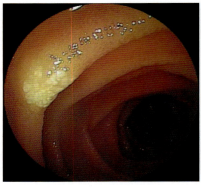 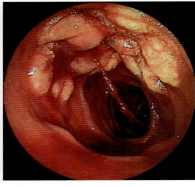

（特徴的所見）
- 白色調〜黄色調で表面が平滑〜凹凸を有する粘膜下腫瘍様の形態を呈する．
- 左：白色調を呈する小病変．
- 右：別症例．境界明瞭な凹凸を有する白色状隆起性病変．本症例は病変部から活動性出血を認めた．

異所性膵

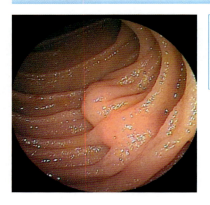

（特徴的所見）
- 比較的境界明瞭な半球状や有茎性ポリープ様を呈し，頂部に中心陥凹を呈することが多い．
- 芋虫状の粘膜下腫瘍．

メッケル憩室翻転

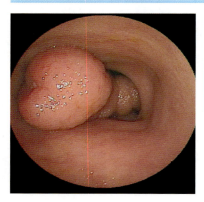

（特徴的所見）
- 有茎性ポリープ状の粘膜下腫瘍の形態を呈する．回盲部から1m以内の腸間膜付着反対側に存在する．
- 頂部に潰瘍を認める．
  - ◆内視鏡的切除は禁忌である．

血管腫

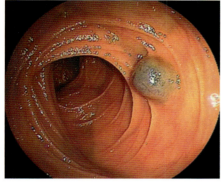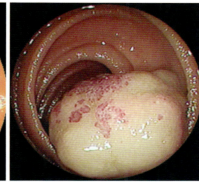

（特徴的所見）
- 暗青色調〜暗赤色調の粘膜下腫瘍で，亜有茎性〜広基性，結節状などさまざまな形態を呈する．
- 左：暗青色調の表面平滑な半球状の粘膜下腫瘍．
- 右：別症例．頂部に発赤を伴う暗青色調で結節状の粘膜下腫瘍．

◆腹部単純X線や腹部CTで石灰化を認めることもある．
◆本症例は海綿状血管腫である．

脂肪腫

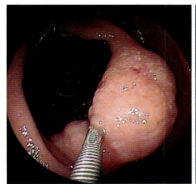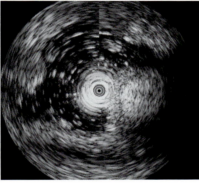

（特徴的所見）
- 表面平滑な黄色〜白色調の軟らかい粘膜下腫瘍である．
- やや白色調，亜有茎性の粘膜下腫瘍を認めた．鉗子にて容易に変形する（クッションサイン陽性）．
- 超音波内視鏡像では粘膜下に類円形の高エコー腫瘤として描出される．

GIST

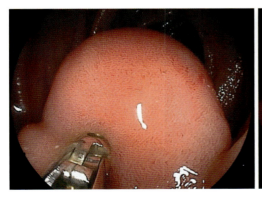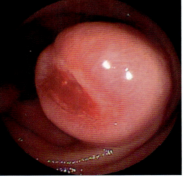

（特徴的所見）
- 表面平滑な粘膜下腫瘍で頂部に潰瘍やびらんを伴っていることが多い．
- 左：表面平滑な潰瘍を伴わない粘膜下腫瘍．鉗子圧迫にてクッションサイン陰性である．
- 右：別症例．亜有茎性の粘膜下腫瘍．頂部の潰瘍から活動性出血を認める．

小腸隆起

Ⅱ．診断のプロセス ［小腸］

カルチノイド

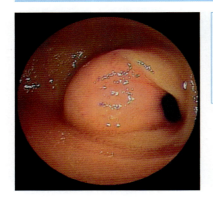

（特徴的所見）
- 粘膜下腫瘍様の隆起性病変．大腸と異なり必ずしも黄白色調を呈さず，正色調～発赤調を呈することもある．
- 腫瘍径が大きくなるとびらん・潰瘍を呈することもある．
- 正色調で頂部に線状の浅い陥凹を有する粘膜下腫瘍．

Peutz-Jeghers 症候群のポリープ

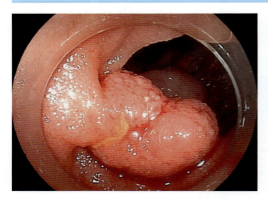

（特徴的所見）
- 大きくなると分葉状～有茎性のポリープの形態を呈し，通常多発する．
- 色調は正色調から発赤とさまざまであり，拡張した円形の腺管構造を認めることが多い．
- 発赤状で分葉した亜有茎性ポリープ．

腺　腫

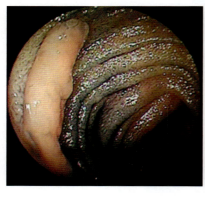 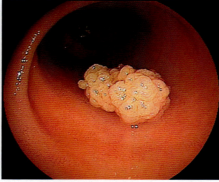

（特徴的所見）
- 絨毛状～平滑な限局性隆起性病変である．家族性大腸ポリポーシスで多発する．
- 左：表面平滑な扁平隆起性病変．
- 右：別症例．回腸に存在する絨毛状の有茎性病変．
  ◆いずれも家族性大腸ポリポーシスに認めた症例である．

隆起型癌

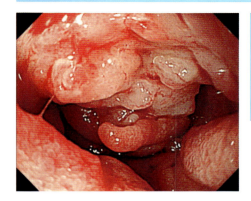

(特徴的所見)
- 潰瘍型が多くを占め，隆起性の頻度は少ない．
- ほとんどが進行癌で発見されるため，内腔が狭小化あるいは狭窄することが多い．
- 易出血性の全周性隆起性病変．一部潰瘍を認め，周囲は正常粘膜に覆われている．

転移性癌〔肺癌の転移〕

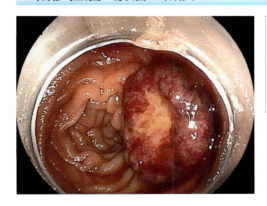

(特徴的所見)
- 潰瘍を有する粘膜下腫瘍様の形態を呈することが多い．
- 肺癌の転移性病変．中心に陥凹を有する粘膜下腫瘍であり，病変部から oozing を認める．

 ◆肺癌，悪性黒色腫，腎癌の頻度が高い．

悪性リンパ腫

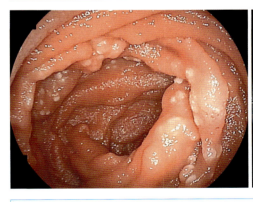 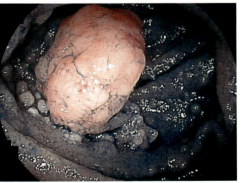

(特徴的所見)
- 肉眼型は，隆起型，潰瘍型，MLP (multipule lymphomatous polyposis) 型，びまん型，混合型などさまざまである．
- 左：多発性の白色小隆起を認める．濾胞性リンパ腫に特徴的な内視鏡像である．
- 右：別症例．隆起性結節と周囲に多発する顆粒状病変を認める．隆起型のびまん性大細胞型 B 細胞リンパ腫である．

小腸隆起

Ⅱ．診断のプロセス　［小腸］

［小腸］

アフタ・びらん

長坂光夫，大宮直木

　　小腸のアフタ・びらんは感染症，炎症性腸疾患，虚血性疾患などあらゆる小腸疾患の初期の病変として認識される（表）．クローン病におけるアフタの縦走配列のように，病態の経過・進行により特徴的な形態・配列を示す疾患もあるが，アフタ・びらんのみでは疾患に特異的な所見として捉えることは困難である．アフタ・びらんは代謝異常や感染症など全身性疾患に由来する場合も多いため確定診断には，皮膚病変や身体所見，さらには上部・下部消化管の詳細な検討と病理学的な検討が必要である．

1．クローン病

　　びらん・アフタは周囲の絨毛構造は保たれていることが特徴で，腸間膜付着側に好発するといわれる．アフタの辺縁は発赤しやや隆起していることが多く，中心は陥凹し白苔を伴う．しかし，これのみではクローン病の確定診断には至らず，臨床症状・身体所見，さらには上部・下部消化管の詳細な検討と病理学的に類上皮性非乾酪性肉芽腫の存在により総合的に診断される．

　　クローン病においては，経過とともにびらん・アフタは多発し，腸管の長軸方向に縦走傾向の配列を示すのが特徴である．

2．小腸結核

　　一般的にはパイエル板上に発赤・びらんが存在するが，特異的な所見ではない．臨床症状・身体所見，さらには上部・下部消化管の詳細な検討と各種培養やPCRによる結核菌の

表　小腸のアフタ・びらんを呈する疾患

炎症性腸疾患	薬剤性小腸炎
1）クローン病	1）NSAIDs 起因性小腸炎
2）腸型ベーチェット病・単純性潰瘍	血流障害
3）潰瘍性大腸炎の小腸病変	1）虚血性小腸炎
感染症	2）閉塞性小腸炎
1）小腸結核	膠原病
2）感染性腸炎	1）血管炎症候群（結節性多発動脈炎など）
a．エルシニア腸炎	2）アレルギー性紫斑病など
b．カンピロバクター腸炎	3）好酸球性腸炎
c．腸チフス・パラチフス	4）全身性エリテマトーデス（SLE）
d．サルモネラ腸炎	その他
など	アミロイドーシス
3）寄生虫感染症（糞線虫症，ランブル鞭毛虫症など）	

同定，IGRA；interferon gamma release assays（クォンティフェロン®・T-SPOT®.*TB*）検査，病理学的に乾酪性肉芽腫の存在などにより総合的に診断される．

3．薬剤性小腸炎

　　びらん，潰瘍，狭窄など多彩な像を示す．問診による NSAIDs などの薬剤の服用歴の聴取が重要である．

引用文献
1）長坂光夫，平田一郎：Crohn 病の内視鏡所見．胃と腸　2013；48：631-635

参考文献
1）渡辺英伸，味岡洋一，太田玉紀，他：炎症性腸疾患の病理学的鑑別診断．胃と腸　1990；25：659-683
2）黒丸五郎：腸結核の病理．結核新書 12．1952，医学書院，東京
3）松本主之，飯田三雄，蔵原晃一，他：NSAIDs 起因性下部消化管病変の臨床像．胃と腸　2000；35：1147-1158
4）松本主之，江崎幹宏，中村昌太郎，他：小腸非腫瘍性疾患の内視鏡診断．胃と腸　2008；43：469-476

II．診断のプロセス　［小腸］

クローン病〔びらん・アフタ〕

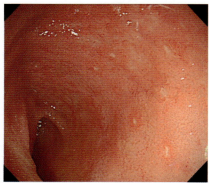

（特徴的所見）
- びらん・アフタの周囲の絨毛構造は保たれており，腸間膜付着側に認められることが多い．
- アフタの辺縁は発赤し，やや隆起していることが多く中心は陥凹し白苔を伴う（下段）．

〔長坂光夫，他：胃と腸　2013；48：631-635[1]より転載・改変〕

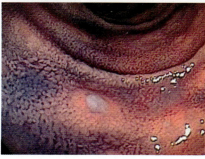
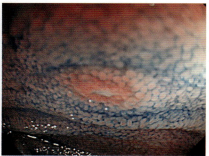

クローン病〔アフタの縦走配列〕

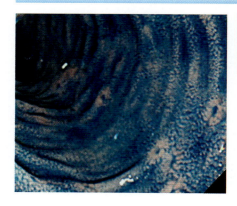

（特徴的所見）
- 多発したびらん・アフタは経過とともに腸管の長軸方向に縦走傾向の配列を示す．

〔長坂光夫，他：胃と腸　2013；48：631-635[1]より転載・改変〕

小腸結核

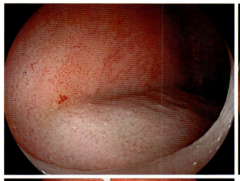
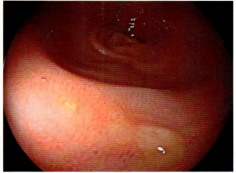
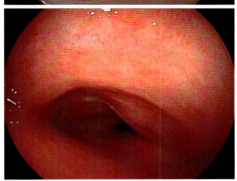

（特徴的所見）
- パイエル板上に発赤・びらんが存在するが特異的な所見ではない．
  - ◆臨床症状・身体所見をはじめとする各種検査所見より総合的に診断される．

薬剤性小腸炎〔NSAIDs 起因性小腸炎〕

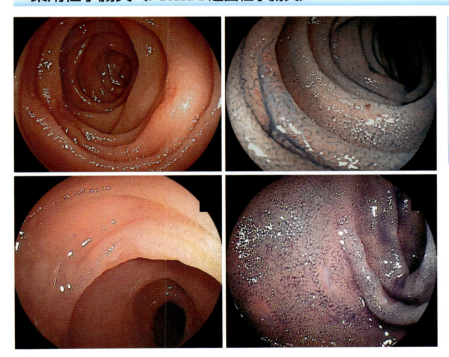

（特徴的所見）
- びらん（上左・下左），発赤（右上），アフタ・小潰瘍（下右），狭窄など多彩な像を示す．
  - ◆問診によるNSAIDsの服用歴の聴取が重要である．

Ⅱ．診断のプロセス　［小腸］

[小腸]

潰　瘍

長坂光夫，大宮直木

　小腸潰瘍をきたす疾患は「アフタ・びらん」を呈する疾患（p.260）と重複するものが多いが（**表**），潰瘍病変はアフタ・びらんより病勢が進行した状態と考えられる．クローン病における縦走潰瘍や腸結核の輪状（帯状）潰瘍，腸型ベーチェット病・単純性潰瘍の深掘れ（打ち抜き）潰瘍など，疾患に特徴的な形態を呈し，より診断に迫るものが多く含まれる．代表的疾患はクローン病，腸型ベーチェット病・単純性潰瘍などの炎症性腸疾患，薬剤性腸炎，腸結核，各種感染性腸炎，放射線性腸炎，非特異性多発性小腸潰瘍症（CEAS），虚血性小腸炎や血管炎などの血流障害でも生じる．また悪性腫瘍（癌，リンパ腫，gastro-intestinal stromal tumor；GIST）において潰瘍病変を合併する場合も多くみられる（別項参照）．手術後の吻合部やメッケル憩室などにおいても潰瘍を合併することがあり，内視鏡所見が診断に有用なことが多い．

1．クローン病

　クローン病の潰瘍は，びらん・アフタからなる初期病変が病期の進行とともに不整形潰瘍から腸管の長軸方向への縦走傾向の配列を示し，さらに特徴的な縦走潰瘍へと進展する．進行病変の潰瘍は比較的シャープで深く，周囲の絨毛構造は保たれている．

　通常，潰瘍は腸間膜付着側に存在するとされるが2条，3条と多数存在する場合もあり

表　小腸潰瘍を呈する疾患（非腫瘍性）

炎症性疾患	血流障害
1）炎症性腸疾患 　a．クローン病 　b．腸型ベーチェット病・単純性潰瘍 　c．潰瘍性大腸炎の小腸病変	1）虚血性小腸炎 2）閉塞性腸炎
感染症	**膠原病関連**
1）腸結核 2）感染性腸炎 　a．エルシニア腸炎 　b．カンピロバクター腸炎 　c．腸チフス・パラチフス 　d．サルモネラ腸炎 　e．サイトメガロウイルス腸炎 3）寄生虫感染症（糞線虫症，ランブル鞭毛虫症など）	1）血管炎症候群（結節性多発動脈炎など） 2）IgA血管炎（旧称：Henoch-Schönlein紫斑病，アレルギー性紫斑病）など 3）好酸球性腸炎 4）全身性エリテマトーデス（SLE）
薬剤性小腸炎	**その他**
1）NSAIDs起因性小腸炎	1）アミロイドーシス 2）CEAS；chronic enteropathy associated with *SLCO2A1* gene（旧称：非特異性多発性小腸潰瘍症） 3）メッケル憩室 4）吻合部潰瘍 5）GVHD；graft-versus-host disease 6）AIDS；acquired immunodeficiency syndrome

1/3～半周性の幅の広い潰瘍もある．また，縦走潰瘍とびらん・アフタ，不整形潰瘍が混在するのも特徴であるが，小腸の敷石像は大腸病変に比して頻度は低い．

2．腸型ベーチェット病・単純性潰瘍

腸型ベーチェット病・単純性潰瘍は回盲部の回腸側に好発し単発の深い下掘れ（深掘れ）潰瘍（打ち抜き潰瘍）を呈する．潰瘍は深く穿孔・穿通にて発見されることもある．

3．腸　結　核

初期の病変はパイエル板上に発赤・びらんを呈するが進行病変は腸管の横軸方向に沿った輪状（帯状）潰瘍が特徴的である．潰瘍の幅は広く不整であり白苔を伴うことが多い．活動と消退を繰り返し狭窄に至る症例もある．

臨床症状・身体所見，さらには上部・下部消化管の詳細な検討と各種培養や PCR による結核菌の同定，IGRA；interferon gamma release assays（クォンティフェロン®・T-SPOT®.*TB*）検査，および病理学的には乾酪性肉芽腫の存在などにより診断される．

4．サイトメガロウイルス腸炎

ステロイド，免疫調節剤，化学療法などによる免疫機能低下によるウイルスの再活性化に起因する．潰瘍の特徴は深掘れ潰瘍であるが地図状を呈することもある．潰瘍の辺縁はシャープで，大小さまざまである．

5．薬剤性潰瘍（NSAIDs 起因性小腸炎）

びらん，潰瘍，膜様狭窄など多彩な像を示す．潰瘍は浅く，辺縁はシャープであることが多い．問診による NSAIDs などの薬剤の服用歴の聴取が重要である．

6．IgA 血管炎（旧称：Henoch-Schönlein 紫斑病，アレルギー性紫斑病）

小型血管炎に分類され，障害血管壁に沈着した IgA 免疫複合体の沈着による炎症反応が原因と考えられている．小腸の出現率は 86～100％と高率である[1]．内視鏡的な特徴は粘膜発赤や浮腫・びらん，不整形潰瘍など多彩であるが，江崎ら[2]は血豆様変化や潰瘍底の暗赤色調の盛り上がりは本症の十二指腸病変に特徴的であると述べている．

7．CEAS

以前は非特異性多発性小腸潰瘍症と呼ばれ，原因不明の潰瘍と慢性の貧血を呈するため慢性出血性小腸潰瘍症とも呼ばれていたが，近年，原因遺伝子として *SLCO2A1* が同定され[3]，CEAS（chronic enteropathy associated with *SLCO2A1* gene）と命名された．潰瘍の特徴は，浅く，らせん状に斜走する，辺縁がシャープなテープ状潰瘍であるが，輪状や地図状など多彩で進行例では高率に狭窄を認める．

8．メッケル憩室

多くは無症状であるが，まれに腸閉塞，憩室炎，出血などを合併する．好発部位は，回盲弁より口側約 100 cm 以内の腸間膜付着対側である．憩室部に浅く不整な潰瘍を合併することがある．

Ⅱ．診断のプロセス　［小腸］

引用文献

1) 吉田健一, 多田修治, 采田憲昭, 他：血管炎症候群(Schönlein-Henoch 紫斑病, Churg-Strauss 症候群, 結節性多発動脈炎). 胃と腸　2008；43：699-706
2) 江崎幹宏, 松本主之, 中村昌太郎, 他：Schönlein-Henoch 紫斑病における十二指腸病変の特徴. 胃と腸　2002；37：791-800
3) Umeno J, Hisamatsu T, Esaki M, et al：A Hereditary Enteropathy Caused by Mutations in the SLCO2A1 Gene, Encoding a Prostaglandin Transporter. PLos Genet　2015；11：e1005581
4) 長坂光夫, 平田一郎：Crohn 病の内視鏡所見. 胃と腸　2013；48：631-635

参考文献

1) 渡辺英伸, 味岡洋一, 太田玉紀, 他：炎症性腸疾患の病理学的鑑別診断. 胃と腸　1990；25：659-683
2) 黒丸五郎：腸結核の病理. 結核新書12. 医学書院, 東京, 1952
3) 松本主之, 飯田三雄, 蔵原晃一, 他：NSAIDs 起因性下部消化管病変の臨床像. 胃と腸　2000；35：1147-1158
4) 松本主之, 江崎幹宏, 中村昌太郎, 他：小腸非腫瘍性疾患の内視鏡診断. 胃と腸　2008；43：469-476

クローン病〔不整形潰瘍から縦走潰瘍への進展〕

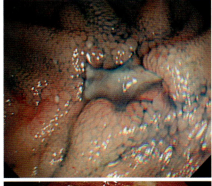
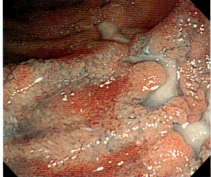
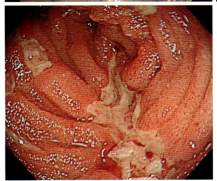

(特徴的所見)
- びらん・アフタからなる初期病変が病期の進行とともに不整形潰瘍（上左）から腸管の長軸方向への縦走傾向の配列（上右）を示し，さらに特徴的な縦走潰瘍（下左）へと進展する．
- 進行病変の潰瘍は比較的シャープで深く，周囲の絨毛構造は保たれている．

〔上段2点は長坂光夫，他：胃と腸　2013；48：631-635[4]より転載〕

腸型ベーチェット病・単純性潰瘍〔深掘れ/打ち抜き潰瘍〕

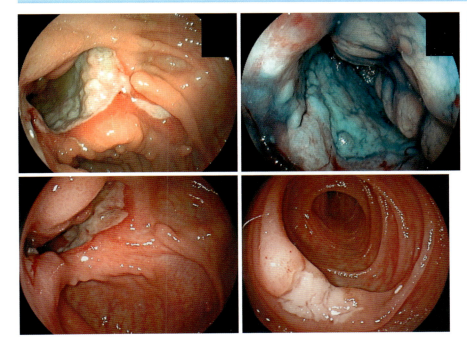

(特徴的所見)
- 回盲部の回腸側に単発の深い下掘れ（深掘れ）潰瘍（打ち抜き潰瘍）を呈する．

小腸潰瘍

Ⅱ．診断のプロセス　[小腸]

腸結核〔輪状潰瘍〕

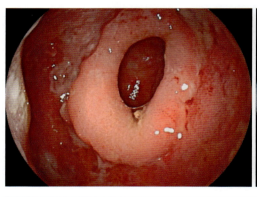
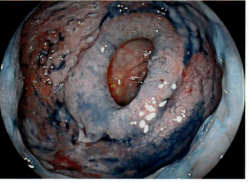

（特徴的所見）
- 進行病変は腸管の横軸方向に沿った輪状（帯状）潰瘍が特徴的である．
- 潰瘍の幅は広く不整であり白苔を伴うことが多い．

サイトメガロウイルス腸炎

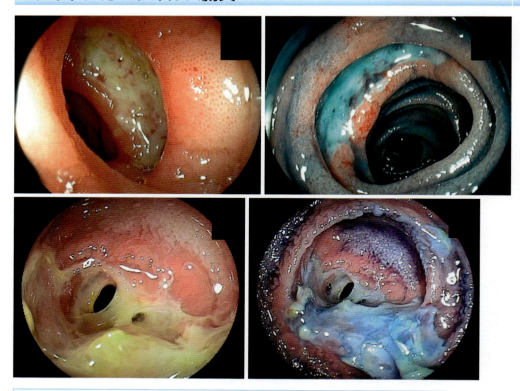

（特徴的所見）
- 深掘れ潰瘍（上段），地図状潰瘍（下段）を呈する．
- 潰瘍の辺縁はシャープで，大小さまざまである．

268

薬剤性潰瘍〔NSAIDs 起因性小腸炎（潰瘍）〕

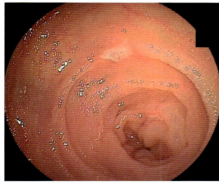
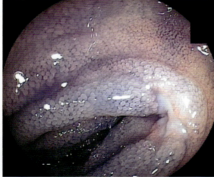
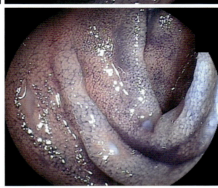

（特徴的所見）
- 潰瘍は浅く辺縁はシャープである．
  - ◆びらん，潰瘍，膜様狭窄など多彩な像を示す．
  - ◆問診によるNSAIDsの服用歴の聴取が重要である．

小腸潰瘍

IgA 血管炎〔Henoch-Schönlein 紫斑病，アレルギー性紫斑病〕

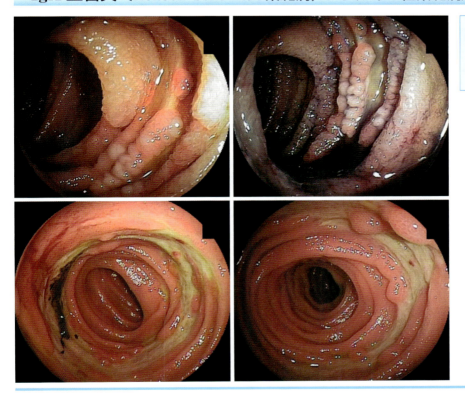

（特徴的所見）
- 虚血に伴う発赤，びらん，潰瘍など多彩な所見を呈する．

II. 診断のプロセス ［小腸］

CEAS〔chronic enteropathy associated with *SLCO2A1* gene〕

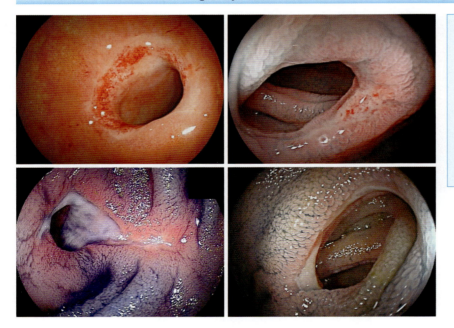

（特徴的所見）
- 浅く，らせん状に斜走する辺縁がシャープなテープ状潰瘍（右上・右下）であるが，輪状（左上）や地図状（左下）など多彩で，進行例では高率に狭窄（左下）を認める．

メッケル憩室

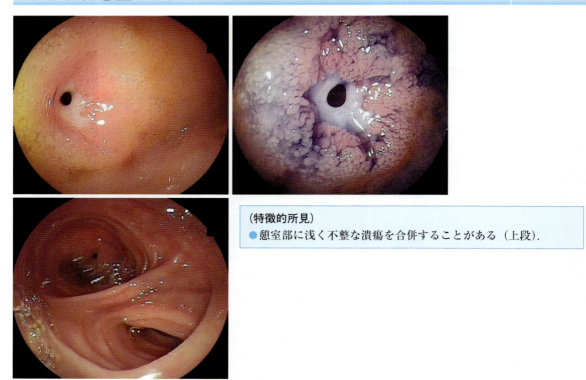

（特徴的所見）
- 憩室部に浅く不整な潰瘍を合併することがある（上段）．

Column

コラム

AIDS の下部消化管病変

HIV（human immunodeficiency virus）感染に由来する AIDS（acquired immunodeficiency syndrome）患者では cytomegalovirus（CMV）感染症，カンジダ真菌症，アメーバ腸炎，*Cryptosporidium*，*Mycobacterium avium* comlex（MAC），herpes simplex virus（HSV），結核等の日和見感染症が高頻度に発生する[1,2]．以上の感染症では消化管に多彩な病変が惹起され，また AIDS では Kaposi 肉腫，尖圭コンジローマ，悪性リンパ腫，癌腫などの消化管腫瘍が好発する．したがって，以上の炎症や腫瘍からなる多彩な病変の鑑別診断が重要となる．

AIDS に対する多剤併用療法（highly active antiviral therapy；HAART 療法）により奏効率は 60〜80％と著しく改善され，AIDS 関連疾患の早期診断と治療により長期予後が得られるようになった．本項では AIDS 関連の腸管感染症と腫瘍性疾患の内視鏡所見の特徴，そして早期診断のための微小病変の NBI ならびに色素拡大内視鏡所見について述べる．

＜HIV 感染症の自然史＞

HIV 感染症患者の臨床的病期を把握するうえで，HIV 感染症の自然史を知ることは重要である．すなわち，ウイルス初感染の時期，潜伏期，そして AIDS 発症期のどの病期に属するかによって宿主の免疫能は異なり，消化管病変の診断意義も変わってくる．HIV は初感染において，ヒトの免疫応答の中心的役割を担う CD4$^+$ T 細胞（CD4）に感染し，細胞数の急激な減少を引き起こす．これは一時的に終息するが，HIV は全身に播種されウイルス血症に至る．次に，細胞傷害性 T 細胞（CTL）が出現してくるとウイルス血症は改善され，数カ月以内に HIV 特異抗体が検出されるようになる．その後，血清ウイルス値は低値を示す潜伏期となり，HIV は全身のリンパ組織で増殖する．この潜伏期は 10 年前後続くといわれるが，2〜3 年で AIDS 発症に至る急速進行例もみられる．AIDS への進行速度は HIV-RNA レベルと相関し，また AIDS の発症と平行し CD4 は急速に減少し，全身症状の発現，日和見感染症の併発と重篤な免疫不全状態に陥る．

とくに，AIDS 患者で重篤な消化管感染症，および癌や悪性リンパ腫などの悪性腫瘍の発症が高頻度にみられ，その早期発見・診断においては HIV 感染自体を high risk group と捉え，潜伏期における内視鏡的監視，早期診断が重要である．また，その際には CD4，ならびに HIV-RNA 抗体量が重要な指標となる．

＜CD4$^+$ T 細胞数との関連性＞

HIV は初感染において，ヒトの免疫応答において中心的役割を担う CD4$^+$ T 細胞（CD4）に感染し，細胞数の急激な減少を引き起こす．AIDS への進行速度は HIV-RNA レベルと相関し，また AIDS の発症と並行し CD4 は急速に減少し重篤な状態に至る．自験例の CD4 値は Kaposi 肉腫 94.1（9〜327），悪性リンパ腫 100.9（20〜286），食道癌 168，大腸癌 310.7（133〜533），カンジダ真菌症 91.6（0〜543），CMV 73.3（2〜327），アメーバ腸炎 191.6（6〜634），MAC 10.7（2〜27），HSV 103（2〜168）であった．CD4 と消化管疾患との関連については＜500：Kaposi 肉腫，＜200：カンジダ真菌症，＜75：MAC，＜50：CMV・悪性リンパ腫との報告がある．しかし，自験例の多くはその範疇に入るが，Kaposi 肉腫ならびにカンジダ真菌症以外の疾患では比較的 CD4 細胞数の保たれた例も認められた．

＜AIDS 関連の感染性腸炎の内視鏡診断＞

● 鑑別診断の要点

AIDS 関連の感染性腸炎は特徴的な内視鏡像を示し，びらん・潰瘍などの陥凹の有無や平坦・隆起，ならびに腫瘍形成の所見が手がかりとなる．同様に，腫瘍性病変では，拡大観察による正常 I 型 pit 形状，分布および間質の所見が診断の一助となる．

● Cytomegalovirus（CMV）感染症

消化管における CMV 感染症はびらんや潰瘍として観察され，食道・胃・小腸・大腸と全消化管に発生する．潰瘍は辺縁のシャープな打ち抜き様の不整形潰瘍で，大きさは 1 cm 以下から 5 cm 前

後の大きな病変までさまざまで多発傾向にあり，しばしば悪性リンパ腫あるいは癌との鑑別が重要となる．CMVによる潰瘍は，潰瘍底は比較的平滑で白苔を有さない．また，潰瘍辺縁部は浮腫状隆起を伴うことがあり悪性腫瘍との鑑別を要する．すなわち，CMV潰瘍辺縁の浮腫状隆起はなだらかで境界不明瞭な淡い発赤を呈し，悪性腫瘍における周堤様変化とは異なる．また慢性期では浮腫状変化が軽減し，潰瘍辺縁の正常粘膜はmucosal tagないしbridge様となり，潰瘍型悪性リンパ腫における耳介様の潰瘍辺縁との鑑別点となる．

同様にCMVのびらんは微小Kaposi肉腫との鑑別において問題となるが，CMVではKaposi肉腫に比べて淡い赤色調で辺縁不明瞭である．また，拡大観察ではびらんの辺縁はシャープで陥凹底は平坦であり鑑別点となる．確定診断は生検組織診断によりCMV封入体を同定することであり，病理組織学的に間質細胞や血管内皮に認められる．臨床的には生検部位が重要で，びらんからの生検は問題とならないが比較的大きな潰瘍では潰瘍底ならびに辺縁の発赤部でCMV封入体の同定率が高い．また，血清CMV-antigenemia，CMV-DNAの定性，定量が診断上有用となる．

●アメーバ腸炎

アメーバ感染症は，主として大腸に好発し，血清アメーバ抗体の測定が診断の一助となる．アメーバ性大腸炎は全大腸に分布するが，とくに直腸-S状結腸，そして盲腸に頻度は高い．病変は発赤を伴い頂部に不整形の白苔を伴ったアフタ様病変が多発し，類円形や地図状に癒合し不整形の潰瘍を呈するものまで多彩で，CMV感染症や悪性腫瘍との鑑別が重要となる．すなわち，アメーバ性大腸炎の潰瘍では悪性腫瘍とは異なりほぼ平坦な比較的浅い陥凹を示す．また，潰瘍底に白苔の付着を認め，平滑な潰瘍底を示すCMVの下掘れ潰瘍との鑑別点となる．

●Herpes simplex virus（HSV）感染症

HSV感染症による消化管病変は，おもに食道・直腸にみられ不整形の潰瘍を形成する．その多くは，皮膚粘膜移行部にHSV感染症特有のびらん・潰瘍を伴う．著者らは肛門部病変を伴った直腸病変を経験したが，病変は発赤した不整形潰瘍を呈した．本病変の潰瘍辺縁は不整形・なだらかで，CMVやアメーバ腸炎における潰瘍とは形態が異なる．同様に，血清HSV抗体，ならびにHSV-DNAの測定が鑑別診断の一助となる．

●*Mycobacterium avium* complex（MAC）感染症

MACに感染したAIDS患者は21例で，そのうち4例にMAC特有の消化管病変を認め，部位はいずれも十二指腸であった．MAC感染症に伴った消化管病変の内視鏡像の特徴は，白色調ないし霜降り状の粘膜を呈することで，絨毛は白色調・棍棒状に腫大する．また，病変はびまん性にみられるが，部分的に発現した場合はlaterally spreading tumor（LST）様の外観を示す．その組織背景は，MACを貪食した多数のmacrophageが粘膜固有層に存在することで，その生検組織によって確定診断されるが，抗酸菌培養，MAC-PCRが参考となる．

●カンジダ症

カンジダ症はおもに上部消化管にみられる．カンジダ特有の白色調のプラークの存在，またはこれらの癒合したカーペット状の病変から内視鏡診断は比較的容易であり，仮性菌糸の同定が確定診断となる．

●腸結核

AIDS関連の日和見感染症において，腸結核の報告例もみられる．腸結核の内視鏡診断には特徴的な類円形，ないし輪状の潰瘍形成，ならびに粘膜の萎縮瘢痕帯の所見が手がかりとなる．また，生検による乾酪壊死，ラングハンス型巨細胞の同定，ならびにツベルクリン反応，結核菌培養，Tbc-PCR等が補助診断法として有用である．

●*Cryptosporidium*感染症

*Cryptosporidium*感染症では激しい下痢，発熱の症状が発現する．内視鏡検査では小腸，ならびに大腸粘膜表層に不整形の発赤やびらんを認めるが，便中の原虫を同定することにより確定診断が得られる．

＜感染症と鑑別を要する腫瘍性疾患＞

●Kaposi肉腫

大腸病変は，発赤した血豆様またはうろこ状の表面構造を呈し，境界は明瞭である．また形態は多彩で，Ⅰs様からⅡa様，Ⅱa＋Ⅱc様，1型ない

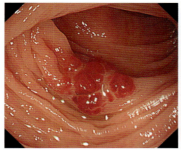 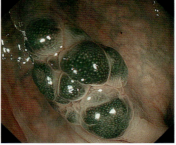

図1
大腸のKaposi肉腫病変の通常白色光およびNBI拡大内視鏡像を示す．発赤の強い血豆様ないしうろこ状を呈し，NBIでは濃い黒褐色調の間質部分とⅠ型pitの疎な配列を認める．

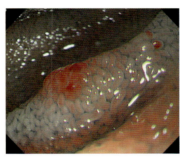 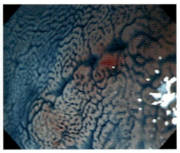

図2
左は十二指腸，右は直腸の微小なKaposi肉腫の拡大内視鏡像を示す．小腸病変では絨毛は棍棒状に腫大し鮮やかな赤みを伴う．また，直腸微小病変では軽度の発赤，間質の開大とⅠ型pitの疎な配列がみられる．

し2型進行癌様の形態，さらに大小の隆起の集合したLST類似の形状もみられる．一方，微小病変の診断では拡大内視鏡観察が有用で，赤みの強い病変表面にⅠ型pitの疎な配列が観察された．また，NBI拡大では血豆状発赤は境界明瞭な黒褐色領域とⅠ型pitの開口部が認められた（図1）．

小腸のKaposi肉腫の通常内視鏡像は大腸病変と同様である．一方，微小病変は平坦な微小発赤として観察される（図2）．病変の拡大内視鏡観察では，絨毛形態は指状の正常絨毛形態とは異なり，著しく腫大した棍棒状の絨毛となり，絨毛間は窮屈でびらん部分では平坦化し鮮やかな赤みを示した．

Kaposi肉腫の生検組織の病理組織像では，間質内に紡錘形細胞の著明な増生がみられ，スリット状ないし渦巻き状に配列する．また，異型性に乏しい微小血管組織の増生および拡張がみられ，血管内皮細胞は扁平な1層ないし多層構造で，赤血球の血管外への漏出がみられる．したがって，これらの間質における腫瘍細胞の増生は既存の粘膜構造を保ちながら起こる変化で，小腸では絨毛の発赤・腫大，また大腸ではⅠ型pitの疎な配列と間質の発赤などの所見を裏づける組織背景を示している．

● **悪性リンパ腫**

大腸原発の悪性リンパ腫は，渡辺らにより表面型・隆起型・潰瘍型・びまん浸潤型・複合型に分類されている．著者らはAIDSを背景とした腸管原発の悪性リンパ腫を2例経験したが，そのうち十二指腸原発の症例は潰瘍型であり，盲腸原発の1例は隆起型であった．盲腸の病変は正常から軽度発赤したLST様の平坦隆起性病変で，拡大内視鏡観察では間質の開大したⅠ型pitを認め，Kaposi肉腫に比べ淡い赤みで境界は不鮮明で，以上が鑑

II. 診断のプロセス

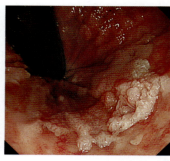
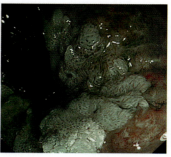

図3
直腸肛門管の尖圭コンジローマの通常白色光ならびにNBI拡大内視鏡像を示す．LST類似の平坦隆起性病変の様相を呈し，平板状隆起や乳頭状，顆粒状隆起の混在から形成され，NBI拡大観察ではドット状～延長した乳頭状構造を反映した特有の微小血管像が観察される．

別点であった．生検組織では複数の核小体をもつ腫瘍細胞がびまん性に増殖しており，免疫染色にてCD20およびCD79aが陽性で，diffuse large B-cell typeのnon-Hodgikin lymphomaと診断された．

● 尖圭コンジローマ

尖圭コンジローマ（Condyloma acuminatum）はヒトパピローマウイルス6型，11型の接触感染によって直腸肛門管および生殖器に発症する．内視鏡像はLST類似の平坦隆起性病変の様相を呈し，平板状隆起や乳頭状，顆粒状隆起の混在から形成され，NBI拡大観察ではドット状～延長した乳頭状構造の微小血管像が観察され，密在性に乏しく，食道癌のIPCL（intra-papillary capillary loop）や絨毛腫瘍の血管パターンとも異なる特徴的な所見を示す（図3）．

また局所の痛み，瘙痒感などの症状を伴い，診断は生検組織診による過角化や上皮細胞の乳頭状増殖，およびkoilocytosisといわれる濃縮した核と細胞質の空洞化の所見が特徴的で，また生検組織を用いたPCR法によってHPV-DNAの有無と型が診断される．

文　献

1) Center for Disease Control and Prevention：1993 Revised classification system for HIV infection and expanded surveillance case definition for AIDS. MMWR Recomm Rep　1992；4（RR-17）：1-19
2) 為我井芳郎，芹沢浩子，永田尚義，他：免疫異常における消化管腫瘍の臨床像と内視鏡診断─特にAIDS関連消化管悪性腫瘍の拡大内視鏡による早期診断について．胃と腸　2005；40：1117-1133

〔為我井芳郎，永田尚義〕

III 疾患別内視鏡像

Ⅲ．疾患別内視鏡像　[大腸・小腸]

大腸癌取扱い規約の分類

嶋田賢次郎，田中信治

解剖（腫瘍の占居部位）（図1）

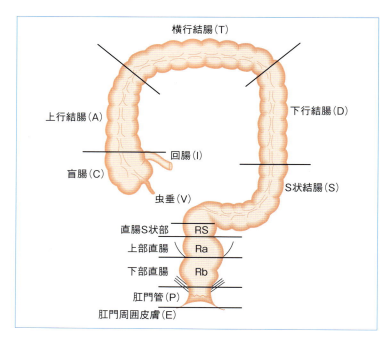

図1　大腸の区分
〔大腸癌研究会 編：大腸癌取扱い規約（第8版）．p.8, 金原出版，東京，2013より転載〕

回腸〔I：Ileum〕
虫垂〔V：Vermiform processus〕
盲腸〔C：Cecum〕
上行結腸〔A：Ascending colon〕
横行結腸〔T：Transverse colon〕
下行結腸〔D：Descending colon〕
S状結腸〔S：Sigmoid colon〕
直腸〔R：Rectum〕
直腸S状部〔RS：Rectosigmoid〕
上部直腸〔Ra：Rectum (above the peritoneal reflection)〕
下部直腸〔Rb：Rectum (below the peritoneal reflection)〕
肛門管〔P：Proctos〕
肛門周囲皮膚〔E：External skin〕

肉眼型分類（表，図2，3）

　Tis（M），T1（SM）癌（早期癌）と推定される病変を0型（表在型）に分類するが，腺腫と癌を肉眼所見から鑑別することが難しいことから，腺腫性病変の肉眼型分類にも表在型の亜分類を準用する．肉眼型分類は日本消化器内視鏡学会の早期胃癌分類に準じるが，早期大腸癌ではⅢ型は存在しないので省く．表在型の二つの要素を有する腫瘍では，面積が広い病変を先に記載する．

　病変が小さいことが多いので，十分に送気して腸管壁を伸展した内視鏡所見で判定する．その際，組織発生や腫瘍・非腫瘍の違いは考慮せず，病変の形を全体像として捉える．その際，インジゴカルミンを散布し，いろいろな角度から観察することが重要である．

　LST（laterally spreading tumor）は径10 mm以上の表層（側方）発育型腫瘍を表す用語であるが，この言葉は食道や胃でいう表層拡大型腫瘍と同義で一つのニックネーム的概念であり，決して肉眼型分類に含めない．LSTは形態からgranular type（顆粒均一型 homogenous typeまたは結節混在型 nodular mixed type）とnon-granular type（扁平隆起型 flat elevated typeまたは偽陥凹型 pseudo-depressed type）に区分される（図4）．

表　大腸腫瘍の肉眼型分類

0型　表在型　　Ⅰ型（隆起型）：　Ⅰp　（有茎性）
　　　　　　　　　　　　　　　　Ⅰsp（亜有茎性）
　　　　　　　　　　　　　　　　Ⅰs　（無茎性）
　　　　　　　Ⅱ型（表面型）：　Ⅱa　（表面隆起型）
　　　　　　　　　　　　　　　　Ⅱb　（表面平坦型）
　　　　　　　　　　　　　　　　Ⅱc　（表面陥凹型）

付記：表在型の二つの要素を有する腫瘍については，面積が広い病変から順に「＋」記号でつないで記載する．

1型　隆起腫瘤型
2型　潰瘍限局型
3型　潰瘍浸潤型
4型　びまん浸潤型
5型　分類不能

〔大腸癌研究会 編：大腸癌取扱い規約（第8版）．p.9，金原出版，東京，2013より作成〕

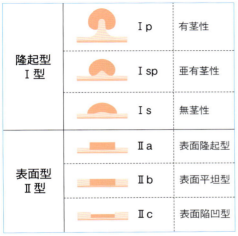

図2　大腸癌取扱い規約（第8版）による表在型（0型）大腸腫瘍の肉眼型分類

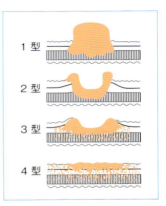

図3　進行癌（1〜4型）の割面シェーマ
〔日本胃癌学会 編：胃癌取扱い規約（第15版）．p.11，金原出版，東京，2017より転載〕

Subtypes of LST	Classification of type 0
LST granular（LST-G）	
Homogenous type	0-Ⅱa
Nodular mixed type	0-Ⅱa，0-Ⅰs＋Ⅱa，0-Ⅱa＋Ⅰs
LST non-granular（LST-NG）	
Flat elevated	0-Ⅱa
Pseudo-depressed type	0-Ⅱa＋Ⅱc，0-Ⅱc＋Ⅱa

The term 'LST (laterally spreading tumor)' refers to the lateral growth of lesions at least 10 mm in diameter ; this is in opposition to traditional polypoid (upward growth) or flat and depressed lesions (downward growth).

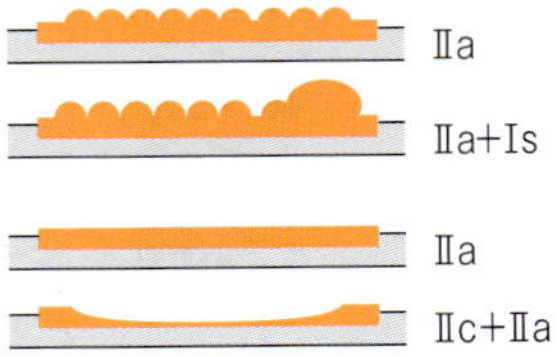

図4　側方発育型腫瘍の細分類と肉眼型の関係
〔Kudo S, et al：Gastrointest Endosc　2008：68（4 Suppl）：S3-S47 より作成〕

表在型大腸腫瘍の肉眼形態

0-Ip型

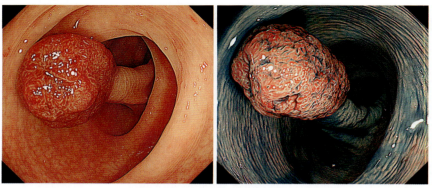

長い茎を有している．病変基部の正常粘膜が牽引されて生じるpseudostalkを呈する病変はIp型とはいわない．

0-Isp型

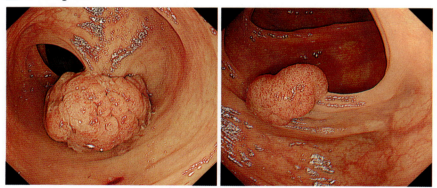

病変基部の正常粘膜が牽引されて生じるpseudostalkを呈する病変．

0-Isp型

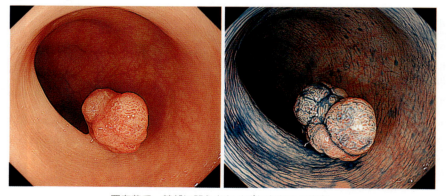

亜有茎で，基部に明らかなくびれを有する病変．

表在型大腸腫瘍の肉眼形態

■ 0-Ⅰs型

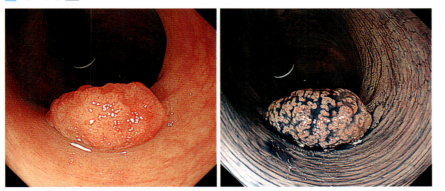

基部がある程度しっかりした面積をもっており，明らかなくびれを有さない病変．

■ 0-Ⅱa型

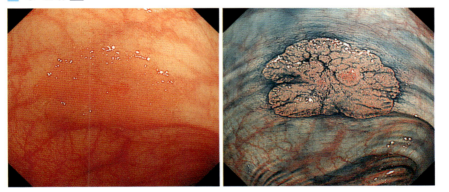

平坦な面を有する丈の低い扁平隆起型腫瘍．

■ 0-Ⅱb型

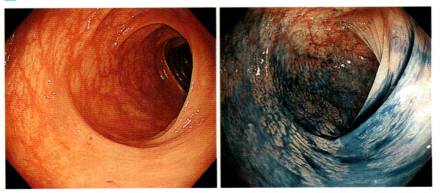

表面が平滑で周囲粘膜と病変の高さがほぼ等しい病変．大腸では，純粋な0-Ⅱb型はきわめてまれである．本病変の口側はごくわずかに隆起しているが，全体像はほぼ平坦である．

表在型大腸腫瘍の肉眼形態

■ 0-Ⅱc 型

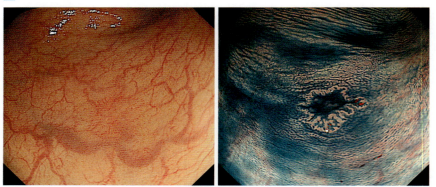

陥凹局面を有する表在型腫瘍．陥凹型腫瘍は，陥凹辺縁に反応性の非腫瘍性隆起を伴うことが多いが，それが著明である場合は 0-Ⅱc+Ⅱa 型と記載する．

■ 0-Ⅱa+Ⅱc 型（複合型）

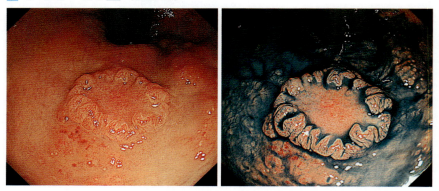

粘膜よりも高さの高い陥凹面を有する扁平隆起性病変．0-Ⅱa+Ⅱc の陥凹は建物でいうと 2 階の陥凹面という比喩が使われる．

■ 0-Ⅱc+Ⅱa 型（複合型）

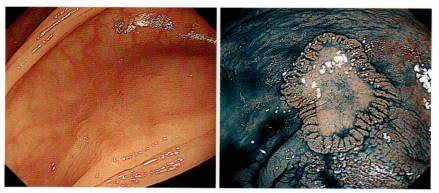

粘膜よりも高さの低い陥凹面を有する扁平隆起性病変で，反応性の辺縁隆起の目立つ病変．0-Ⅱc+Ⅱa の陥凹は建物でいうと 1 階の陥凹面という比喩が使われる．

表在型大腸腫瘍の肉眼形態

■ 0-Ⅱc型＋Ⅰs型（複合型）

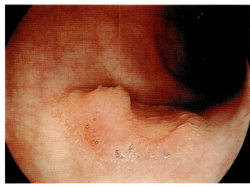
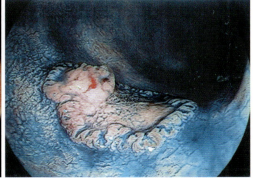

陥凹型腫瘍の陥凹内にⅠs様隆起を認める病変である．陥凹局面のほうが面積が広く目立つため，肉眼型は0-Ⅱc＋Ⅰs型（複合型）と表記する．

■ 0-Ⅰs＋Ⅱc型（複合型）

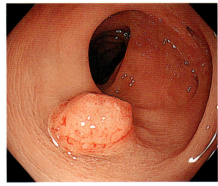
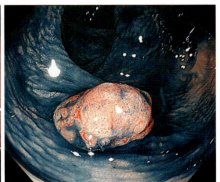

陥凹内の隆起成分が目立ち，全体としてはⅠs病変に見える病変であり，肉眼型は0-Ⅰs＋Ⅱc型（複合型）と表記する．

■ 0-Ⅰs＋Ⅱc型（複合型）

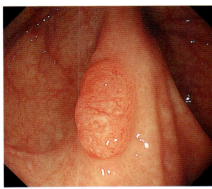
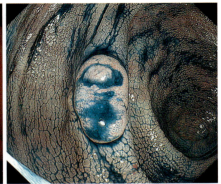

隆起性病変の中に小さな陥凹を有した病変であり，肉眼型は0-Ⅰs＋Ⅱc型（複合型）と表記する．

Ⅲ．疾患別内視鏡像　［大腸・小腸］

表在型大腸腫瘍の肉眼形態

■ 0-Ⅱa＋Ⅰs型（複合型）

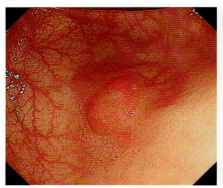

やや発赤した隆起の辺縁粘膜も発赤調である．

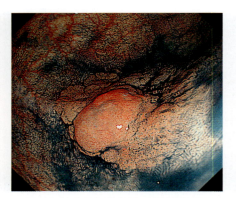

インジゴカルミン散布で，隆起の辺縁の0-Ⅱa病変の進展範囲が明瞭になる．

■ 0-Ⅱa＋Ⅰs型（複合型）

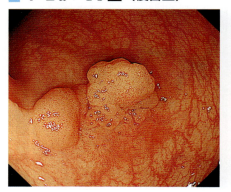

一見，二つの隆起が近接しているように見える．

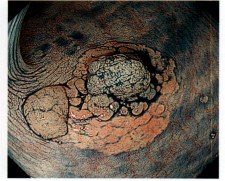

インジゴカルミン散布で，0-Ⅱa病変（LST-NG）の中心と辺縁に隆起が存在することが明瞭になる．

LST の細分類

■ LST-G，顆粒均一型

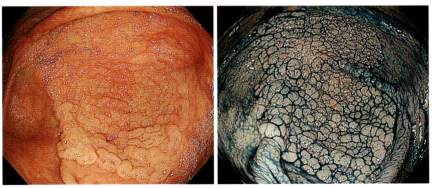

ほぼサイズの揃った顆粒が集簇しながら側方発育する病変．肉眼型は 0-Ⅱa である．

■ LST-G，結節混在型

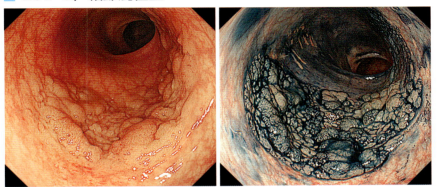

ほぼサイズの揃った顆粒が集簇しながら側方発育するものの，やや大きな結節が混在している．肉眼型は 0-Ⅱa＋Ⅰs である．

■ LST-G，結節混在型

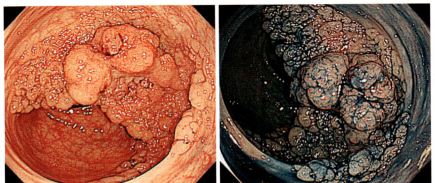

顆粒・結節のサイズは不揃いで，大きな結節が混在して目立っている．肉眼型は 0-Ⅰs＋Ⅱa である．

LSTの細分類

■ LST-NG，扁平隆起型

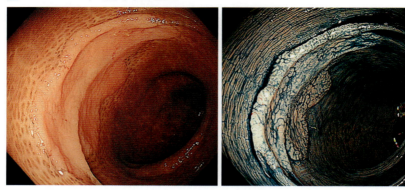

ひだにまたがる大きな扁平隆起性病変．肉眼型は0-IIaである．

■ LST-NG，扁平隆起型

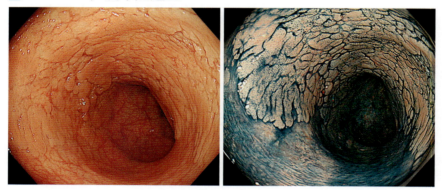

大きな扁平隆起性病変．表面に亀甲様の溝を有しているが，全体としては扁平隆起性病変であり，LST-G（顆粒の集簇）とは異なる．肉眼型は0-IIaである．

■ LST-NG，偽陥凹型

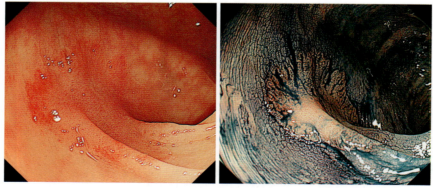

盆状の浅い陥凹を有する大きな扁平隆起性病変．陥凹面は全周性に1本の線で境界を示すことはできない．肉眼型は0-IIa+IIcである．

進行大腸腫瘍の肉眼形態

1型（隆起腫瘤型）

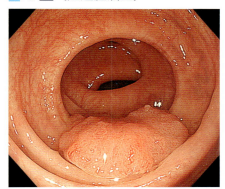

2型（潰瘍限局型）

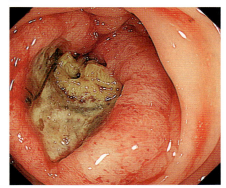

3型（潰瘍浸潤型）

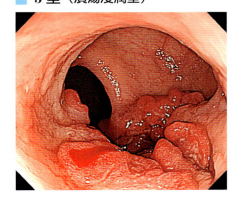

4型（びまん浸潤型）

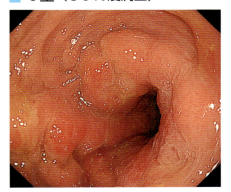

疾患別内視鏡像　〔大腸・小腸〕大腸癌取扱い規約の分類

Ⅲ．疾患別内視鏡像　[大腸・小腸]

Column

コラム

早期大腸癌の治療の原則と根治度判定

＜早期大腸癌の術前診断と治療指針＞

早期大腸癌に対する内視鏡治療の適応の大原則は，リンパ節転移の可能性がほとんどなく，腫瘍が一括切除できる部位にあることである．具体的な内視鏡治療の適応条件として，①腺腫，cTis癌，cT1（SM）軽度浸潤癌，②大きさは問わない，③肉眼型は問わない，の3点がガイドラインに挙げられており，cT1（SM）高度浸潤癌は内視鏡治療の適応にはならない（図1)[1]．この条件のなかで，大きさを問わなくなったのは，大腸内視鏡的粘膜下層剥離術（ESD；endoscopic submucosal dissection）が保険適用となり一般的に行われるようになったことに基づいている．早期大腸癌の術前の診断精度の限界を考慮すると，内視鏡治療に際しては切除標本の緻密な組織学的検索が必須であり，一括切除が原則である．

一方で，前述のごとく，SM浸潤1,000 μmをやや超える浸潤の可能性があっても，完全一括摘除が可能であれば，摘除生検（excisional biopsy）としての内視鏡治療の適応になりうる[1]．粘膜下層を3等分する相対分類（SM1，SM2，SM3）は，内視鏡的摘除標本では使用不能であるが，cT1（SM）癌を内視鏡的に摘除できるか否かを決定する際には簡便で有用な指標になる．すなわち，筋層に接したSM3病変は深部断端陽性になる可能性が高く，完全摘除生検としての内視鏡治療の適応とすべきではない．逆に，腫瘍と筋層の間に余裕のあるSM1～SM2病変は，完全摘除生検としての内視鏡治療の適応になりうると判定できる．

内視鏡治療を行うには，腫瘍の大きさ，予測深達度，組織型に関する情報が不可欠である．なぜならば，大腸には腺腫性病変が多く，腺腫，腺腫内癌，腺腫成分を伴わない癌を術前に鑑別することは治療法選択のうえできわめて重要だからである[1]．腫瘍内組織多様性を正確に術前診断することで，最大径2 cmを超える大きな病変に対する治療手技（EMR；endoscopic mucosal resection/分割EMR，ESD，外科手術）の決定が可能になる．明らかな腺腫は分割EMRも容認されているし，部分的な腺腫内癌（cTis癌）は，癌部の分断を回避した計画的分割EMRでも治療可能である．

＜根治度判定＞

大腸のM癌で転移をきたした症例の報告はなく，内視鏡切除完全摘除標本が深達度Mであれば根治と判定する．一方，SM癌は10数％にリンパ節転移を認めるため，完全摘除されるだけでは根治と判定できない．『大腸癌治療ガイドライン医師用』2016年版では，大腸SM癌内視鏡的摘除後の追加治療方針を以下のように推奨している（図2)[1]．

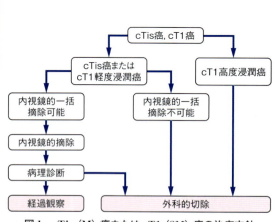

図1　cTis（M）癌またはcT1（SM）癌の治療方針
（大腸癌治療ガイドライン医師用2016年版[1]より転載，改変）

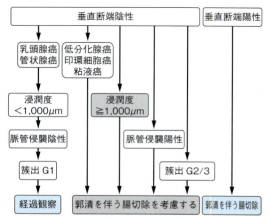

図2　内視鏡的摘除後のpT1（SM）癌の治療方針
（大腸癌治療ガイドライン医師用2016年版[1]より転載）

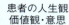

図3 内視鏡的摘除後 pT1（SM）癌の取り扱いに際して考慮すべきポイント

内視鏡治療はあくまで摘除生検であり，根治度判定結果を聞きに受診する必要があることを術前によく説明して，術後に病変の転移リスクや患者背景を総合的に評価し，患者とともに追加手術の行うか否かを話し合うことが重要である．

内視鏡的摘除された pT1（SM）癌で外科的追加腸切除を考慮すべき条件は，
(1) 垂直断端陽性の場合は外科的切除を追加することが望ましい．
(2) 摘除標本の組織学的検索で以下の一因子でも認めれば，追加治療としてリンパ節郭清を伴う腸切除を考慮する．
① SM 浸潤度 1,000 μm 以上
② 脈管侵襲陽性
③ 低分化腺癌，印環細胞癌，粘液癌
④ 浸潤先進部の簇出（budding）Grade 2/3

(1) 切除垂直断端が陽性の場合は，腸壁内に癌が遺残している可能性があり外科的追加手術を行うべきである．また，(2) のすべての条件が陰性であれば，経過観察可能である．しかし，SM 浸潤度 1,000 μm 以上の病変でもリンパ節転移陰性例が数多く存在することなどから，さらなる根治判定基準の拡大が模索されている．実際，SM 浸潤度 1,000 μm 以上の病変でも，上記 (2) のうち②～③ の転移危険因子を一つももたない完全摘除 SM 癌は SM 浸潤度にかかわらず 1.2～1.6% で

あると報告されており[2]，大腸癌研究会のプロジェクト研究（味岡洋一委員長）でも同様の結果が示されている．

超高齢社会の昨今，外科的追加手術のリスクも 0% ではないことから，今後は，『大腸癌治療ガイドライン』の絶対的根治基準からはずれる病変でも，種々のリンパ節転移危険因子を組み合わせて転移の具体的リスクを計算し，内視鏡的摘除病変の根治性と患者背景（本人の意志，年齢，併存疾患，合併症など），手術のリスク，術後の QOL を総合的に評価し，十分なインフォームド・コンセントを得たうえで，慎重に外科的追加手術の適応を決定することが重要である（**図3**）．

文 献

1) 大腸癌研究会 編：大腸癌治療ガイドライン医師用 2016 年版．金原出版，東京，2016
2) 田中信治，朝山直樹，田丸弓弦，他：大腸 T1（SM）癌のリンパ節転移リスク．日本臨牀　2016；74：1823-1827

〔田中信治〕

Ⅲ．疾患別内視鏡像　［大腸・小腸］

大腸の pit pattern 分類

樫田博史

　大腸腺窩（crypt, gland）の開口部を pit（腺口）と呼び，粘膜表面からみた pit の形態や配列を pit pattern（腺口構造）と呼ぶ．過去にいくつかの分類が存在したが，現在使用されているのは工藤分類である[1]．Ⅰ，Ⅱ，Ⅲs，ⅢL，Ⅳ，Ⅴの6型で構成されたが，Ⅴ型はその後ⅤI型とⅤN型に亜分類された[2]．

　Ⅰ型：類円形の pit からなり，基本的に正常粘膜のパターンであるが，粘膜下腫瘍の表面や炎症性ポリープにも認められる．

　Ⅱ型：星芒状の pit で，正常よりも大型のものである．過形成性ポリープは圧倒的にこのパターンが多い．

　Ⅲs型：正常よりも小型の類円形 pit で，s は small，short を意味する．陥凹型病変（Ⅱc）に特徴的なパターンである．病理組織学的には，表面から粘膜筋板に向かってまっすぐ伸び，分岐の少ない腺管に対応する．

　ⅢL型：線状の細長い pit で，L は large，long，linear を意味する．腺腫性の隆起型病変や表面隆起型病変にもっとも多く認められ，病理学的には管状腺腫に対応する．

　Ⅳ型：分枝を伴うもの，脳回転状のもの，絨毛状のものを指し，大きな隆起型ポリープや laterally spreading tumor（LST）にみられることが多い．病理学的には管状絨毛腺腫や絨毛腺腫が多い．

　Ⅴ型：癌に多いパターンであるが，個々の pit が非対称で明らかな大小不同や配列の乱れを呈するものと，無構造なものがあり，前者をⅤI型（irregular），後者をⅤN型（nonstructural）に亜分類することで用語が統一され[2]，2004年箱根ピットパターン・シンポジウムで定義が明文化された[3]．さらに厚生労働省がん研究班会議でⅤI型を軽度不整と高度不整に分けることになり，後者は，内腔狭小，辺縁不整，輪郭不明瞭，表層被覆上皮の染色性の低下・消失などを呈するものと定義された[4]．ⅤN型 pit pattern およびⅤI型高度不整を指標とすれば，粘膜下層高度浸潤癌（T1b 癌）を高率に診断できる[4]．

　近年，大腸 SSA/P（sessile serrated adenoma/polyp）や，潰瘍大腸炎随伴腫瘍が注目されているが，それらには従来の工藤分類が当てはまりにくいことが指摘されていた．SSA/P においては，組織の鋸歯像構造を反映して pit pattern も鋸歯状を呈することや，豊富な粘液産生を反映して pit が開大していることが判明してきた．後者の pattern はⅡ-O（開Ⅱ型）と呼称される[5]．

文　献

1）工藤進英，三浦宏二，高野征雄，他：微小大腸癌の診断—実体顕微鏡所見を含めて．胃と腸 1990；25：801-812
2）今井　靖，工藤進英，鶴田　修，他：座談会—Ⅴ型 pit pattern 診断の臨床的意義と問題点．早期大腸癌　2001；5：595-613

3) 工藤進英, 倉橋利徳, 樫田博史, 他：大腸腫瘍に対する拡大内視鏡観察と深達度診断—箱根シンポジウムにおけるV型亜分類の合意. 胃と腸　2004；39：747-752
4) 樫田博史, 笹島圭太, 小林泰俊, 他：拡大観察による大腸sm癌の深達度診断. 消化器内視鏡　2006；18：293-301
5) Kimura T, Yamano H, Suzuki H, et al：A novel pit pattern idetifies the precursor of colorectal cancer derived from sessile serrated adenoma. Am J Gastoenterol　2012；107：460-469

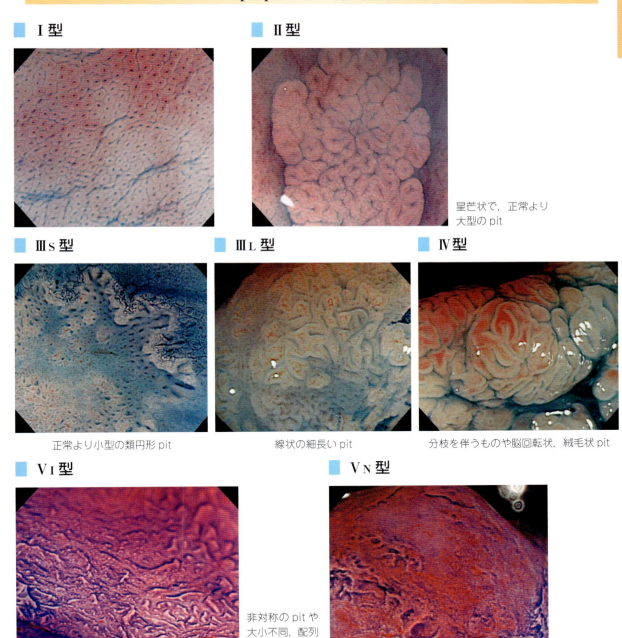

Ⅲ．疾患別内視鏡像　［大腸・小腸］

大腸の pit pattern 分類—ⅤI 型 pit pattern の亜分類

■ ⅤI 型軽度不整（ⅤI-low）

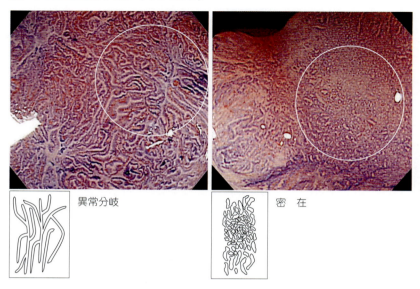

■ ⅤI 型高度不整（ⅤI-high）

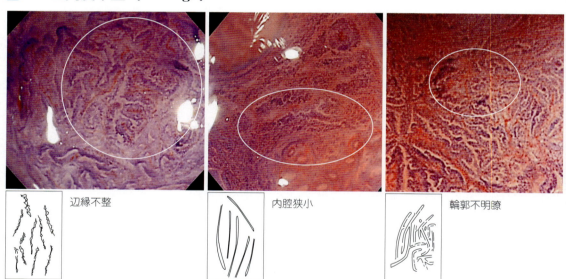

Column

コラム

『大腸癌取扱い規約』の記載を再確認 ―内視鏡的摘除標本の切除断端の評価を中心に

『大腸癌取扱い規約』第6版（1998年11月）[1]のなかで，内視鏡的摘除後のSM深部断端に関して，「癌から切除断端までの距離が500 μm 未満であれば断端陽性とする」という記載があった．『大腸癌取扱い規約』は2006年3月に改定第7版[2]が出版されたが，『大腸癌治療ガイドライン』医師用2005年版[3]が発刊されたことによって，治療後の根治度判定や取扱いに関する記載内容が「取扱い規約」から「ガイドライン」に移行し，「取扱い規約」のなかの内容が一部割愛されている．

このように，内視鏡的摘除後のSM深部断端に関する「癌から切除断端までの距離が500 μm 未満であれば断端陽性とする」というコメントは，『大腸癌取扱い規約』第7版（2006年3月）のなかには記載されず，『大腸癌治療ガイドライン』医師用2005年版[3]のなかに記載が移動した．

ここで，大腸SM癌内視鏡的摘除後のSM深部断端に関して「癌から切除断端までの距離が500 μm 未満であれば断端陽性とする」とした根拠になる文献を検索してみたが，実際には具体的な文献は存在しない．聞き取り調査による検索でも具体的に根拠となるデータはなく，病理医の経験的根拠に基づいている[4]．

このような背景もあり，『大腸癌治療ガイドライン』医師用2009年版以降[5,6]は，500 μm という基準は削除され「**垂直断端陽性とは，癌が粘膜下層断端に露出しているものである**」と改訂されているので注意していただきたい．腺腫でも同様である．

所見を記載する際は，VM（Vertical margin），HM（Horizontal margin）で表記し，具体的には，断端評価が不明なものをVMX，HMX，断端陰性をVM0，HM0，断端陽性をVM1，HM1と表記する[7]．

ほかにも，若い医師に注意していただきたいことをいくつか挙げる．深達度の記載を「sm」のように小文字で記載するのは間違いで，規約に従い「SM」と大文字で記載しなくてはならない．また，「c」「p」の使い分けも知っておいていただきたい．臨床的（clinical）なSM癌は「cT1癌」と記載し，病理学的（pathological）なSM癌は「pT1癌」と記載する．「c」，「p」はTNM分類に記載するもので，「M」，「SM」などに併記しない．

文　献

1) 大腸癌研究会 編：大腸癌取扱い規約（第6版）．金原出版，東京，1998
2) 大腸癌研究会 編：大腸癌取扱い規約（第7版）．金原出版，東京，2006
3) 大腸癌研究会 編：大腸癌治療ガイドライン（医師用2005年版）．金原出版，東京，2005
4) 田中信治，藤盛孝博：内視鏡的摘除標本の切除断端に関して．杉原健一，藤盛孝博，五十嵐正広，渡邉聡明 編：大腸疾患NOW 2008．59-60，日本メディカルセンター，東京，2008
5) 大腸癌研究会 編：大腸癌治療ガイドライン（医師用2009年版）．金原出版，東京，2009
6) 大腸癌研究会 編：大腸癌治療ガイドライン（医師用2016年版）．金原出版，東京，2016
7) 大腸癌研究会 編：大腸癌取扱い規約（第8版）．金原出版，東京，2013

〔田中信治〕

Ⅲ．疾患別内視鏡像 ［大腸・小腸］

JNET 分類（大腸腫瘍 NBI 拡大内視鏡所見統一分類）

住元　旭，田中信治

　2014 年に The Japan NBI Expert Team（JNET）によって提唱された大腸 NBI 拡大内視鏡所見分類（JNET 分類）[1]は，NICE 分類を modify した発展型として作成された本邦の大腸 NBI 拡大内視鏡所見統一分類である（**表**）.

　この分類は，vessel pattern と surface pattern を診断指標とする四つのカテゴリー分類であり，Type 1 は過形成/SSP（sessile serrated polyp），Type 2A は腺腫～Tis 癌，Type 2B は Tis 癌/T1a 癌，Type 3 は T1b 癌の指標とされている．JNET 分類は拡大内視鏡所見分類であるため color は評価項目に含まない．JNET 分類 Type 1 と Type 3 は，NICE 分類（p.97 参照）Type 1 と Type 3 にそれぞれほぼ対応し，また NBI 拡大観察により NICE Type 2 が JNET Type 2A と 2B に細分類された形となっている．Type 1, 2A, 3 は，そ

表　Japanese NBI Expert Team（JNET）classification（JNET 分類）

	Type 1	Type 2A	Type 2B	Type 3
Vessel pattern	・Invisible[*1]	・Regular caliber ・Regular distribution (meshed/spiral pattern)[*2]	・Variable caliber ・Irregular distribution	・Loose vessel areas ・Interruption of thick vessels
Surface pattern	・Regular dark or white spots ・Similar to surrounding normal mucosa	・Regular tubular branched papillar	・Irregular or obscure	・Amorphous areas
Most likely histology	Hyperplastic polyp/Sessile serrated polyp	Low grade intramucosal neoplasia	High grade intramucosal neoplasia/Shallow submucosal invasive cancer[*3]	Deep submucosal invasive cancer
Examples				

[*1]：If visible, the caliber in the lesion is similar to surrounding normal mucosa.

[*2]：Microvessels are often distributed in a punctate pattern and well-ordered reticular or spiral vessels may not be observed in depressed lesions.

[*3]：Deep submucosal invasive cancer may be included.

Tis：mucosal carcinoma, T1a：submucosal invasive carcinoma ＜1,000 μm, T1b：submucosal invasive carcinoma ≧1,000 μm

〔Sano Y, Tanaka S, et al：Dig Endosc　2016；28：526-533[1]より転載〕

れぞれの予想組織型に対し信頼性の高い診断指標であり，Type 1は経過観察，Type 2Aは内視鏡的治療，Type 3は外科手術の方針として概ね問題はない[2]．一方，Type 2Bは腺腫〜T1b癌まで多彩な病変を含んでおり，Tis癌/T1a癌に対する特異度および正診率はやや低い[2]．そのため，Type 2B病変には色素を用いたpit pattern診断を追加して，より詳細な組織・深達度診断を行うべきである．もちろん，Type 1，2A，3でも診断がlow confidenceの場合には色素を用いたpit pattern診断の追加が望ましい．いずれにしても，簡便なワンタッチ操作によるNBIモードへの切り替え操作のみで，大多数の大腸局在病変に対して正確な術前診断と適切な治療法選択が可能になった．

なお，Blue Laser Imaging（BLI）も大腸病変の質的診断に有用な画像強調観察法である[3]．BLIはsurface patternの描出がとくに鮮明であるという特徴を有し，大腸病変に対する診断能はNBIと同等であることが証明されている[4]．したがって，JNET分類は，NBI拡大内視鏡所見分類ではあるが，BLI拡大内視鏡観察でもNBIと同等に使用可能であると考えてよい．

文　献

1) Sano Y, Tanaka S, Kudo SE, et al：NBI magnifying endoscopic classification of colorectal tumors proposed by the Japan NBI Expert Team（JNET）. Dig Endosc　2016；28：526-533
2) Sumimoto K, Tanaka S, Shigita K, et al：Clinical impact and characteristics of the NBI magnifying endoscopic classification of colorectal tumors proposed by the Japan NBI Expert Team（JNET）. Gastrointest Endosc　2017；85：816-821
3) Yoshida N, Yagi N, Inada Y, et al：Ability of a novel blue laser imaging system for the diagnosis of colorectal polyps. Dig Endosc　2014；26：250-258
4) Yoshida N, Hisabe T, Inada Y, et al：The ability of a novel blue laser imaging system for the diagnosis of invasion depth of colorectal neoplasms. J Gastroenterol　2014；49：73-80

JNET 分類

JNET Type 1

同一症例のNBI/BLI拡大内視鏡観察像

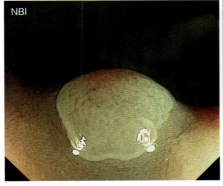
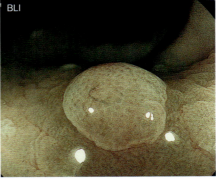

径3mm，0-Is病変であるが，vessel patternは不可視である．surface patternは視認しにくいが，pitの開口部がdark spotとして観察される．

Ⅲ．疾患別内視鏡像　［大腸・小腸］

JNET 分類

■ JNET Type 2A

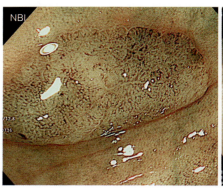
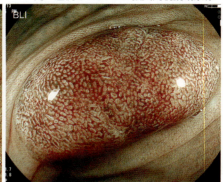

同一症例のNBI/BLI拡大内視鏡観察像

径7mm，0-Ⅰsであるが，太さ・分布が均一で整なvessel patternと整な管状構造を呈するsurface patternが観察される．

■ JNET Type 2B

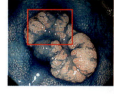
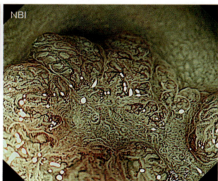
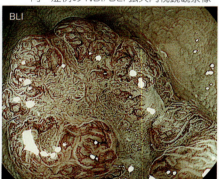

同一症例のNBI/BLI拡大内視鏡観察像

径10mm，0-Ⅱa+Ⅱcであるが，陥凹面のvessel patternは不整で口径不同・分布不均一である．surface patternは不整であるが，pit様構造の辺縁が不整で一部不明瞭化している．

■ JNET Type 3

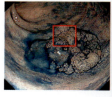
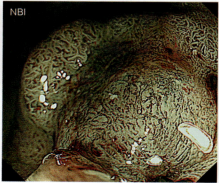
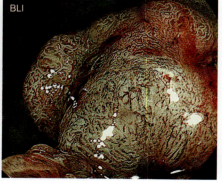

同一症例のNBI/BLI拡大内視鏡観察像

径15mm，0-Ⅱa+Ⅰsであるが，断裂し断片化したvesselと，surface pattern（pit様構造）の消失（無構造領域）が観察される．

Column

大腸癌のハイリスクとは？

＜大腸癌のリスクファクター＞

これまでの疫学研究などに基づき，大腸癌の発がん要因については，食事や嗜好品などを含めた環境因子の関与が大きいと考えられている．その危険因子としては，動物性脂肪，アルコールなどが，抑制因子として食物繊維，βカロチン，非ステロイド性消炎鎮痛剤などが挙げられる．その他の要因として，女性ホルモン（危険因子），適度な運動（抑制因子）なども報告されている．しかしこのような因子は，関連性が弱かったり，測定が困難であったりするために，大腸癌のハイリスクの指標として一般化するのが難しい[1]．

＜大腸癌のハイリスク群＞

上記のような危険因子に比べ，大腸癌との関連が強く，また明らかとされている，以下のような要因を有するグループがハイリスク群と考えられる．

1）遺伝的要因

家族性大腸腺腫症（familial adenomatous polyposis；FAP）：APC 遺伝子の異常により生じる常染色体優性遺伝性疾患で，放置すれば大腸癌の発生危険率はきわめて高く，40歳までに約50％が大腸癌に罹患する．全大腸癌の約1％を占める．

リンチ症候群（Lynch syndrome）：常染色体優性遺伝性疾患で，adenomatous polyposis の合併なく大腸癌を高頻度に発生する．全大腸癌の約5％を占め，若年者や右側結腸に多発してみられることが多い[2]．

2）先行疾患

炎症性腸疾患：癌発生の機序として，慢性的に繰り返す上皮の脱落と再生による細胞の突然変異が考えられ，潰瘍性大腸炎や Crohn 病などの炎症性腸疾患患者の発がん率は高い．発がん率は侵された腸管の長さ，発症年齢，罹患期間の長さなどにより増加する[3]．

大腸腺腫の保有者：大腸癌の相当数は，腺腫のがん化によるものと考えられる（adenoma-carcinoma sequence）．一般に大きな腺腫ほどがん化している率が高く，2 cm 以上の腺腫の50％以上はがんを混在しているといわれる．

がんの既往：過去に大腸癌の既往がある場合，異時性の大腸癌発生頻度が高いといわれる．また，乳癌・卵巣癌・子宮体癌など婦人科がん患者では，大腸癌のリスクが高いと報告されている．

がん以外の手術既往：胆嚢摘出術や尿管腸吻合術の既往がある場合，大腸癌発生頻度が高い．

家族歴および年齢：大腸癌の家族歴をもつ場合，もたない場合に比べリスクが高く，男女とも加齢に伴いそのリスクは増加する．

文　献

1) 村上良介，日山與彦：大腸癌のハイリスクグループとは？　岩永　剛編：癌診療 Q & A—大腸癌．16-17，医薬ジャーナル社，大阪，1995
2) Lynch HT, Albano WA, Lynch JF, et al：Recognition of the cancer family syndrome. Gastroenterology 1983；84：672-673
3) Morson BC：Cancer and ulcerative colitis. Gut 1996；7：425-426

〔松田尚久，佐野　寧〕

Ⅲ．疾患別内視鏡像　［大腸・小腸］

Column

大腸 SM 癌の浸潤距離実測法

　図1 に SM 浸潤距離実測の基本を示す．『大腸癌治療ガイドライン』[1)] に SM 浸潤距離の測定方法が詳しく記述されているが，それを正しく理解せず過小評価されていることが多い．

　粘膜筋板がどのような状態であろうと粘膜筋板の微小な断片であろうと，病理組織学的に存在する粘膜筋板の最下点の部位を実測の始点とする考え方があり，現行の『大腸癌治療ガイドライン』の指針を無視されている病理の先生がおられることが，現行の『大腸癌治療ガイドライン』の SM 浸潤実測法を標準化することの妨げの一つになっている．2016年版の『大腸癌治療ガイドライン』の内容も，これまでどおり大腸癌研究会の評価委員会の審査を経て，さらに全国に公開され公聴会まで行い，議論して発刊された内容であることに留意いただきたいものである．

　2016年版の『大腸癌治療ガイドライン』でも，解析材料とその解析結果から，患者の安全性を最優先に考慮して実地臨床上問題が生じないよう配慮したSM浸潤距離実測方法が提示されていることを理解していただきたいと思う．とくに2009年版より継続して，CQ（clinical question）のなかに具体的な写真を呈示し，どのような状態の粘膜筋板を「走行が同定または推定可能」とし，粘膜筋板を始点とした実測をすべきかが詳しく記述されている．

> **SM浸潤距離の実測法（大腸癌治療ガイドライン2016年版，p.54）**
>
> ・肉眼型にかかわらず粘膜筋板の走行が同定または推定可能な症例は，病変の粘膜筋板下縁から測定する．
>
> ・粘膜筋板の走行が同定・推定できない部分は病変表層から測定する．ここでいう「走行が同定または推定可能」とは，SM 浸潤による「変形」，すなわち走行の乱れ，解離，断裂，断片化などがない粘膜筋板を指す．変形した粘膜筋板を起点とすると SM 浸潤距離を過小評価する可能性がある．「変形」の判定は必ずしも容易ではないが，粘膜筋板周囲に des-

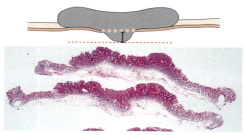

a）粘膜筋板の走行同定（推定）可能例は，粘膜筋板からの浸潤距離を測定する．

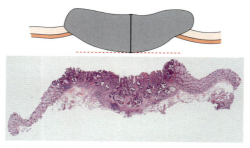

b）粘膜筋板の走行同定（推定）不能例は，病変表層からの浸潤距離を測定する．

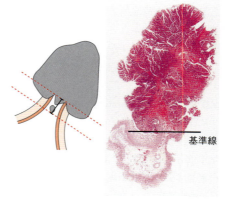

c）粘膜筋板の錯綜した有茎性ポリープ型 SM 癌は，頭部から茎部への浸潤距離を測定する（Haggitt level 2 以深の浸潤距離）．頭部内の浸潤は「head invasion」と記載する．

図1　SM 浸潤実測距離計測の実際

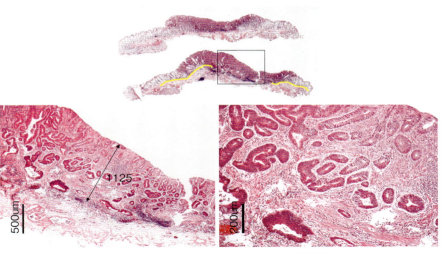

図2 粘膜筋板を同定・推定できない表面型腫瘍
本病変は，黄色の粘膜筋板の走行以外は，粘膜筋板が推定・同定できない．このような場合は，規定に従って病変表層から浸潤距離を測定する．

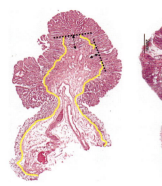 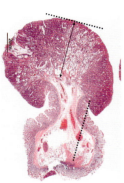

粘膜筋板の走行同定（推定）可能な症例は，粘膜筋板下縁から測定する．このような有茎性病変は，無茎性病変と同様に取り扱う．

Peutz-Jeghers ポリープタイプではなく，SM多量浸潤によって粘膜筋板の走行が同定・推定できない症例は，無茎性病変と同様に病変表層から測定する．

図3 有茎性SM癌の浸潤実測距離計測の実際

moplastic reaction を伴うものは「変形あり」と判定する．
・有茎性病変では，粘膜筋板が錯綜し浸潤実測の始点となる粘膜筋板が同定できない場合がある．この場合のSM浸潤距離は頭部と茎部の境（粘膜における腫瘍と非腫瘍の境界）を基準線とし，そこから浸潤最深部への浸潤距離を測定する．浸潤が頭部内に限局する有茎性病変は「head invasion」とする．

ほかの脈管侵襲や簇出の評価法とともにぜひ一度このページを熟読していただきたい．『大腸癌治療ガイドライン』を遵守するならば，このCQをきちんと理解したうえで内視鏡摘除SM癌の組織学的根治度判定を行うべきである（図2，3）．
個人的意見と「大腸癌治療ガイドラインにおけるルール」は分けて論じるべきであろう．

文 献
1) 大腸癌研究会 編：大腸癌治療ガイドライン医師用 2016 年版．金原出版，東京，2016

〔田中信治〕

大腸鋸歯状病変 (SSA/P, TSA)

山野　泰穂

大腸鋸歯状病変の分類

　大腸鋸歯状病変は，非腫瘍性病変である過形成性ポリープ（hyperplastic polyp）も含めて，traditional serrated adenoma（TSA），sessile serrated adenoma/polyp（SSA/P），SSA/P with cytological dysplasia に分類され[1)〜4)]，全体を大腸鋸歯状病変（群）と総称している（表）．cancer in SSA/P に関しては，SSA/P with cytological dysplasia と分けて考えるのが一般的である．一方で TSA の癌化例（cancer in TSA），SSA/P と TSA の混在病変などの報告などもあり，分類としてはまだ過渡期にあると考える．

SSA/P，TSA の定義

　SSA/P に関しては暫定的定義が提唱されており，腺管分枝所見，腺管拡張所見，腺底部拡張所見の三つの特徴的所見のうち二つを病変全体の10％以上に認めるものと定めている[5)]．TSA は以前 serrated adenoma（SA）と言われていた病変であり，鋸歯状構造に好酸性細胞質，ペンシル様の核を有する腺腫性細胞異型のある病変で，腺管の一部に出芽したような小さな腺管（budding）が特徴所見であるとする意見もある．

SSA/P，TSA の内視鏡所見

　一般的に SSA/P は背景粘膜と同程度の正色調〜弱赤色調の扁平隆起で，水洗しても剝がれない透明〜黄色調の粘液が強固に付着していることが多く，拡大内視鏡所見では開Ⅱ型 pit[6)] を呈することが一般的である．同様の所見は NBI 拡大観察でも得られるが，血管のネットワークは認められない．

表　大腸鋸歯状病変群の分類

1. Hyperplastic polyp
    1-1. Goblet cell rich variant
    1-2. Microvesicular variant
    1-3. Mucin poor variant
2. Sessile serrated adenoma/polyp（SSA/P）
3. Traditional serrated adenoma（TSA）
4. SSA/P with cytological dysplasia
5. Cancer in SSA/P

取扱指針，癌化の特徴

　大腸鋸歯状病変のなかでも SSA/P が MSI（microsatellite instability）陽性大腸癌の前駆病変として注目されている一方で，その取り扱いに関しては明確ではないのが現状である．その理由として，

- 通常型の大腸腺腫・早期癌に比較すれば SSA/P 癌化症例はきわめて少ない
- 腫瘍径だけでは悪性ポテンシャル，遺伝子学的裏付けは十分とはいえない
- 微小病変も含めると潜在的に SSA/P は多く，全病変切除は非現実的である
- SSA/P 症例での全大腸切除術は侵襲が過大である
- SSA/P も含めた大腸鋸歯状病変の研究は途に就いたばかりで，発育進展の解明までには至っていない

このような状況にあるが，以下のことも判明している．

- 開 II 型 pit を示す病変は SSA/P とほぼ確定診断でき，遺伝子学的には *BRAF* 変異，高メチル化を生じているが，癌部分でのみ MSI 陽性もしくは hMLH1 のメチル化を認める[6]
- 開 II 型 pit を基盤として開 II 型以外の pit 構造を伴った病変は，同部において病理組織学的にも遺伝子学的にも一段階進展した状態あるいは癌化病変が含まれる[7]

　したがって，拡大所見により切除対象病変を抽出すべきであると考える．逆に，開 II 型のみを呈する病変に対しては定期的なフォローでよい可能性も示唆される．一方で TSA のリスク因子に関しては未だ解明されていない．大腸鋸歯状病変では今後のさらなる症例の蓄積を通じて治療指針を確立していく必要性があると考える．

文　献

1) Longacre TA, Fenoglio-Preiser CM : Mixed hyperplastic adenomatous polyps/serrated adenomas : A distinct form of colorectal neoplasia. Am J Surg Pathol　1990 ; 14 : 524-537

2) Torlakovic EE, Skovlund E, Snover DC et al : Morphologic reappraisal of serrated colorectal polyps. Am J Surg Pathol　2003 ; 27 : 65-81

3) Jass JR : Hyperplastic polyps of the colorectum—innocent or guilty? Dis Colon Rectum 2001 ; 44 : 163-166

4) Snover DC, Ahnen DJ, Burt RW, et al : Serrated polyps of the colon and rectum and serrated polyposis. Bosman FT, Carneiro F, Hruban RH, et al (eds) : WHO Classification of Tumours of the Digestive System（4th ed）. IARC Press, Lyon, 2010, 160-165

5) 八尾隆史，菅井　有，岩下明徳，他：大腸 SSA/P の病理組織学的特徴と診断基準．胃と腸 2011 ; 46 : 442-448

6) Kimura T, Yamano HO, Suzuki H, et al : A novel pit pattern identifies the precursor of colorectal cancer derived from sessile serrated adenoma. Am J Gastroenterol　2012 ; 107 : 460-469

7) Tanaka Y, Yamano HO, Suzuki H, et al : Endoscopic and molecular characterization of colorectal sessile serrated adenoma/polyps with cytologic dysplasia. Gastrointest Endosc 2017 ; 86 : 1131-1138

Ⅲ．疾患別内視鏡像　[大腸・小腸]

大腸鋸歯状病変（SSA/P, TSA）

■ SSA/P 症例

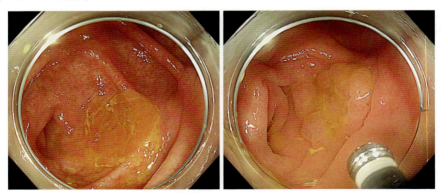

盲腸に粘液が厚く付着した箇所を認め，十分な水洗を行ったところ径12 mmのLST非顆粒型を認めた．

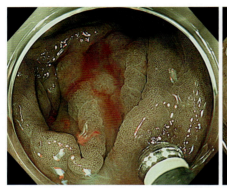

NBI観察では粘液の付着を認めたが病変の範囲は明瞭となった．

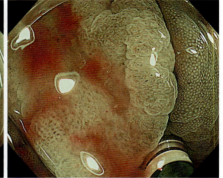

拡大観察ではvessel pattenは認めないが，明瞭に開大したpitの存在を認めた．

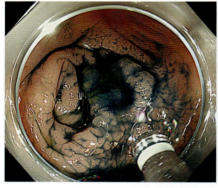

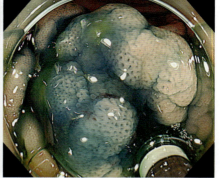

インジゴカルミン撒布像でも全体像は確認でき，拡大観察にて病変はほぼ均一に開Ⅱ型pitが観察され，SSA/Pと診断した．

大腸鋸歯状病変（SSA/P，TSA）

■ Cancer in SSA/P 症例

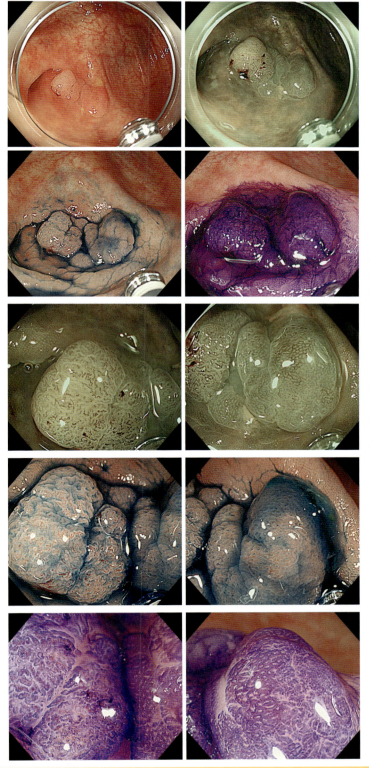

盲腸に径約 15 mm で，平坦型部分の左側に隆起を伴ったⅡa＋Ⅰs 病変を認めた．

NBI 拡大観察ではⅡa 部分は vessel pattern が認識できない部分もあるが，surface pattern で拡大した腺管開口部を認め JNET 分類 Type 1，Ⅰs 部分では断片化した血管を認め JNET 分類 Type 2B とした．

インジゴカルミン撒布拡大観察ではⅡa 部分に開Ⅱ型 pit が主体で存在したが，Ⅰs 部分では細かく不整を示唆するⅤɪ型 pit pattern とした．

クリスタルバイオレット染色拡大観察でⅡa 部分は開Ⅱ型 pit を示し，Ⅰs 部分はⅤɪ型 pit であったことから cancer in SSA/P と診断可能であった．

大腸ポリポーシスの分類と鑑別

松本主之，川崎啓祐，鳥谷洋右

大腸ポリポーシスの分類

　大腸ポリポーシスは大腸の広い範囲に各segmentにわたって隆起性病変が多発する病態で，消化管ポリポーシスの一部分症であることが多い．組織所見から腺腫性，過誤腫性，炎症性，化生性，その他に大別され（**表**），前二者は遺伝性を有している．

　家族性大腸腺腫症では，多発性大腸腺腫（通常100個以上）を認めるが，腺腫が散在性にとどまることもある．一方，Turcot症候群は脳腫瘍を合併するまれな疾患である．Peutz-Jeghers症候群はPeutz-Jeghers型ポリープが多発し，若年性ポリポーシスでは若年性ポリープが多発する．一方，Cowden病に発生する隆起の大部分は過形成性ポリープで，種々の過誤腫が混在する．Cronkhite-Canada症候群は脱毛や爪の変形などの症状を呈し，若年性ポリープに類似した隆起が密在する．炎症性ポリポーシスは既存の大腸炎症性疾患の治癒期に認められる．リンパ濾胞性ポリポーシスは健常者にも認められるが，リンパ増殖性疾患の部分症として発生することがある．

大腸ポリポーシスの内視鏡所見[1]

　腺腫性ポリポーシスでは通常の大腸腺腫と同一の隆起が多発する．家系や年齢により密

表　大腸ポリポーシスの分類と鑑別点

組織分類		遺伝性	大腸病変 形態	大腸病変 数	大腸病変 分布	大腸外病変
腺腫性	家族性大腸腺腫症	あり（常優）	無茎，亜有茎	無数	全大腸	上部消化管，骨・軟部腫瘍
	Turcot症候群	あり（常劣？）	亜有茎	散在（？）	全大腸	脳腫瘍
過誤腫性	Peutz-Jeghers症候群	あり（常優）	亜有茎，有茎	散在〜多発	全大腸	色素沈着，悪性腫瘍
	若年性ポリポーシス	あり（常優）	亜有茎，有茎	散在〜多発	全大腸	心・血管奇形，大腸癌
	Cowden病	あり（常優）	無茎	無数	遠位大腸	皮膚・口腔過誤腫
	結節性硬化症	あり（常優）	無茎	無数	遠位大腸	脳内結節，血管線維腫
炎症性	炎症性ポリポーシス	なし	無茎，亜有茎	多発	一定せず	炎症性腸疾患
化生性	化生性ポリポーシス	なし	無茎	散在〜多発	遠位大腸	炎症性腸疾患
その他	Cronkhite-Canada症候群	なし	無茎，亜有茎，イクラ状粘膜	無数	全大腸	胃・小腸
	リンパ濾胞性ポリポーシス	なし	無茎	多発	全大腸	

生型と，非密生型に大別される．また，介在粘膜には平坦型腺腫を伴う．Peutz-Jeghers
症候群と若年性ポリポーシスでは比較的大きな有茎性・亜有茎性隆起が散在し，前者では
小結節と脳回状の表面性状を伴うことが多い．一方，Cowden 病と結節性硬化症では遠位
大腸に無茎性で褪色調の小隆起が密集し，化生性ポリポーシスが鑑別診断となる．
Cronkhite-Canada 症候群では粘液付着を伴う無茎性ないし亜有茎性隆起が密集し，イク
ラ状の変化が認められる．リンパ濾胞性ポリポーシスは褪色調で平滑な小隆起が全大腸に
認められる．一方，炎症性ポリポーシスでは治癒期ないし瘢痕期の潰瘍を伴う．

　以上のように，大腸ポリポーシスの鑑別には個々の隆起の性状と分布に着目する必要が
ある．加えて，各疾患の大腸外病変の特徴を熟知しておくことも重要である．

文　　献
1) 松本主之，檜沢一興，中村昌太郎，他：消化管ポリポーシスの内視鏡診断．胃と腸　2000：
35：285-292

大腸ポリポーシス

■ 家族性大腸腺腫症

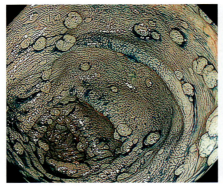
密生型

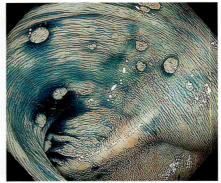
非密生型

■ Peutz-Jeghers 症候群

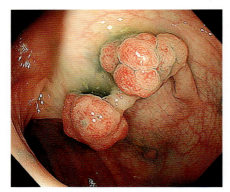
小結節と脳回状の表面性状を伴うことが多い．

■ 若年性ポリポーシス

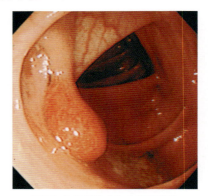
発赤した有茎性ないし亜有茎性ポリープの形態をとる．

■ Cowden 病

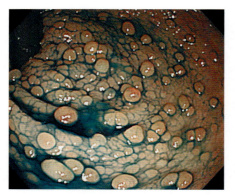
遠位大腸に無茎性で褪色調の小隆起が密集．

■ Cronkhite-Canada 症候群

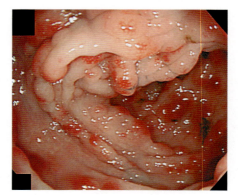
粘液付着を伴う無茎性ないし亜有茎性隆起が密集し，イクラ状の変化が認められる．

大腸悪性リンパ腫の分類

中村昌太郎, 松本主之

 ## 大腸悪性リンパ腫の分類

　大腸悪性リンパ腫は大腸悪性腫瘍の0.1〜0.7%, 消化管原発悪性リンパ腫の3〜10%を占めるまれな疾患である. 悪性リンパ腫の組織分類はWHO分類に従うよう推奨されている[1),2)]. 大腸悪性リンパ腫の組織分類とその特徴を表に示す. 大腸ではMALT（mucosa-associated lymphoid tissue）リンパ腫がもっとも多く, びまん性大細胞型B細胞リンパ腫（diffuse large B-cell lymphoma；DLBCL）, T細胞リンパ腫, 濾胞性リンパ腫なども比較的頻度が高い. また, 頻度は低いが, Burkittリンパ腫やマントル細胞リンパ腫などのaggressiveリンパ腫も大腸病変をきたしうることを念頭におくべきである. 組織型および臨床病期により治療方針が異なるので, 病理組織学的鑑別が重要である.

 ## 大腸悪性リンパ腫の内視鏡所見

　大腸悪性リンパ腫の肉眼形態は多彩であるが, 組織型とある程度, 相関がみられる（表）[2)〜4)]. MALTリンパ腫は隆起型が多く, 表面平滑ないし結節状の無茎性の粘膜下腫瘍様隆起を呈し, しばしば特徴的ないくら状ないし顆粒状粘膜や拡張した異常小血管が観察される[4),5)]. 一方, DLBCLの多くは潰瘍型や大型の腫瘤を呈し, 進行癌との鑑別を要する

表　大腸悪性リンパ腫の組織分類と免疫組織化学染色, 遺伝子学的異常および肉眼型・内視鏡所見の関連

組織型	免疫組織化学染色の特徴	特徴的遺伝子学的異常	肉眼型・内視鏡所見
B細胞リンパ腫	**CD20＋, CD79a＋**		
MALTリンパ腫*	CD5－, CD10－, CD21－	t(11;18)/*API2-MALT1*	隆起型＞びまん型, 表層型, MLP
濾胞性リンパ腫	CD10＋, BCL2＋	t(14;18)/*IGH-BCL2*	MLP＞隆起型, 混合型
マントル細胞リンパ腫	cyclin D1＋, CD5＋	t(11;14)/*CCND1-IGH*	混合型, MLP＞隆起型
びまん性大細胞型リンパ腫（DLBCL）	CD10＋/－, BCL6＋/－, MUM1＋/－	t(3;14)/*BCL6-IGH*	潰瘍型≧隆起型
Burkittリンパ腫	CD10＋, CD43＋, BCL2－, BCL6＋	t(8;14)/*MYC-IGH*	隆起型≧潰瘍型
NK/T細胞リンパ腫	**CD3＋またはCD2＋/CD56＋**		
Enteropathy関連T細胞リンパ腫	CD5－, CD7＋, CD56＋/－, CD103＋	9q21.3＋/16q12.1－, 8q24（*MYC*）＋	びまん型（粗糙粘膜, 多発潰瘍を伴う）
成人T細胞白血病/リンパ腫	CD5＋, CD4＋ or CD8＋	HTLV-1 proviral DNA	びまん型（粗糙粘膜, アフタを伴う）

*Immunoproliferative small intestinal diseaseを含む.
MALT：mucosa-associated lymphoid tissue, MLP：multiple lymphomatous polyposis, DLBCL：diffuse large B-cell lymphoma

ことがある．広範囲に多発小隆起を呈するMLP（multiple lymphomatous polyposis）型は，濾胞性リンパ腫，マントル細胞リンパ腫，MALTリンパ腫などでみられるが，大腸では濾胞性リンパ腫の頻度が高い．顆粒状，粗糙ないし不整な粘膜をびまん性に認めるびまん型はT細胞リンパ腫またはMALTリンパ腫に特徴的である．リンパ腫の組織型にかかわらず，小腸および胃病変の検索も必要である．

文献
1) Swerdlow SH, Campo E, Harris NL, et al（eds）：WHO Classification of Tumours of Haematopoietic and Lymphoid Tissues（4th ed）. IARC, Lyon, 2008
2) Nakamura S, Matsumoto T, Iida M, et al：Primary gastrointestinal lymphoma in Japan：A clinicopathologic analysis of 455 patients with special reference to its time trends. Cancer 2003；97：2462-2473
3) 中村昌太郎，梁井俊一，藤田恒平，他：直腸悪性リンパ腫の臨床病理学的特徴．胃と腸 2010；45：1359-1370
4) 中村昌太郎，松本主之，池上幸治，他：小腸・大腸MALTリンパ腫の診断と治療．胃と腸 2014；49：635-647
5) 中村昌太郎，松本主之：腸管MALTリンパ腫．INTESTINE 2015；19：239-244

大腸悪性リンパ腫

MALTリンパ腫（隆起型）

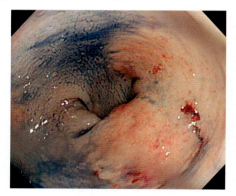

直腸のSMT様隆起

MALTリンパ腫（びまん型）

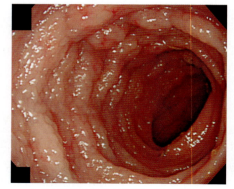

S状結腸の広範な浮腫状・顆粒状粘膜

濾胞性リンパ腫（MLP型）

左右同一例

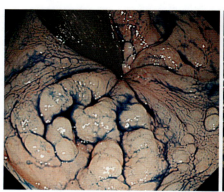 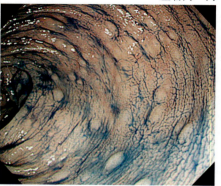

直腸～S状結腸の多発小隆起

大腸悪性リンパ腫

■ マントル細胞リンパ腫（混合型）

左右同一例

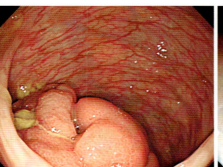
盲腸の多発性 SMT 様隆起

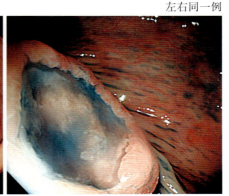
上行結腸の大型潰瘍性腫瘤

■ DLBCL（潰瘍型）

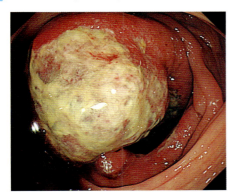
盲腸の巨大な潰瘍性腫瘤

■ DLBCL（隆起型）

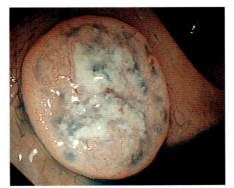
直腸の平盤状隆起

■ 成人 T 細胞白血病/リンパ腫（びまん型）

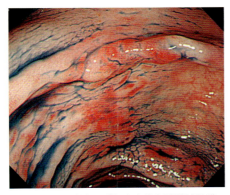
上行結腸の発赤・びらんを伴う浮腫状粘膜

■ 末梢性 T 細胞リンパ腫（混合型）

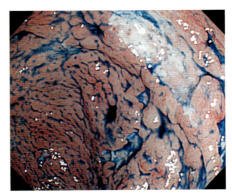
横行結腸のびまん性粗糙粘膜と多発潰瘍

Ⅲ．疾患別内視鏡像　[大腸・小腸]

GIST（Gastrointestinal Stromal Tumor）の定義

浜本順博，笹田寛子，平田一郎

GISTの定義とその病理組織学的特徴

　現在，消化管の間葉系腫瘍を c-kit 遺伝子産物（以下，KIT レセプター）の発現の有無で区別することは，KIT レセプター活性阻害薬であるイマニチブメシル酸塩（STI-571）が治療薬として使われるようになった今，臨床的にも重要性を増している．免疫組織化学での KIT レセプター発現を gold standard とし，その発現をみるものを GIST という独立した間質系腫瘍として取り扱うことが NIH（National Institute of Health）における GIST のワークショップでも提唱された[1]．現在の GIST の定義としては，消化管壁に発生する間葉系腫瘍のうち KIT レセプターを発現する腫瘍ということができる[2]．なお，HE 染色による組織像で GIST を疑うが，免疫染色で KIT レセプターの発現がみられない場合は KIT レセプターの突然変異の有無を調べることで，より確実な診断に至ると考えられる[3]．

　肉眼的に GIST は粘膜下腫瘍の形態を呈し，頂部に潰瘍を形成することがある．割面像では分葉傾向を認め，褐色から白色で，出血と壊死を伴うことが多い（**図 1a**）．組織学的には紡錘細胞型（70%）（**図 1b, c**），上皮細胞様型（20%），混合型（10%）の3種類に分

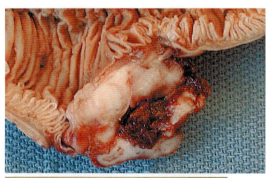
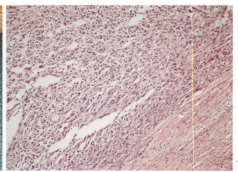
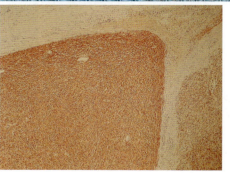

a：肉眼像．割面は灰白色で分葉状である．中央に出血と壊死を認める．明らかな粘膜浸潤はみられない．
b：病理組織像（HE 染色）．紡錘形の腫瘍細胞で構成されている．近接する間質組織と比べると細胞密度が高いことがわかる．
c：KIT レセプター免疫染色像．腫瘍細胞がびまん性に染色されている．

図1　小腸にみられた GIST

けられる．紡錘細胞型の GIST は比較的均一な好酸性の腫瘍細胞が束状または渦巻状に配列している．核は平滑筋腫のものより丸みを帯び，長径が短く，クロマチンは薄い．核の柵状配列，間質のリンパ球浸潤，小囊胞状の間質の変性がしばしば認められ，schwannoma の組織に似ることがある．また薄い壁の血管に富み，間質の出血を伴うことが多い．上皮細胞様型の GIST は好酸性もしくは透明な細胞質を有する丸みを帯びた腫瘍細胞からなり，上皮性腫瘍やメラノーマなどと間違われることがある．混合型の GIST では上記 2 種類の組織像の混合型，または移行像を示す．

　KIT レセプター陽性の腫瘍を GIST と定義する以上，GIST の大半は KIT レセプターが陽性を示すが，KIT レセプター以外にも GIST では約 70〜80％の症例で CD34 陽性であり，また 20〜30％の症例で α-smooth muscle actin（α-SMA）陽性を示す．desmin および S-100 蛋白は基本的には陰性である．また，KIT レセプター陰性の症例でも形態学的および免疫組織化学的に GIST と違いを見出せない腫瘍（とくに CD34 陽性例）は GIST と診断すべきとされている[2]．免疫原性には臓器に比較的特異性があり，CD34 陽性例は大腸や食道原発の腫瘍に多く，α-SMA 陽性例は小腸の腫瘍に多い．

GIST の発生部位および予後の組織学的評価について

　GIST は腸管のどこにでも発生するが，それに加え近年同様の病変が腸管外（おもに腸間膜，大網，後腹膜，胆囊や膀胱）からも発生することが明らかになってきた．頻度的には 50〜60％が胃，20〜30％が小腸，10％が大腸，5％が食道，残りの 5％ほどが腹腔内の各所から発生するといわれている．

　GIST の予後に関しては，発生部位によって違いがあるといわれているが，その違いが腫瘍サイズの違いによるものか，部位による組織形態の違いによるものかについてはまだ明らかではない．GIST の悪性度を規定する因子としてさまざまなものが提唱されているが，予後にもっとも相関すると考えられる因子は腫瘍サイズと細胞分裂数である．また粘膜への浸潤，腫瘍内壊死，細胞密度などが，いくつかの施設での報告において予後に相関する因子であると示されている．しかし，GIST は腫瘍サイズが非常に小さくかつ細胞分裂数が非常に少なくても，まれに転移などで再発することがあり，そのことからも GIST は uncertain malignant potential をもつ腫瘍であると考えたほうがよい．したがって GIST に関しては，良性と悪性の線引きをするよりは，リスク評価を行うことが推奨されている[1]．

大腸の GIST の特徴

　大腸での GIST の発生はまれである．Miettinen らは 37 例の大腸 GIST 症例に関する臨床病理学的特徴を報告している[3]．それによると，大腸 GIST の典型例は腸管腔内外に膨張性に発育し，組織学的に 92％が紡錘細胞型，8％が上皮細胞様型であった．25 例中 19 例で CD117 陽性，27 例中 16 例で CD34 陽性であった．偶発的に発見された例では再発はみられなかったが，1 cm 以上あり細胞分裂像がほとんど認められなかった 10 例のうち 2 例が肝転移で死亡した．また腫瘍径が 1 cm 以上で細胞分裂数が 5/HPF 以上認められた例ではほぼ全例が腫瘍死した．部位では左側から横行結腸に多くみられた（71％）[3〜5]．

Ⅲ．疾患別内視鏡像　［大腸・小腸］

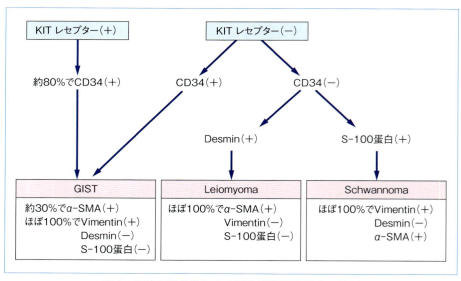

図2　免疫組織化学による消化管間葉系腫瘍の鑑別
〔文献2）より転載〕

 他の消化管間葉系腫瘍との鑑別診断

　　GISTの概念が導入された初期には，消化管間葉系腫瘍全体を広義のGISTとした経緯があり，一つの腫瘍としての特殊性については明確にされていなかった．しかしCD34さらにはKITレセプターが消化管間葉系腫瘍のうち，ある特定の腫瘍にのみ発現し，明らかな平滑筋腫瘍や神経腫瘍では発現がみられないことが示され，GIST，平滑筋腫瘍，神経腫瘍の分類が明確にできるようになった．HE染色での組織学的特徴から，ほとんどの場合は診断可能であるが，確認のために必ず免疫染色を行い，最終診断を下すことが必要である．実際は図2に示すようなフローチャートで，消化管にみられるおもな間葉系腫瘍を免疫組織化学的に分類することが可能である[2]．なお，免疫染色での分類が明確となり，GISTが独立した特異的な腫瘍として認識されるようになった現在，GISTをsmooth muscle type，neural type，combined typeなどに亜分類することは行われていない．

文　献
1) Fletcher CD, Berman JJ, Corless C, et al：Diagnosis of gastrointestinal stromal tumors：A consensus approach. Hum Pathol　2002；33：459-465
2) 廣田誠一：GISTにおけるc-kit遺伝子の機能獲得性突然変異と分子標的治療．日消誌　2003；100：13-20
3) Miettinen M, Sarlomo-Rikala M, Sobin LH, et al：Gastrointestinal stromal tumors and leiomyosarcomas in the colon：a clinicopathologic, immunohistochemical, and molecular genetic study of 44 cases. Am J Surg Pathol　2000；24：1339-1352
4) Goldblum JR：Gastrointestinal stromal tumors. A review of characteristics morphologic, immunohistochemical, and molecular genetic features. Am J Clin Pathol　2002；117：S49-S61
5) Tworek JA, Goldblum JR, Weiss SW, et al：Stromal tumors of the abdominal colon：a clinicopathologic study of 20 cases. Am J Surg Pathol　1999；23：937-945

GIST

■ 直腸の GIST

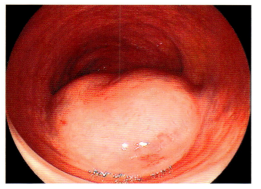

（提供：広島大学　田中信治先生）

■ 小腸（空腸）の GIST

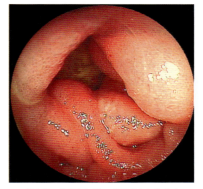

（提供：福岡大学　八尾建史先生）

Column

コラム

鉗子触診

　内視鏡観察に際して，主として目的部位の硬さと可動性をみる場合に有用な手技である．硬さの判断としては，粘膜下腫瘍様の所見において，粘膜下に存在するものを類推することができる．一般に軟らかいものではいわゆるクッションサインがみられ，その凹みの程度や復元の仕方などによって，漿液性か脂肪か気体かなどもある程度わかる．クッションサインがない場合は，その硬さの程度により，GIST と NET との鑑別なども可能である．さらに可動性も加味すれば，病変の局在が粘膜下か，固有筋層に達しているか，壁外なのか，などの判断の一助となる情報も収集しうる．

　上皮性の病変においても，まず，その硬さから多くの情報が得られる．一般に良性腫瘍は軟らかく容易に変形する．悪性腫瘍は硬い部分を有し，変形しにくい．線維化をきたした部分は硬い．上皮性腫瘍で明らかに硬い部分を有すれば悪性を考える．

　特筆すべきは，癌における粘膜下浸潤の有無と程度を判断する際に，非常に有用な情報を与えてくれる点である．拡大内視鏡や超音波内視鏡の情報がない，もしくは乏しいときでも，治療の適応判定に非常に有効である．すなわち，主として2 cm 以下の表面型や無茎性病変において，その辺縁（側面）をめくるように押し上げた場合，浸潤がない部分は軟らかく持ち上がり変形もきたしうる．SM2 以上の浸潤があると，同部は持ち上がらない．これらは，上皮性病変の粘膜下層における接着の程度を見ていることになる．ただし，大きく丈の高い病変や有茎性病変には応用しづらい．

〔安藤正夫〕

Ⅲ．疾患別内視鏡像　［大腸・小腸］

Column
コラム

aberrant crypt foci

　aberrant crypt foci（ACF, 図）は，発癌物質（azoxymethane）を投与されたマウス大腸に発現する微小病変として，1987年Birdにより報告された[1]．ACFは，実体顕微鏡もしくは拡大内視鏡において，①メチレンブルーに濃染するcryptの集合，②拡大したcrypt，③pericryptal spaceが広いこと，などを呈する大腸粘膜表層の微小病変として観察される．病理組織学的にはさらに，腺管の分岐，厚い基底膜などを示す．これまで実体顕微鏡観察で，①simple ACF，②hyperplastic ACF，③dysplastic ACFと分類されてきたが，近年の報告によれば拡大内視鏡観察における，①hyperplastic nodule，②（micro）hyperplastic polyp，③microadenoma，と同一病変の可能性が指摘される[2]．

　当初より動物ACFは，発癌物質投与後早期に発現すること，K-rasなどの遺伝子異常を有することなどから，大腸癌の前病変である可能性が示唆されてきた．動物実験段階では，Sugiyamaらにより，発癌物質を投与された犬の直腸においてACFからポリープを経て癌が発生する過程が観察されている[3]．一方ヒトにおいては，1991年Pretlowらが，ヒト大腸癌の摘出標本の非癌部からヒトACFを確認した[4]．動物ACFと同様にK-rasなどの遺伝子異常を有することが報告され[5]，以後，ヒトにおいても大腸癌の前病変である可能性が多数報告されている．ただし，ヒトACFから癌に進展する過程が予想されてはいるが[6]，現実にはそれをprospectiveに観察することは困難である．Takayamaらは，retrospectiveな解析により，①健常人，大腸ポリープを有する患者，大腸癌患者の順にACFの頻度は増加し，病理組織学的にもdysplastic ACFが増加すること，②ポリープの数に比例して，dysplastic ACFやlarge ACFが増加すること，③ポリープの基部にACFが合併した例があること，などからACFがadenoma-carcinoma sequenceの前段階である可能性を報告している[7]．

　これまでの研究により，動物実験でのACFからの癌化は示されてはいるものの，未だ動物ACFとヒトACFとが同一な病変であるとの根拠が示されているわけでなく，今後の研究を待ちたい．最近では，ACFとは別の病変として，YamadaらによりβーcateninーaccumulatedーcryptsーBCACーという概念も提唱されており[8]，ACFとともに，大腸癌発生機序の解明やその予防法，治療法などの確立に期待がもたれている．

文　献

1) Bird RP : Observation and qualification of aberrant crypts in the murine colon treated with a colon carcinogen : preliminary findings. Cancer Lett　1987 ; 37 : 147-151
2) Roncucci L, Stamp D, Medline A, et al : Identification and quantification of aberrant crypt foci and microadenomas in the human colon. Hum Pathol　1991 ; 22 : 287-294
3) Sugiyama K, Oda Y, Otori K, et al : Induction of aberrant crypt foci and flat-type adenocarcinoma in the colons of dogs by N-ethyl-N′-nitro-nitrosoguanidine and their sequential changes. Jpn J Cancer Res　1997 ; 88 : 934-940
4) Pretlow TP, Barrow BJ, Ashton WS, et al : Aberrant crypt : putative preneoplastic foci in human colonic mucosa. Cancer Res　1991 ; 51 : 1564-1567
5) Pretlow TP, Brasitus TA, Fulton NC, et al : K-ras mutations in putative preneoplastic lesion in human colon. J Natl Cancer Inst　1993 ; 85 : 2004-2007
6) 高山哲治，新津洋司郎：ヒトACFは前癌病変か？動物実験と対比して．木村　健，藤盛孝博，加藤　洋 編：消化器癌のサーベイランス．331-337，新興医学出版，東京，2003
7) Takayama T, Katsuki S, Niitsu Y, et al : Aberrant crypt foci as precursors of adenoma and cancer. N Engl J Med　1998 ; 339 : 1277-1284
8) Yamada Y, Yoshimi N, Hirose Y, et al : Sequential analysis of morphological and biological properties of β-catenin-accumulated crypts, probable preneoplastic lesions independent of aberrant crypt foci in rat colon carcinogenesis. Cancer Res　2001 ; 61 : 1874-1878

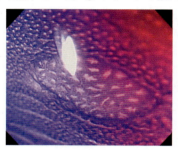

図　ACF
クリスタル・バイオレット染色像

〔花房正雄，佐野　寧〕

潰瘍性大腸炎の内視鏡所見

岩男　泰

潰瘍性大腸炎の診断

　潰瘍性大腸炎の診断は，厚生労働科学研究費補助金難治性疾患等政策研究事業「難治性炎症性腸管障害に関する調査研究」班で作成された診断基準（**表1**）が主として用いられている[1]．病変の拡がりによる病型分類（**表2**），病期分類（**表3**），臨床的重症度による分類，活動期内視鏡所見による分類，臨床経過による分類，病変の肉眼所見による病型分類などがある．活動期内視鏡所見による分類（**表4**）では軽度，中等度，強度に分類されている．

潰瘍性大腸炎の内視鏡所見

　潰瘍性大腸炎の活動期には，粘膜内へのびまん性の炎症細胞浸潤のため，粘膜は混濁して浮腫状となり，血管透見像は消失する．また，発赤，びらん・小潰瘍の形成，膿性粘液の付着がみられ，粘膜表面は粗糙で細顆粒状を呈する．炎症が強くなると粘膜の浮腫は増強し潰瘍形成がみられ，さらに融合して地図状の潰瘍を呈する．粘膜は脆弱で容易に接触出血を起こすようになる．重症になると著明な自然出血がみられ，潰瘍も深く大きくなり，広範囲な粘膜脱落のため，島状に取り残された残存粘膜がポリープ状に見えることもある．これらの所見が肛門輪直上から上行性に，口側へ向かってびまん性・連続性にみられれば診断は容易であるが，重症度の判定には病変の範囲（罹患範囲）も加味する必要がある．また，病期や経過年数，治療による影響が加わり，その内視鏡像は多彩でさまざまな所見をとりうることも知っておく必要がある．粘膜の脱落が激しく深掘れの潰瘍を伴ったものは，血管網が回復しても走行が不規則で枯れ枝状，樹枝状の血管網を呈する．また，炎症性ポリープや粘膜橋（mucosal bridge）などや，多発潰瘍瘢痕のために偽憩室の形成をみることもある．

　なお，急性活動期の内視鏡重症度分類は治療法の選択に際して有用であるが，治癒過程にある内視鏡所見を表現するには適していない欠点がある．すなわち，内視鏡的に強度の内視鏡像が中等度，軽度へと変化するわけではない．治療効果判定には自然出血の消失や，周囲粘膜の浮腫の軽減など，経時的に比較して総合的な判断を行う必要がある．

文　献
1) 潰瘍性大腸炎診断基準（2017年1月改訂）．厚生労働科学研究費補助金難治性疾患等政策研究事業「難治性炎症性腸管障害に関する調査研究」班平成28年度分担研究報告書別冊．p.1-3, 2017

Ⅲ．疾患別内視鏡像　［大腸・小腸］

表1　潰瘍性大腸炎診断基準

A．臨床症状：持続性または反復性の粘血・血便，あるいはその既往がある．

B．①内視鏡検査：i）粘膜はびまん性におかされ，血管透見像は消失し，粗ぞうまたは細顆粒状を呈する．さらに，もろくて易出血性（接触出血）を伴い，粘血膿性の分泌物が付着しているか，ii）多発性のびらん，潰瘍あるいは偽ポリポーシスを認める．iii）原則として病変は直腸から連続して認める．

　　②注腸X線検査：i）粗ぞうまたは細顆粒状の粘膜表面のびまん性変化，ii）多発性のびらん，潰瘍，iii）偽ポリポーシスを認める．その他，ハウストラの消失（鉛管像）や腸管の狭小・短縮が認められる．

C．生検組織学的検査：活動期では粘膜全層にびまん性炎症性細胞浸潤，陰窩膿瘍，高度な杯細胞減少が認められる．いずれも非特異的所見であるので，総合的に判断する．寛解期では腺の配列異常（蛇行・分岐），萎縮が残存する．上記変化は通常直腸から連続性に口側にみられる．

確診例：

[1] AのほかBの①または②，およびCを満たすもの．

[2] Bの①または②，およびCを複数回にわたって満たすもの．

[3] 切除手術または剖検により，肉眼的および組織学的に本症に特徴的な所見を認めるもの．

〈注1〉確診例は下記の疾患が除外できたものとする．細菌性赤痢，クロストリディウム・ディフィシル腸炎，アメーバ性大腸炎，サルモネラ腸炎，カンピロバクタ腸炎，大腸結核，クラミジア腸炎などの感染性腸炎が主体で，その他にクローン病，放射線大腸炎，薬剤性大腸炎，リンパ濾胞増殖症，虚血性大腸炎，腸管型ベーチェット病など

〈注2〉所見が軽度で診断が確実でないものは「疑診」として取り扱い，後日再燃時などに明確な所見が得られた時に本症と「確診」する．

〈注3〉鑑別困難例
クローン病と潰瘍性大腸炎の鑑別困難例に対しては経過観察を行う．その際，内視鏡や生検所見を含めた臨床像で確定診断がえられない症例は inflammatory bowel disease unclassified（IBDU）とする．また，切除術後標本の病理組織学的な検索を行っても確定診断がえられない症例は indeterminate colitis（IC）とする．経過観察により，いずれかの疾患のより特徴的な所見が出現する場合がある．

表2　病変の拡がりによる病型分類

全大腸炎	total colitis
左側大腸炎	left-sided colitis
直腸炎	proctitis
右側あるいは区域性大腸炎	right-sided or segmental colitis

〈注1〉左側大腸炎は，病変の範囲が脾彎曲部を越えていないもの．

〈注2〉直腸炎は，前述の診断基準を満たしているが，内視鏡検査により直腸S状部（RS）の口側に正常粘膜を認めるもの．

〈注3〉右側あるいは区域性大腸炎は，クローン病や大腸結核との鑑別が困難で，診断は経過観察や切除手術または剖検の結果を待たねばならないこともある．

〈注4〉虫垂開口部近傍に非連続性病変を認めることがある．

〈注5〉胃十二指腸にびまん性炎症が出現することがある．

表3　病期の分類

活動期	active stage
寛解期	remission stage

〈注6〉活動期は血便を訴え，内視鏡的に血管透見像の消失，易出血性，びらん，または潰瘍などを認める状態．

〈注7〉寛解期は血便が消失し，内視鏡的には活動期の所見が消失し，血管透見像が出現した状態．

〔表1～4は文献1）より引用・抜粋して作成〕

表4　活動期内視鏡所見による分類

軽度	mild	血管透見像消失
		粘膜細顆粒状
		発赤，アフタ，小黄色点
中等度	moderate	粘膜粗ぞう，びらん，小潰瘍
		易出血性（接触出血）
		粘血膿性分泌物付着
		その他の活動性炎症所見
強度	severe	広範な潰瘍，著明な自然出血

潰瘍性大腸炎の活動期内視鏡所見

■ 軽　度

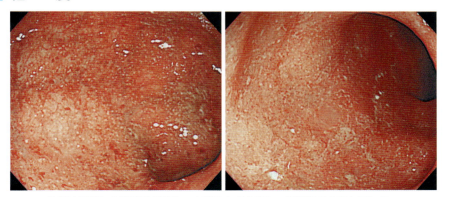

粘膜は混濁し血管透見が消失，小びらんが多発し，細顆粒状を呈している．

■ 中等度

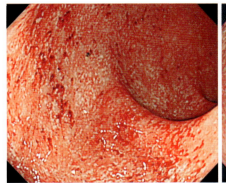

a：粘膜は脆弱で易出血性である．

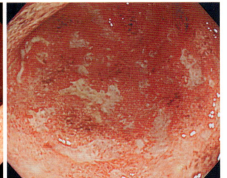

b：浅い潰瘍が融合し地図状潰瘍を形成している．

■ 強　度

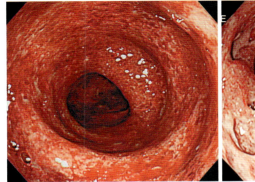

a：著明な自然出血を認める．

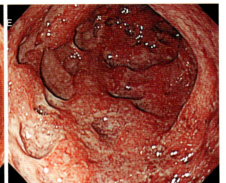

b：粘膜が広範囲に脱落し，残存粘膜がポリープ状に見える．

潰瘍性大腸炎の内視鏡分類

五十嵐正広

潰瘍性大腸炎の内視鏡分類

　　Matts分類とは，潰瘍性大腸炎の内視鏡的重症度を示す分類として1961年Matts[1]により呈示されたものであり，表1のように分類されている．その後本邦では，厚生労働省研究班により活動期（軽度，中等度，強度）の内視鏡分類（p.314，表4）が示されている[2]．Matts分類は，活動期を示す内視鏡分類として研究発表や研究論文でも広く使用されている．この分類は現在のように内視鏡検査が容易に行われる以前の時代の分類であり，Grade 4では幅広い状態が含まれることになる．すなわち，一部に潰瘍がみられるものから粘膜が広汎に脱落するものまでを含む．しかし，これに代わる分類がないことから臨床的で実用的な分類として受け入れられている．一方，内視鏡画像が高解像度となり，微細な病変まで観察可能となった現在の状況にそぐわない[2]ことも事実であり，以下に示すMayoスコアやUCEISなどが提唱されるようになった．

表1　Mattsの内視鏡分類

Grade 1	正常	
Grade 2	軽度	血管透見像なし
		易出血性なし，または軽度
		自然出血なし
		粘膜発赤軽度，微細顆粒状
		膿性粘液の付着なし
Grade 3	中等度	血管透見像なし
		易出血性あり
		自然出血あり
		粘膜浮腫状，発赤しやや粗糙
		膿性粘液の付着あり
Grade 4	強度	潰瘍
		易出血性
		自然出血著明
		膿性粘液の付着あり
		腸管の拡張不良
		広汎な粘膜の脱落

〔文献1）に基づく〕

潰瘍性大腸炎の Matts 分類（内視鏡的重症度）

Matts 分類では潰瘍性大腸炎の内視鏡的重症度を以下の 4 段階に分類している[1]．
Grade 1（正常）：血管透見像も正常であり，易出血性もない状態．
Grade 2（軽度）：血管透見像が消失，易出血性はないか軽度，自然出血なく，粘膜の発赤は軽度で微細顆粒状，膿性粘液の付着がない状態．
Grade 3（中等度）：血管透見像なく，易出血性で自然出血を伴い，粘膜は浮腫状で発赤してやや粗糙であり膿性粘液が付着している状態．
Grade 4（強度）：a．浅い潰瘍が多発するものから，b．潰瘍が明らかで易出血性，自然出血も著明，膿性粘液の付着があり腸管の拡張不良な状態を示す状態．また，c．広汎な潰瘍のため粘膜が脱落しているものなども含まれる．

Mayo スコア

潰瘍性大腸炎の活動性を評価する指標として Mayo スコアが用いられている[3),4)]．その評価法は，下記の 4 項目それぞれにスコア（0〜3 点）をつけ，合計して活動度を評価するものである．
① 排便回数（0 点：正常／1 点：正常時より 1〜2 回多い／2 点：3〜4 回多い／3 点：5 回以上多い）
② 血便（0 点：正常／1 点：排便回数の 1/2 以下／2 点：1/2 以上／3 点：ほぼ血便のみ）
③ 内視鏡所見（**表 2**）
④ 医師による全般的な活動性の評価（0 点：正常／1 点：軽症／2 点：中等症／3 点：重症）

活動度は，軽度：3〜5 点，中等度：6〜10 点，重度：11〜12 点とされている（4 項目の合計点）．点数により発症時の重症度や治療効果などを数値の推移で評価しうる．

表 2　Mayo スコア（内視鏡所見）

0	正常もしくは寛解期粘膜
1	軽症（発赤，血管透見の減少，軽度の易出血性粘膜）
2	中等症（著明な発赤，血管透見の消失，易出血性粘膜，びらん）
3	重症（自然出血，潰瘍）

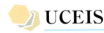 UCEIS

潰瘍性大腸炎の新しい内視鏡所見による粘膜治癒判定法として，Ulcerative Colitis Endoscopic Index of Severity（UCEIS）が国際共同研究グループによって提唱された（**表 3**）[5]．これまでの内視鏡分類では，観察者間のばらつきが大きいとの問題があったが，この分類では，血管模様，出血の程度，びらん・潰瘍をスコア化し，発赤，浮腫，粘液などの主観が入りやすい所見を除外し，観察者間の所見の取り方のばらつきが生じないようスコア化された分類である．新しい粘膜治癒の判定法として注目されている．

Ⅲ．疾患別内視鏡像　［大腸・小腸］

表3　Ulcerative Colitis Endoscopic Index of Severity（UCEIS）

評価項目 （最重症部で評価）	スケール	定　義
1：血管像	正常（1）	正常血管像 （樹状血管，毛細血管のにじみ・斑状消失）
	斑状消失（2）	血管像の斑状消失
	消失（3）	血管像の完全消失
2：易出血性	なし（1）	出血なし
	粘膜出血（2）	内視鏡挿入時，粘膜表面の線状，縞状の凝固血液 （洗浄で洗い流し可能）
	軽度の出血（3）	管腔内の液状出血
	中〜高度の出血（4）	内視鏡挿入時の明らかな出血 管腔内洗浄後，出血性粘膜からの湧出性出血
3：粘膜損傷	なし（1）	びらん，潰瘍のない正常粘膜
	びらん（2）	白ないし黄色の平坦な小粘膜欠損（＜5 mm）
	表層潰瘍（3）	大きな粘膜欠損（≧5 mm） 白苔を伴った平坦な孤立性潰瘍
	深掘れ潰瘍（4）	辺縁隆起を伴った深い潰瘍

〔Travis SPL, et al：Gut　2012；61：535-542[5]により作成〕

文　献

1）Matts SGF：The value of rectal biopsy in the diagnosis of ulcerative colitis. Quart J Med 1961；120：393-407

2）棟方昭博：潰瘍性大腸炎診断基準改定案．厚生省特定疾患難治性炎症性腸管障害調査研究班（班長：下山　孝）平成9年度研究報告書．96-99，1998

3）Schroeder KW, Tremaine WJ, Ilstrup DM：Coated oral 5-aminosalicylic acid therapy for mildly to moderately active ulcerative colitis. A randomized study. N Eng J Med　1987；317：1625-1629

4）D'Haens G, Sandborn WJ, Feagan BG, et al：A review of activity indices and efficacy end point for clinical trials of medical therapy in adults with ulcerative colitis. Gastroenterology 2007；132：763-786

5）Travis SPL, Schnell D, Krzeski O, et al：Developing an instrument to assess the endoscopic severity of ulcerative colitis：the Ulcerative Colitis Endoscopic Index of Severity（UCEIS）. Gut　2012；61：535-542

潰瘍性大腸炎の Matts 内視鏡分類

Grade 2

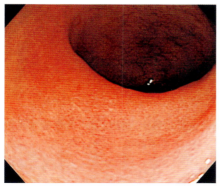

血管透見像はみられず，粘膜の発赤軽度で膿性粘液の付着はみられない．

Grade 3

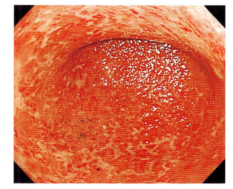

血管透見像はなく，粘膜は発赤し浮腫状，膿性粘液が付着している．

Grade 4

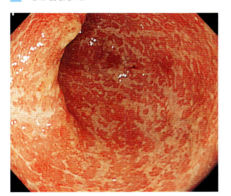

a：浅い潰瘍がびまん性にみられる．

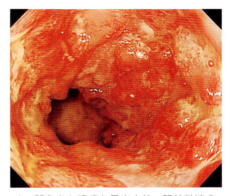

b：明らかな潰瘍と易出血性，膿性粘液の付着，腸管の拡張不良を認める．

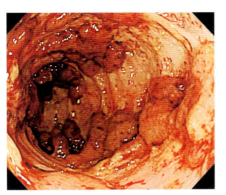

c：広汎な粘膜の脱落がみられる．

大腸クローン病の内視鏡所見

岩男 泰

クローン病の診断

クローン病の診断は厚生労働科学研究費補助金難治性疾患等政策研究事業「難治性炎症性腸管障害に関する調査研究」班で作成された診断基準が用いられている[1]．病変部位・分布によって小腸型，小腸大腸型，大腸型に分類される．大腸型のうち直腸に限局する直腸型や，胃・十二指腸などの上部消化管，直腸，虫垂・盲腸などに限局する特殊型も報告されている．内視鏡的重症度による分類も試みられているが，汎用されているものはない．内視鏡所見による分類はなされていないが，診断基準（表）で主要所見，副所見とされた特徴的な内視鏡所見を示す．

表 クローン病診断基準

(1) 主要所見
　A．縦走潰瘍〈注7〉
　B．敷石像
　C．非乾酪性類上皮細胞肉芽腫〈注8〉
(2) 副所見
　a．消化管の広範囲に認める不整形～類円形潰瘍またはアフタ〈注9〉
　b．特徴的な肛門病変〈注10〉
　c．特徴的な胃・十二指腸病変〈注11〉
確診例：[1] 主要所見のAまたはBを有するもの．〈注12〉
　　　　[2] 主要所見のCと副所見のaまたはbを有するもの．
　　　　[3] 副所見のa，b，cすべてを有するもの．
疑診例：[1] 主要所見のCと副所見のcを有するもの．
　　　　[2] 主要所見のAまたはBを有するが潰瘍性大腸炎や腸型ベーチェット病，単純性潰瘍，虚血性腸病変と鑑別ができないもの．
　　　　[3] 主要所見のCのみを有するもの．〈注13〉
　　　　[4] 副所見のいずれか2つまたは1つのみを有するもの．

〈注7〉 小腸の場合は，腸間膜付着側に好発する．
〈注8〉 連続切片作成により診断率が向上する．消化管に精通した病理医の判定が望ましい．
〈注9〉 典型的には縦列するが，縦列しない場合もある．また，3ヶ月以上恒存することが必要である．また，腸結核，腸型ベーチェット病，単純性潰瘍，NSAIDs潰瘍，感染性腸炎の除外が必要である．
〈注10〉 裂肛，cavitating ulcer，痔瘻，肛門周囲膿瘍，浮腫状皮垂など，Crohn病肛門病変肉眼所見アトラスを参照し，クローン病に精通した肛門病専門医による診断が望ましい．
〈注11〉 竹の節状外観，ノッチ様陥凹など．クローン病に精通した専門医の診断が望ましい．
〈注12〉 縦走潰瘍のみの場合，虚血性腸病変や潰瘍性大腸炎を除外することが必要である．敷石像のみの場合，虚血性腸病変を除外することが必要である．
〈注13〉 腸結核などの肉芽腫を有する炎症性疾患を除外することが必要である．

〔文献1），p.18 より作成〕

クローン病の典型的な内視鏡所見

1．縦走潰瘍

　クローン病の典型的な内視鏡所見は腸管の長軸方向に走向する縦走潰瘍である．小腸では腸間膜付着側，大腸では結腸ひもに沿ってみられることが多い．多発することが多く，小さな縦走潰瘍が縦に連なる程度のものから，深く幅広いものまで，その長さや幅はさまざまである．4〜5cm以上の長さをもつものと定義されているが，絶対的な基準ではない．びまん性の炎症を起こしている場合を除けば，潰瘍間の介在粘膜のどこかに血管透見を認め，孤立性潰瘍（discrete ulcer）としての性質が確認できる．辺縁に玉石様の隆起を高頻度に伴う．

2．敷石像

　敷石像は完成像といえるもので，敷石の表面は比較的平滑でみずみずしく，急性増悪期を除くと発赤など粘膜面の炎症所見が軽いことが多い．縦走潰瘍の間の粘膜に玉石状の隆起が多発し，敷き詰められたようになったものが敷石像と考えてよい．

3．縦列する不整形潰瘍またはアフタ

　初期病変としてはアフタ病変や不整形の小潰瘍がある．それだけでは他の疾患にもみられ鑑別が必要であるが，消化管の広範囲に認める場合や腸管の長軸方向に沿って配列する所見があればクローン病の確率はかなり高い．さらに非乾酪性類上皮細胞肉芽腫が検出されれば確定診断となる．

4．上部消化管病変

　下部消化管に典型像を呈していない疑診例では，上部消化管の検索と生検による検索が重要になる．胃病変は前庭部に頻度が高く，発赤やアフタ，たこいぼびらんなどの所見が多い．噴門部直下の竹の節様所見もよくみられる所見であり，十二指腸では小びらんや潰瘍の縦走配列，数珠状隆起などの所見がみられる．

5．肛門病変

　クローン病では痔瘻，肛門周囲膿瘍など肛門部病変を高率に随伴する．複雑痔瘻やcavitating ulcer など難治性の肛門病変は Crohn's anus とも呼ばれる特徴的な所見を呈する．

文　献
1) クローン病診断基準（2017年1月改訂）．厚生労働科学研究費補助金難治性疾患等政策研究事業「難治性炎症性腸管障害に関する調査研究」班　平成28年度分担研究報告書別冊，p.17-18，2017

大腸クローン病

■ 縦走潰瘍

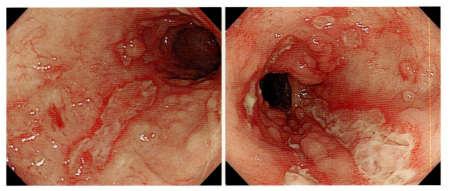

幅広で帯状の縦走潰瘍を認める．周囲の介在粘膜には血管透見像もみられる．

■ 敷石像

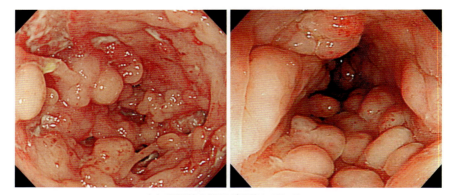

丸い玉石状の隆起が密集している．

■ 縦列する小不整形潰瘍

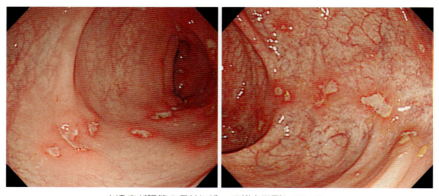

小潰瘍が腸管の長軸に沿って縦走配列している．

大腸クローン病

■ 上部消化管病変

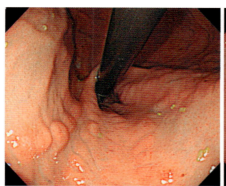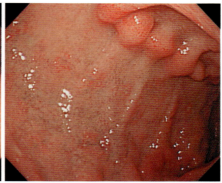

噴門部直下の竹の節様所見と十二指腸の半球状隆起

小腸クローン病の内視鏡所見

別府剛志, 矢野　豊, 平井郁仁

 ## クローン病の分類についての概説・現況

　厚生労働科学研究費補助金難治性疾患等政策研究事業「難治性炎症性腸管障害に関する調査研究」(鈴木班) によると, クローン病の病型は, 小腸型, 小腸大腸型, 大腸型に分類され, 主要所見 (縦走潰瘍, 敷石像) を欠く場合やまれな部位にのみ存在する場合は, 特殊型として取り扱われる. 特殊型には, 多発アフタ型, 盲腸虫垂限局型, 直腸型, 胃十二指腸型などがある. また経過や予後に関与する疾患パターンとしては炎症型, 瘻孔形成型, 狭窄型に分類され, 小腸はクローン病の好発部位であり, 約70％の症例は小腸病変を有する[1]．

　クローン病の小腸病変は, 小腸のすべての部位に認めうるが, 下部回腸から回腸末端にとくに好発する. 病変の分布は正常な介在粘膜を伴い, 非連続性または区域性にみられることが多い. クローン病診断基準では主要所見として縦走潰瘍と敷石像が, 副所見として不整形～類円型潰瘍またはアフタ, 特徴的な上部消化管病変および肛門病変がある. 近年では, バルーン小腸内視鏡やカプセル内視鏡により小腸の直接観察も可能となり, 診断に重要な役割を果たしている. またクローン病の小腸狭窄病変に対しては, バルーン拡張術も行われており, 外科手術回避に有用とされている[2]．

 ## クローン病小腸病変の内視鏡像

1. 縦走潰瘍

　クローン病にもっとも特徴的所見であり, 基本的に腸管の長軸方向に4～5 cm以上の長さを有する潰瘍である. 通常は腸間膜付着側に好発する. 虚血性小腸炎や感染性腸炎でも縦走潰瘍を認めることがあるが, 潰瘍の深さなどが異なり, 周囲に炎症性ポリープや敷石像を伴うことはまれである[3]．

2. 敷石像

　網目状に縦横する潰瘍によって囲まれた残存粘膜が, 粘膜下層の浮腫や線維化によって膨隆し, 半球状の大小の隆起の集簇したものからなる. 典型的な小腸の敷石像は頻度は低いが, クローン病に特異的な所見である.

3. 不整形～類円型潰瘍またはアフタ

　不整形～類円型潰瘍またはアフタのみでは, クローン病の診断はできないが, これらの存在と他の項目を満たす場合, クローン病の確診が可能である. また初期の病像と考えられ, アフタ様病変のみから成るクローン病も報告されている[4]. 縦列した不整形～類円型

潰瘍またはアフタはクローン病を疑う所見であり，この場合も腸間膜付着側に偏在する傾向がある．腸結核，腸型ベーチェット病，単純性潰瘍，NSAIDs 潰瘍，感染性腸炎の除外が必要である．

文　献

1) 鈴木康夫：一目でわかる IBD 炎症性腸疾患を診療されている先生方へ（第二版）．厚生労働科学研究費補助金難治性疾患等政策研究事業「難治性炎症性腸管障害に関する調査研究」（鈴木班）．19-29，2015
2) Hirai F, Beppu T, Takatsu N, et al：Long-term outcome of endoscopic balloon dilation for small bowel strictures in patients with Crohn's disease. Dig Endosc　2014；26：545-551
3) 松井敏幸：Crohn 病．八尾恒良，飯田三雄 編：小腸疾患の臨床．139-158，医学書院，東京，2004
4) 平井郁仁，矢野　豊，大原次郎，他：アフタ様病変のみから成る Crohn 病の長期経過．胃と腸　2005；40：895-910

■ 縦走潰瘍

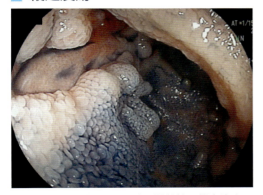

腸間膜付着側に境界明瞭な開放性の縦走潰瘍を認める．

■ 敷石像

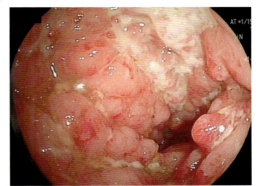

活動期の敷石像所見．網目状に縦横する潰瘍と発赤腫脹した半球状の隆起を認める．

■ 不整形〜類円型潰瘍

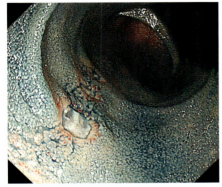

周囲に発赤を伴う類円型の潰瘍を腸管の長軸方向に縦列して認める．

■ アフタ

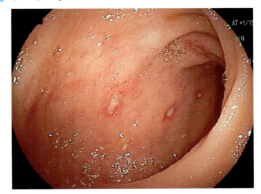

紅暈を伴ったアフタを腸管の長軸方向に縦列して認める．

感染性腸炎の分類と鑑別

清水誠治

感染性腸炎の分類

　腸管感染症の病原体は細菌，真菌，ウイルス，寄生虫・原虫などさまざまであるが，その多くを細菌性とウイルス性が占める（表1）．臨床経過からは急性と慢性に分けられる．急性に経過するものが大半であるが，慢性感染症で重要なものは腸結核，アメーバ性大腸炎，ジアルジア症などである．エルシニア腸炎は亜急性の経過をとることがある．感染経路は糞口感染がほとんどであるが，腸結核での飛沫感染，クラミジア直腸炎，直腸梅毒での直接接触などもある．

　感染様式別には市中感染性下痢症（食中毒，散発性下痢症），旅行者下痢症，院内・施設内感染症，抗菌薬関連下痢症，日和見感染症，性感染症に分類される．

　市中感染性下痢症は食中毒と散発性下痢症を含むが，病原体の多くが共通する．細菌性ではカンピロバクター，ウェルシュ菌，サルモネラ，腸炎ビブリオ，下痢原性大腸菌が代表的で夏季に多い．ウイルス性ではノロウイルスとロタウイルスが代表的であり冬季に多い．細菌性食中毒は感染型と毒素型に，さらに毒素型は生体外毒素型，生体内毒素型に，感染型は感染毒素型，感染定着型，感染侵入型に分類される．毒素型は潜伏期間が短く，小腸主体で大量の水様下痢をきたすことが多く，感染型は大腸主体で血便や発熱を伴うことが多い．

　旅行者下痢症は細菌性が約8割，原虫・寄生虫性，ウイルス性がそれぞれ約1割を占める．腸管毒素原性大腸菌，腸管凝集付着性大腸菌，カンピロバクターの頻度が高い．ほかにジアルジア，赤痢菌，コレラ菌，チフス菌，パラチフスA菌などが重要である．

　院内・施設内感染の代表的な病原体は *Clostridium difficile*（CD），クリプトスポリジウ

表1　各種病原体に起因する腸疾患

病原体	疾患
細菌・真菌	細菌性赤痢，コレラ，腸チフス，パラチフス，サルモネラ腸炎，カンピロバクター腸炎，腸炎ビブリオ感染症，下痢原性大腸菌感染症，エルシニア腸炎，ブドウ球菌腸炎，エロモナス腸炎，*Clostridium difficile* 感染症，MRSA 腸炎，腸結核，放線菌症，直腸梅毒，腸管スピロヘータ症，Whipple 病，カンジダ腸炎など
寄生虫	アメーバ性大腸炎，ランブル鞭毛虫症，糞線虫症，アニサキス症，旋尾線虫タイプX幼虫移行症，鞭虫症，日本住血吸虫症，イソスポーラ症，サイクロスポーラ症，クリプトスポリジウム症，クドア感染症など
ウイルス・クラミジア	ノロウイルス感染症，サポウイルス感染症，ロタウイルス感染症，アデノウイルス感染症，サイトメガロウイルス感染症，ヘルペスウイルス感染症，クラミジア直腸炎など

ム，赤痢アメーバ，ノロウイルス，腸管出血性大腸菌である．またCDは抗菌薬関連下痢症の多くにかかわる．

　日和見感染症は高齢者，HIV感染をはじめとする易感染宿主でみられる．HIV感染者ではクリプトスポリジウム，イソスポーラ，赤痢アメーバ，糞線虫，腸管凝集付着性大腸菌，非結核性抗酸菌，腸管スピロヘータ，サイトメガロウイルスなどが重要である．サイトメガロウイルスは潰瘍性大腸炎の難治化，重症化要因としても知られる．

　性感染症としては赤痢アメーバ症，クラミジア直腸炎，直腸梅毒などが重要である．

感染性腸炎の内視鏡所見と鑑別診断

　感染性腸炎の確定診断は，直接・間接的に病原体を証明することであるが，好発部位や特徴的な内視鏡所見がみられる疾患も多い（表2）．以下に代表的な疾患の内視鏡所見を示す．

　カンピロバクター腸炎：急性期には全大腸に発赤を主体とする病変がみられるが，ところどころに健常粘膜が介在することが多い．4割程度でみられる回盲弁上の境界明瞭な潰瘍は特徴的所見であり大腸病変に比べ治癒が遷延する．時にびまん性炎症所見がみられ，

表2　感染性腸炎の好発部位と内視鏡所見

疾患名	好発部位	内視鏡所見
カンピロバクター腸炎	全大腸，（回腸）	散在性発赤・びらん，時にびまん性炎症，回盲弁の潰瘍
サルモネラ腸炎	全大腸（右側優位），回腸	浮腫，発赤，びらん，rectal sparing
腸管出血性大腸菌感染症	全大腸（右側優位）	出血性びらん，発赤，浮腫
エルシニア腸炎	終末回腸，回盲弁	パイエル板・リンパ小節の腫大，多発潰瘍，回盲弁の腫大・発赤，アフタ
エロモナス腸炎	全大腸（左側優位）	浮腫，発赤，多発びらん・潰瘍
腸炎ビブリオ	回腸，回盲弁	浮腫，発赤，多発びらん
腸チフス・パラチフス	終末回腸	多発する打ち抜き様類円形潰瘍
細菌性赤痢	全大腸（左側優位）	発赤，浮腫，多発びらん・潰瘍
Clostridium difficile 感染症	遠位側大腸	偽膜，アフタ
腸結核	右側結腸，回盲部，回腸	輪状配列・帯状潰瘍，回盲弁開大，アフタ，狭窄，炎症性ポリープ，萎縮瘢痕帯
腸管スピロヘータ症	全大腸（右側優位）	発赤，浮腫/異常所見なし
アメーバ性大腸炎	直腸，盲腸	隆起型びらん，豊富な粘液分泌を伴う白苔，自然出血，アフタ
ジアルジア症	十二指腸〜上部空腸	皺襞腫大，粗糙・顆粒状粘膜，絨毛腫大，粘液付着
クラミジア直腸炎	下部直腸	リンパ濾胞腫大による多発小隆起
サイトメガロウイルス感染症	小腸，大腸	打ち抜き様類円形潰瘍

Ⅲ．疾患別内視鏡像　［大腸・小腸］

潰瘍性大腸炎との鑑別が問題となる.

サルモネラ腸炎：結腸・小腸に広範な浮腫，発赤，びらんがみられるが，下部直腸には通常病変がみられない（rectal sparing）.

腸管出血性大腸菌感染症：右側結腸主体に全周性の出血性びらん・浮腫がみられ，遠位側大腸では病変が軽度である.

***Clostridium difficile* 感染症**：種々の病型があるが，偽膜性大腸炎が代表的で遠位側大腸を中心に白色〜黄白色で輪郭が明瞭な偽膜が多発する．一方で偽膜を伴わない症例もある.

エルシニア腸炎：リンパ組織の発達した回盲部に好発し，リンパ小節の炎症によるアフタや小半球状隆起，パイエル板に一致したびらん・潰瘍を形成することが多い.

腸結核：回盲部に好発し，輪状配列する潰瘍，帯状潰瘍が特徴的であるが，多発アフタ・小不整形潰瘍もみられる．回盲弁開大や萎縮瘢痕帯を伴うことも多い.

アメーバ性大腸炎：盲腸，直腸に好発する．隆起型びらんが多発し，豊富な粘液分泌を伴う白苔，自然出血がみられるのが特徴である.

参考文献

1) 大川清孝，清水誠治 編：感染性腸炎 A to Z（第2版）. 医学書院，東京，2012
2) 清水誠治：腸管感染症の病態. 渡辺　守 編：腸疾患診療の現在. 54-58，中山書店，東京，2017
3) 清水誠治，横溝千尋，石田哲士，他：炎症性腸疾患の鑑別診断. Gastroenterol Endosc　2014；56：3-14

感染性腸炎

■ カンピロバクター腸炎

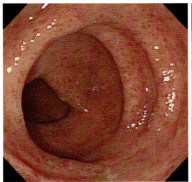
多発する発赤斑

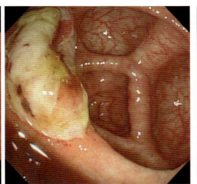
回盲弁上の潰瘍

■ サルモネラ腸炎

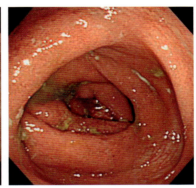
広範な浮腫，発赤

■ 腸管出血性大腸菌感染症

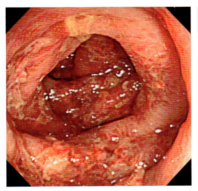
出血性びらん，浮腫

■ *Clostridium difficile* 感染症

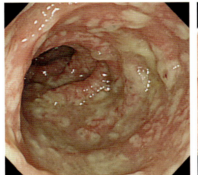
多発する偽膜

■ エルシニア腸炎

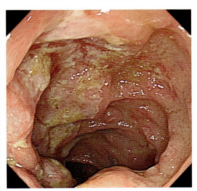
リンパ装置に一致した潰瘍，びらん

■ 腸結核

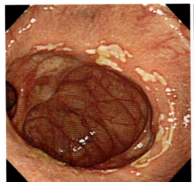
輪状配列する小潰瘍

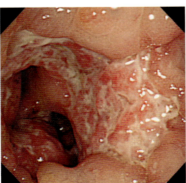
回盲部の帯状潰瘍

■ アメーバ性大腸炎

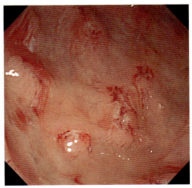
粘液・血液が付着した多発びらん

疾患別内視鏡像［大腸・小腸］感染性腸炎の分類と鑑別

虚血性腸炎の重症度分類

松本主之, 川崎啓祐

虚血性大腸炎の病型

　虚血性大腸炎とは血管閉塞を伴わない可逆性大腸虚血性病変の総称である．特発性虚血性大腸炎は，突発する腹痛と下血で発症し，左側結腸に好発する．確定診断のためには，薬剤性大腸炎や感染性大腸炎を除外する必要がある[1]が，臨床像から本症を疑うことは比較的容易である．

　本症は短期間に治癒傾向を示す疾患で，ほぼ完全に治癒する一過性型，管腔狭小化を伴って治癒する狭窄型，および腸管の全層性壊死へと進展する壊疽型に大別される[2]．ただし，壊疽型を急性腸管虚血の亜型とし，一過性型と狭窄型を狭義の虚血性大腸炎とするのが妥当と考えられている[3]．一方，一過性型と狭窄型の区別には，病変固定期のX線所見における30％以上の管腔狭小化の有無が指標となる[1]．ただし，狭窄型では必ずしも内視鏡通過が困難な高度狭窄をきたすとは限らない．また，狭窄型は高度の虚血による全周性潰瘍の治癒過程と考えられるが，それ自体が外科的治療の適応を判断する重症度の指標とはならない．

虚血性大腸炎の重症度分類（図）

　虚血性大腸炎の重症度判定には前述の病型に加えて病期を考慮する必要がある[4]．急性期（1週間以内）には腸管浮腫と攣縮，粘膜下出血，壊死状の暗赤色粘膜が観察され，浅い縦走潰瘍が認められることもある．暗黒色粘膜やスコープ挿入困難な浮腫は重症虚血性大腸炎を示唆する所見とされている[5]が，超急性期に内視鏡所見のみから病型を予測する

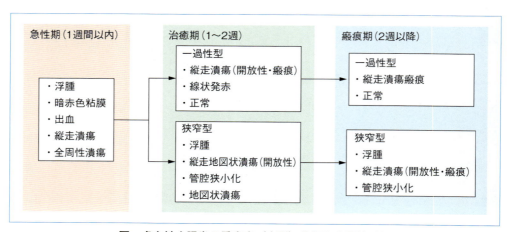

図　虚血性大腸炎の重症度（病型）分類と内視鏡所見

ことは容易ではない.

　一方，治癒期（1週間から2週間後）には潰瘍性病変が観察され，重症度の評価が容易となる．すなわち，軽症例ないし一過性型の内視鏡所見は数条の浅い縦走潰瘍や線状発赤にとどまるが，狭窄型では深い帯状の開放性潰瘍が観察され，伸展不良を伴う浮腫像が残存する.

　瘢痕期（2週間以降）には潰瘍がほぼ瘢痕化し，一過性型ではわずかな縦走発赤にとどまることもある．一方，狭窄型では縦走潰瘍瘢痕に加えて，主病変部に管腔狭小化を伴うようになる．なお，発症後長期間にわたって開放性潰瘍が残存し狭窄型へと進展する症例も存在する.

文　献

1）飯田三雄，松本主之，廣田千治，他：虚血性腸病変の臨床像．虚血性大腸炎の再評価と問題点を中心に．胃と腸　1993；28：899-912
2）Boley SJ, Schwartz S, Lash J：Reversible vascular occlusion of the colon. Surg Gynecol Obstet　1963；116：53-60
3）Williams LF, Wittenberg J：Ischemic colitis：an useful clinical diagnosis, but is it ischemic? Ann Surg　1975；182：439-448
4）松本主之，飯田三雄：虚血性大腸炎の内視鏡像．消化器内視鏡　1992；5：603-611
5）櫻井幸弘：虚血性大腸炎の重症度と病型分類．臨牀消化器内科　2002；17：1675-1679

Ⅲ．疾患別内視鏡像　［大腸・小腸］

虚血性腸炎

■ 急性期（1週間以内）

一過性型　　　　　　　　　　　　　　　　　　　　　狭窄型

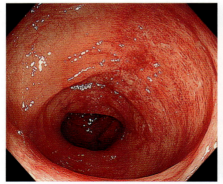 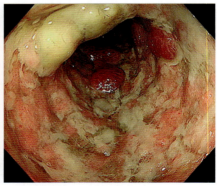

腸管浮腫と攣縮，粘膜下出血，壊死状の暗赤色粘膜が観察され，浅い縦走潰瘍が認められることもある．

■ 治癒期（1週間～2週間後）

狭窄型

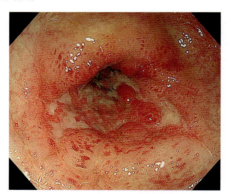

狭窄型では深い帯状の開放性潰瘍が観察され，伸展不良を伴う浮腫像が残存する．

■ 瘢痕期（2週間以降）

一過性型　　　　　　　　　　　　　　　　　　　　　狭窄型

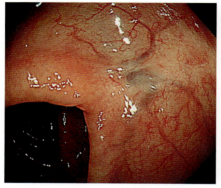 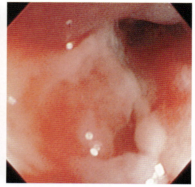

一過性型ではわずかな縦走発赤にとどまることもある．　　　狭窄型では縦走潰瘍瘢痕に加えて，主病変部に管腔狭小化を伴うようになる．

薬剤性大腸炎の分類と特徴

松本主之，鳥谷洋右，蔵原晃一

薬剤性大腸炎の病態と診断

　種々の外因性化学物質のうち，薬剤で惹起される大腸炎は薬剤性大腸炎と呼ばれる．診断には発症前の原因薬剤投与の確認，感染性大腸炎の否定，薬剤中止後の症状・画像所見の改善の確認が必要である[1]．薬剤性腸傷害は，虚血性腸炎型，偽閉塞症型，腸炎惹起型，アレルギー型，吸収不良型などに大別されるが，薬剤性大腸炎は下記薬剤によるものが大部分を占め，原因薬剤に内視鏡所見を加味した分類が一般的である．

薬剤性大腸炎の分類と内視鏡所見（表）

1．抗生物質起因性大腸炎

　偽膜性大腸炎と非偽膜性大腸炎に大別される[2]．

　偽膜性大腸炎は抗生物質投与後の菌交代現象により異常増殖した *Clostridium difficile* の毒素が原因である．内視鏡では全大腸に黄白色で半球状ないし平盤状を呈する偽膜が付着し，特徴的な所見を呈する．偽膜は壊死した上皮細胞とフィブリンよりなる．治癒期にはアフタ様病変を認めることもある．

　非偽膜性大腸炎のなかでは急性出血性大腸炎が多い．原因薬剤としてペニシリン系の薬剤が多いことから，アレルギー機序の関与が推測される．大腸に区域性，あるいは連続性に発赤した易出血性粘膜を認め，極期には著明な浮腫と顆粒状変化を伴うが，直腸は正常に保たれる場合が多い．一方，アフタ様病変にとどまる薬剤性大腸炎も存在する．

2．NSAIDs起因性大腸炎

　非ステロイド性抗炎症薬（NSAIDs）は下部消化管にも粘膜傷害を惹起する．内視鏡所見と組織所見から潰瘍型と腸炎型に大別可能である[3]．潰瘍型は，正常粘膜に囲まれ辺縁明瞭で治癒傾向の強い潰瘍を特徴とし，治癒期には管腔狭小化をきたすこともある．組織学的には軽度の非特異的炎症にとどまる．

　一方，腸炎型の内視鏡所見は非偽膜性抗生物質起因性大腸炎に酷似した出血性大腸炎，ないしアフタ様病変を呈し，好酸球浸潤を伴うことが多い．

表　薬剤性大腸炎の分類

原因薬剤による分類	大腸内視鏡所見による細分類	内視鏡所見
抗生物質起因性大腸炎	偽膜性大腸炎 出血性大腸炎 アフタ性大腸炎	偽膜，アフタ 発赤，浮腫，出血 アフタ
NSAIDs起因性大腸炎	潰瘍型 腸炎型	明瞭な潰瘍 発赤，出血，アフタ
抗癌剤起因性大腸炎		潰瘍，出血

3．抗癌剤起因性大腸炎

5-FU やイリノテカン塩酸塩などの抗癌剤は上皮細胞周期の異常を介した大腸炎を惹起することがある．ただし，大腸内視鏡像に関する報告は少なく，所見も一定しない．

文　献
1) 斉藤裕輔，渡　二郎，藤谷幹浩，他：薬剤性腸炎の起因薬剤と病態・発生機序．胃と腸　2000；35：1117-1124
2) 林　繁和，神部隆吉，家田秀明，他：抗生物質起因性腸炎の臨床像と鑑別診断．胃と腸　2000；35：1125-1134
3) 松本主之，飯田三雄，蔵原晃一，他：NSAID 起因性下部消化管病変の臨床像．胃と腸　2000；35：1147-1158

薬剤性大腸炎

■ 偽膜性大腸炎

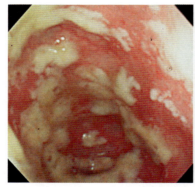

偽膜性大腸炎のS状結腸内視鏡所見（セフェム系抗生物質の静注後に下痢で発症）．黄白色調の偽膜が付着．

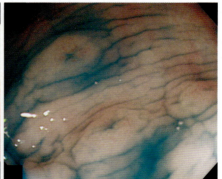

治癒期の内視鏡所見．アフタ様病変あり．

■ 出血性大腸炎

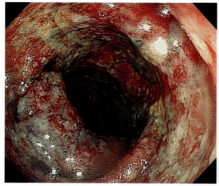

出血性大腸炎の横行結腸内視鏡所見（アモキシシリン内服後に下血で発症）．発赤の強い浮腫状粘膜あり．

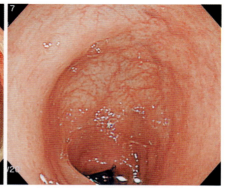

出血性大腸炎の直腸内視鏡所見．正常の粘膜所見を呈する．

薬剤性大腸炎

■ NSAIDs 起因性大腸炎（潰瘍型）

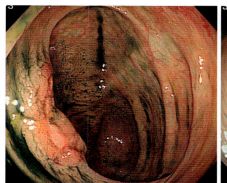

潰瘍型 NSAIDs 起因性大腸炎の盲腸の内視鏡所見（ジクロフェナク内服後に下血で発症）．回盲弁に辺縁の明瞭な潰瘍が多発．

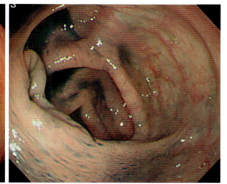

3 週間後の内視鏡所見．潰瘍は瘢痕化．

■ NSAIDs 起因性大腸炎（潰瘍型）

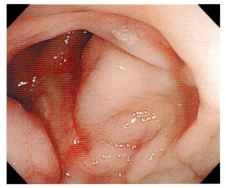

潰瘍型 NSAIDs 起因性大腸炎の横行結腸内視鏡所見（ロキソプロフェン内服中に貧血で発症）．治癒傾向の強い開放性潰瘍とひだ集中あり．

■ NSAIDs 起因性大腸炎（腸炎型）

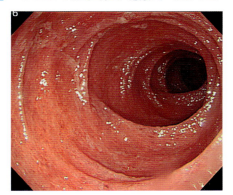

腸炎型 NSAIDs 起因性大腸炎の S 状結腸内視鏡所見（イブプロフェン内服後に下痢で発症）．白苔を伴うアフタ様病変が多発．

疾患別内視鏡像 ［大腸・小腸］薬剤性大腸炎の分類と特徴

335

腸の血管性病変の分類

浜本順博，平田一郎

　腸の血管性病変は虚血を原因として引き起こされる疾患群と限局性血管性病変に大別される（表）．前者は虚血性腸炎に代表されるが，その病像は多彩であり，また多くの炎症性腸病変でも血流ならびに微小循環障害が，病態と密接に関連していることが知られている．後者は動静脈奇形（arteriovenous malformation；AVM），血管拡張症（angioectasia），および腫瘍性病変で構成されているが，病理学的な分類はさまざまなものが存在し，統一した見解が得られていないのが現状である．

　AVMとangioectasiaは混同して用いられていることが多いが，病理学的にまったく異なる疾患概念である．

表　腸管の血管性病変

1．虚血性腸病変
　1）虚血性腸炎（Intestinal ischemia）
　2）急性腸管膜動脈閉塞症（Acute mesenteric artery occlusion）
　3）腹部アンギーナ（Abdominal angina）

2．限局性血管性病変
　1）動静脈奇形（Arteriovenous malformation；AVM）
　2）血管拡張症（Angioectasia）
　3）血管腫（Hemangioma）
　　a．多発静脈拡張症（Multiple phlebectasia）
　　b．海綿状血管腫（Cavernous hemangioma）
　　c．単純性毛細血管腫（Hemangioma simplex）
　　d．血管腫症（Hemangiomatosis）
　4）Glomus腫瘍（Glomus tumor）
　5）膿原性肉芽腫（Pyogenic granuloma）
　6）血管肉腫（Angiosarcoma）
　7）Kaposi肉腫（Kaposi's sarcoma）
　8）血管周皮腫（Hemangiopericytoma）

3．その他の血管性病変
　1）放射線照射性腸炎（Radiation colitis）
　2）静脈硬化性虚血性腸炎（Phlebosclerotic colitis）
　3）直腸静脈瘤（Rectal varices）

動静脈奇形（arteriovenous malformation；AVM）

　AVMは動静脈が相互に連絡する病態が存在し，先天的なものがその多くを占め，Mooreらの病型分類が一般に用いられている〔Ⅰ型：後天性に形成され，通常55歳以上

で出血を伴って発症し，右側結腸に好発する孤立性の微小なもの．Ⅱ型：先天性に形成され，50歳以前に発症する小腸に好発する粗大なもの．Ⅲ型：遺伝性出血性末梢血管拡張症（Rendu-Osler-Weber症候群，Osler病）に属するもの〕[1]．後天性の病変（Moore分類のⅠ型）をangioectasiaと呼称する場合もある．AVMの成因については未だ明確ではない．頻度としては小腸，大腸，十二指腸の順に多い．確定診断には腹部血管造影検査が必要であるが，内視鏡では隆起，血管の拡張，増生として認識される．

血管拡張症（angioectasia）

一方，angioectasiaは薄い血管壁からなる静脈の特徴をもった異常血管が蛇行して構成され，加齢による粘膜下層の血管閉塞がその原因の一つであるとされている．angioectasiaは血管形成異常（vascular malformation），angiodysplasiaなどという用語が用いられてきたが，先天性異常でも腫瘍性病変でもないため，vascular ectasiaもしくはangioectasiaと呼称されるようになった．その後，消化器内視鏡用語集第3版ではvascular ectasiaという表現が造語上の違和感があるということで，"angioectasia"のみが採用されている[2]．その多くは無症状であるが，まれに出血をきたすことがある．また，肝，腎疾患，循環器疾患などに合併することが多い．肉眼的には拡張した微細血管が集簇したような発赤斑で，平坦ないしはわずかに隆起した病変として認識される．しかし実際にはAVMとangioectasiaを内視鏡的に区別することが困難な場合も多い．

血管の腫瘍性病変

血管の腫瘍性病変は比較的まれな疾患で，内視鏡像の報告例も少ない．良性腫瘍の代表である血管腫の内視鏡像は暗褐色，ビロード状粘膜，紫色の色調，粗大顆粒状粘膜などと表現される．

文　献
1) Moore JD, Thompson NW, Appleman HD, et al：Arteriovenous malformation of the gastrointestinal tract. Arch Surg　1976；111：381-389
2) 日本消化器内視鏡学会用語委員会：消化器内視鏡用語集（第3版）．医学書院，東京，2011

Ⅲ．疾患別内視鏡像　［大腸・小腸］

腸の血管性病変

■ 虚血性腸炎・一過性型

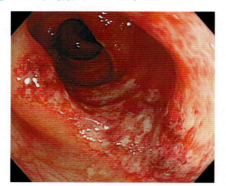

周囲に発赤を伴った縦走潰瘍を認める．潰瘍は浅く，炎症性の滲出物が潰瘍表面に付着している．

■ 虚血性腸炎・壊疽型

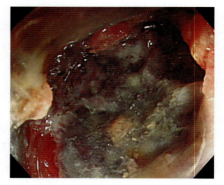

ほぼ全周性に潰瘍を形成し，壊死に陥った粘膜が灰白色調を呈している．

■ 動静脈奇形

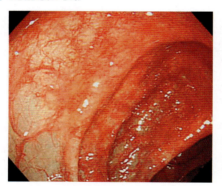

血管の増生が大腸粘膜に広範かつびまん性にみられる．血管の集簇が密な部分はまだらな発赤として認識される．

■ 海綿状血管腫

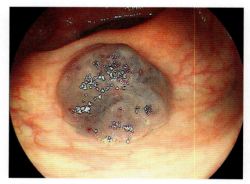

弾性軟で暗紫色の分葉状の粘膜下腫瘍として観察され，腫瘍の表面に，毛細血管が集合した微小発赤の散在を認める．

（提供：広島大学　田中信治先生）

■ 血管拡張症

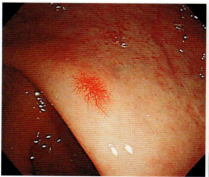

明瞭な毛細血管が放射状に分岐，集簇している．血管の増生は比較的，粗である．

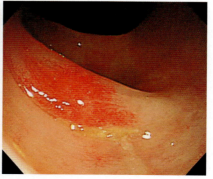

毛細血管が密に重畳し，発赤斑として認識される．

腸の血管性病変

■ 放射線照射性腸炎

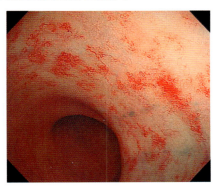

血管拡張症様に毛細血管の粗な増生が散在性にみられる．介在粘膜は血管透見が消失している．

■ 静脈硬化性虚血性腸炎

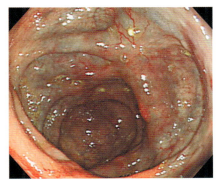

暗青紫色の粘膜がびまん性にみられる．粘膜下のうっ血した静脈叢が透見されることにより，このような内視鏡像を呈していると考えられる．

■ 直腸静脈瘤

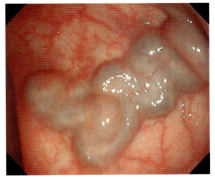

直腸に青色の蛇行した太い血管を認める．肝硬変に伴う門脈圧亢進症が原因の多くを占める．

特発性腸間膜静脈硬化症

原田　英，江﨑幹宏，松本主之

臨床病理学的所見

　特発性腸間膜静脈硬化症（idiopathic mesenteric phlebosclerosis）は大腸壁内から腸間膜にかけての静脈に石灰化を生じることで静脈還流が障害され，腸管の慢性虚血性変化をきたす疾患である[1]．比較的まれな疾患であるが，2013年に行われた本邦の全国調査では222例が集計報告されている[2]．発症時年齢は20～80歳代と幅広く，女性にやや多い．症状は右側を中心とした腹痛を認めることが多いが，嘔気，腹部膨満や下痢なども出現する．腸閉塞をきたすこともある一方で，20％は無症状である[2]．

　病理組織学的には静脈壁の著明な線維性肥厚と硝子化，石灰化に加えて，粘膜下層の高度な線維化，粘膜固有層の血管周囲に著明な膠原線維の沈着を認める．

　近年の夫婦発症例[3]や母子発症例の報告を契機に，本疾患の原因の一つとして漢方薬の一種である山梔子の長期服用が強く示唆されている．その機序として，腸内細菌によって山梔子から分解合成されたゲニピンが大腸粘膜から吸収され腸間膜静脈に入る過程において，アミノ酸やたんぱく質と反応して腸間膜静脈壁の線維性肥厚・石灰化を引き起こす可能性が推測されている[2]．したがって，本疾患の診断に際しては加味逍遥散をはじめとする山梔子含有の漢方薬の内服歴，さらには健康食品やサプリメントなどの摂取状況について詳細に問診することが重要である．他の原因としては環境因子や遺伝的素因，免疫異常等の関与が疑われている．

X線・内視鏡所見

　逆行性大腸X線造影検査では右半結腸に虚血性大腸炎に類似した拇指圧痕像とハウストラの消失，粗糙粘膜を認める．線維化の強い症例では硬化像や腸管狭窄を伴う．また，腹部単純X線写真では右側腹部に線状石灰化像を，腹部CT検査では右側結腸の腸間膜静脈に一致した石灰化像や腸管壁の肥厚を認める[2,3]．

　大腸内視鏡検査では，右半結腸を中心に血管透見像の消失した暗紫色ないし青銅色の粘膜をびまん性・連続性に認めることが特徴的である[1]～[3]．大部分の症例では粘膜浮腫やびらん・潰瘍に加えて半月ひだの腫大や壁の伸展不良，さらには管腔狭窄を合併することもある[2]．なお，山梔子中止後の内視鏡所見の推移に関する報告は少なく一定の見解は得られていないが，中止後7年間の経過観察が可能であった自験例ではびらん・潰瘍は消失し，特徴的な粘膜の色調異常も改善を認めた．

文　献
1) Iwashita A, Yao T, Schlemper RJ, et al：Mesenteric phlebosclerosis：a new disease entity causing ischemic colitis. Dis Colon Rectum　2003；46：209-220
2) 清水誠治：腸間膜静脈硬化症の実態に関する全国調査結果．厚生労働科学研究費補助金難治性疾患等克服研究事業（難治性疾患克服研究事業）分担研究報告書．「腸管希少難病群の疫学，病態，診断，治療の相同性と相違性から見た包括的研究」（研究代表者　日比紀文）平成25年度総括研究報告書．2014，91-93
3) Miyazaki M, Nakamura S, Matsumoto T, et al：Ideopathic mesenteric phlebosclerosis occurring in a wife and her husband. Clin Gastroenterol Hepatol　2009；7：e32-e33

特発性腸間膜静脈硬化症

下部消化管内視鏡所見（症例1）

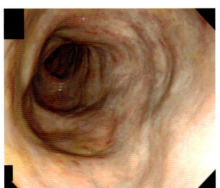

上行結腸に血管透見が消失した暗紫色の粘膜が広がっている．

III．疾患別内視鏡像　［大腸・小腸］

特発性腸間膜静脈硬化症

■ 下部消化管内視鏡所見（症例2）

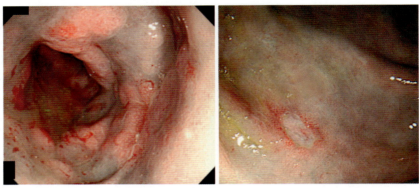

上行結腸（左）には暗紫色調の粗糙粘膜を認め，浮腫と狭窄を伴っている．
横行結腸（右）に暗紫色の色調異常に加えて潰瘍を認める．

■ 注腸 X 線検査（症例2）

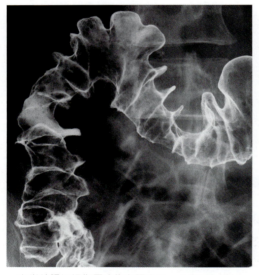

右半結腸に拇指圧痕像を認める．ハウストラは腫大し，腸管の伸展不良が顕著である．

■ 腹部単純 CT 検査（症例2）

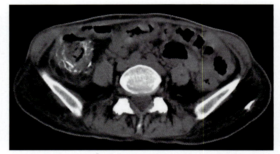

腹部単純 CT 検査では上行結腸周囲の腸間膜静脈に石灰化を認め，壁肥厚と周囲脂肪織の濃度上昇を伴っている．

Collagenous colitis

蔵原晃一，八板弘樹，大城由美

臨床病理学的所見

　collagenous colitis（以下，CC）は，「慢性下痢を主徴とし，大腸内視鏡検査では明らかな異常所見を認めないが，大腸粘膜生検によって病理組織学的に被蓋上皮直下のcollagen bandの肥厚を認める疾患」として1976年にLindströmにより提唱された[1]．その後，慢性下痢を欠く症例や内視鏡的に異常所見を認める症例など，当初の定義からは逸脱する症例が多数報告され，現在では病理組織学的所見に基づいて診断されることが一般化している．

　病理組織学的には，被蓋上皮直下のcollagen bandの肥厚と粘膜固有層における単核球浸潤を特徴とする（図）[2]．collagen bandは斑状ないし巣状に分布するので診断のためには複数の生検組織採取が必要となる．また，collagen bandの肥厚は10 μm以上を有意と判定するが，切片の切れ方により厚く測定される場合があるため，標本の固定にも配慮すべきである．この被蓋上皮直下のcollagen bandの肥厚に類似した像はアミロイドーシス，虚血性腸炎や腸間膜静脈硬化症にもみられることがあるので，単核球浸潤の有無や特殊染色の結果を総合して診断することが重要である．

　CCは女性に多く，好発年齢は60歳代である．症状は慢性水様性下痢が特徴的であるが，無症状例や虚血性大腸炎様の腹痛と血便を呈する症例も少なくない．近年，急性腹症様症状を診断契機とする消化管穿孔・穿通合併例の報告が散見される．

　本症の成因として遺伝的素因，自己免疫や各種腸管内因子などが推察されているが，20種類以上の薬剤がCCの発症に関与する可能性が示唆され，欧米では症例対照研究などでとくにNSAIDsとの高い関連性が報告されている[2]．一方，本邦においては，CC症例にお

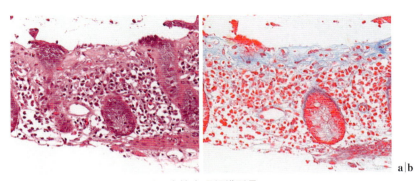

図　生検病理組織所見
生検で，粘膜被蓋上皮下のcollagen bandの肥厚（>10 μm）と粘膜固有層内のリンパ球主体の炎症細胞浸潤を認める．
a：HE染色，b：Azan染色

けるプロトンポンプ阻害薬（PPI），とくにランソプラゾール（LPZ）の内服率が高く，山崎ら[3]は，CC 95 症例中 PPI 内服例は 75 例（78.9%），LPZ 内服例は 70 例（73.7%）と報告している．いずれの薬剤においても薬理学的な因果関係は証明されていないが，とくに関連薬剤の中止後に臨床症状や組織像が改善することが報告され，薬剤関連消化管障害の臨床的特徴に合致していることに留意する必要がある．本症の診断が病理組織学的に得られた場合，まず，関連薬剤を検索することが重要となる．

本症の治療は，薬剤性の場合は関連薬剤の中止が第一選択となる．薬剤性でない場合や難治性の場合，ステロイドが用いられることが多く，欧米ではブデソニドの有用性が確立されている．

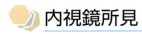

内視鏡所見

欧米では CC の特徴として内視鏡所見がほぼ正常であることが強調されてきた．ところが，Sato ら[4]が北欧の CC 症例に粗糙・顆粒状粘膜を指摘して以降，本症の内視鏡所見は正常ではなく，血管増生，顆粒状粘膜，ひび割れ様所見，縦走潰瘍や粘膜裂創などを比較的高頻度に認めることが明らかとなった[2)～5)]．顆粒状粘膜やひび割れ様所見は色素撒布によって初めて認識されることが多く，本症を疑う症例においては色素撒布を併用した観察が重要となる．また，本症の縦走潰瘍は幅が狭く境界明瞭で周囲粘膜に浮腫像や炎症を伴わない点で特徴的な所見を呈するため，近年，縦走潰瘍を本症の診断契機とする症例報告が増加しつつある．本邦では，縦走潰瘍合併例で LPZ との関連性が強調されている[5]．

文　献

1) Lindström CG：'Collagenous colitis' with watery diarrhoea — a new entity? Pathol Eur　1976；11：87-89
2) 松本主之，梅野淳嗣，飯田三雄：薬剤起因性腸管障害．collagenous colitis の病態と臨床像．日消誌　2010；107：1269-1273
3) 山崎健路，清水誠治，華井頼子，他：薬剤に関連する collagenous colitis の病態と診断．胃と腸　2016；51：450-462
4) Sato S, Benoni C, Tóth E, et al：Chromoendoscopic appearance of collagenous colitis — a case report using indigo carmine. Endoscopy　1998；30：S80-S81
5) Umeno J, Matsumoto T, Nakamura S, et al：Linear mucosal defect may be characteristic of lansoprazole-associated collagenous colitis. Gastrointest Endosc　2008；67：1185-1191

Collagenous colitis

■ 血管増生

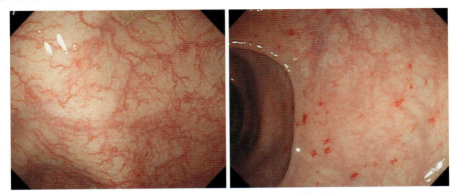

横行結腸粘膜面に毛細血管の増生像,走行異常を認める.
右は易出血性を伴う.

■ 顆粒状粘膜

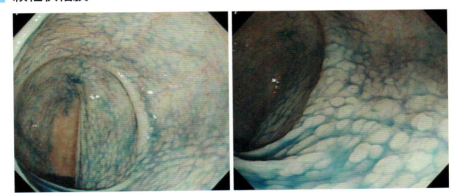

下行結腸.色素撒布により顆粒状粘膜面を認める.
右は左の一部を拡大.

■ ひび割れ様所見

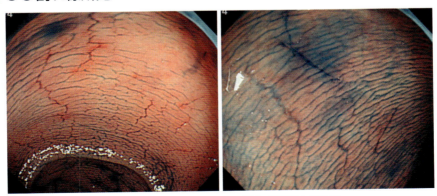

S状結腸.色素撒布により,ひび割れ様所見を認める.

Collagenous colitis

■ 縦走潰瘍

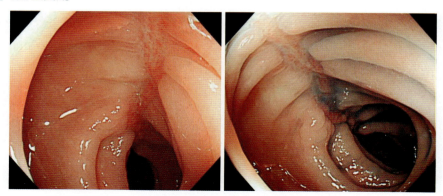

S状結腸に幅が狭く境界明瞭な潰瘍を認める．周囲に発赤・浮腫を伴わない．
右は色素撒布像．

■ 粘膜裂創

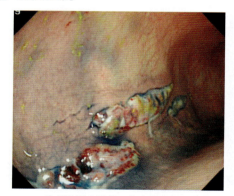

S状結腸の裂創．色素撒布像．

疾患別内視鏡像

〔大腸・小腸〕

Column

コラム

大腸病変術前のマーキング

術前マーキングの目的は，切除範囲を正確に外科執刀医に伝えることである．よく話し合い，執刀医の希望に沿うようなマーキングを心がける．

＜点墨法＞

腹腔鏡補助下の大腸切除が一般化している現状においては，切除範囲のマーキングには点墨が選択される．点墨部位は，術中の視認性をよくするため，腸管前壁側（腹側面）が原則である．患者を背臥位とし，腸内液体貯留状況から位置関係を判断し，貯留側対側に点墨する．必要であれば送水して確認する．ツベルクリン用の1 mlシリンジと局注針を用いて，滅菌した墨汁を粘膜下に注入する．局注量は0.1～0.2 mlとしている施設が多い．墨汁が腹腔内や腸間膜内に漏出すると，マーキングとしての目的を達成できないだけでなく，炎症による手術への悪影響もきたしうる．

局注の工夫として，まず生食を粘膜下に局注し小さな膨隆を形成したうえで，シリンジを一度抜去して目的量の墨汁を局注針内に注入し(この際，針先から墨汁を吸引したり，あるいは，必要量の墨汁を注入した後に生食で針先近くまで墨汁を押し出しておくなどの工夫もある)，再度シリンジを挿入して先に形成した膨隆内へ墨汁を生食で押し込む方法などが行われている．内視鏡観察中の腸管内腔への墨汁の漏れは視野を著しく悪くするが，陰圧をかけながらの抜去は有用な一手である．

＜クリップ法＞

点墨が不良であったり，腹腔内癒着や過長腸管などのために点墨部位が視認し難いこともあり，クリップの併用が望ましい場合も少なくない．また，術前X線検査による部位特定・術式決定，開腹手術の際や術中放射線透視が可能な場合などにも，クリップ法の有用性は高い．マーキング部位は，手術の術式によって，病変の口側のみ，肛門側のみ，口側・肛門側の両側が選択される．

クリップの脱落や，クリップによる病変への機械的刺激なども考慮して，本数や部位を決定する．通常，直腸病変における切離に当たっては自動吻合切離器が用いられるが，肛門側のクリップを咬み込む可能性があるため，マーキング法や部位などを外科医とよく相談する．Rb病変や他部位でも有用と考えられれば，術中内視鏡を用いての位置確認や術中マーキングを積極的に考慮する．

いずれにしても大切なことは，外科医との良好なコミュニケーションである．病変とマーキングとの位置関係，マーキング数などを正確に記載して外科医に伝え，かつ，画像として視覚的にも確認してもらうことである．

〔安藤正夫〕

Cap polyposis

中村　直, 赤松泰次, 山本香織

Cap polyposis の疾患概念および自覚症状

　　Cap polyposis（CP）は1985年にWilliamsらによってinflammatory 'cap' polyps of the large intestineとして報告[1]された炎症性腸疾患で、1993年にCampbellらが'cap polyposis'として報告[2]した疾患である．大腸のポリープ状隆起の頂部に白苔を載せているその内視鏡的特徴から命名された．原因は機械刺激説，感染説，免疫説など諸説あり未だに不明ではあるが，2002年にH. pylori 除菌療法によって改善したCP症例をOiyaらが報告[3]して以来，同様の報告が相次いでいる[4)～8)]．

　　発症年齢はさまざまであるが，女性に多く発症し，自覚症状は粘液分泌，下痢，血便が多い．病勢が強いときは蛋白漏出が顕著となり，低蛋白血症となって浮腫をきたすことがある[4),9),10)]．

Cap polyposis の内視鏡所見および病理組織所見

　　典型的な内視鏡所見は，直腸からS状結腸にかけて半月ひだの頂部を中心に多発性広基性隆起性病変が認められ，その表面に粘液の付着がみられる．表面に付着した粘液を取り除くと強い発赤が観察される．隆起性病変の間に存在する介在粘膜はほぼ正常で，隆起性病変との境界にしばしば白斑を認める[4),9),10)]．これに対して，病勢が弱い時期は，平坦な地図状あるいは斑状の発赤や平皿状ないし疣状の隆起を示し，表面に付着した粘液の減少や発赤所見の軽減がみられる[4),10)～12)]．一部に右側結腸まで広範囲に病変を認めたという報告もある．

　　病理組織所見は，粘膜表面は炎症性肉芽組織に覆われ，粘膜表層の炎症性細胞浸潤と上皮細胞の萎縮，粘膜中層から深層はcryptの延長や蛇行が認められる[9),10)]．鉗子生検の場合，粘膜全層が面出しされた標本ではこのような特徴を捉えることができるが，いわゆる「横切れ」の標本では診断が困難である．

文　献

1) Williams GT, Bussey HJR, Morson BC : Inflammatory 'cap' polyps of the large intestine. Br J Surg　1985 ; 72（Suppl）: S133
2) Campbell AP, Cobb CA, Chapman RWG, et al : Cap polyposis—an unusual cause of diarrhoea. Gut　1993 ; 34 : 562-564
3) Oiya H, Okawa K, Aoki T, et al : Cap polyposis cured by *Helicobacter pylori* eradication therapy. J Gastroenterol　2002 ; 37 : 463-466
4) Akamatsu T, Nakamura N, Kawamura Y, et al : Possible relationship between *Helicobacter pylori* infection and cap polyposis of the colon. Helicobacter　2004 ; 9 : 651-656
5) 高山玲子，中村常哉，田近正洋，他 : H. pylori 除菌療法にて軽快したcap polyposis の1例. Gastroenterol Endosc　2008 ; 50 : 2705-2711

6) 高尾美幸, 橋本貴司, 阪口正博, 他：*Helicobacter pylori* 除菌療法が著効した cap polyposis の1例. Gastroenterol Endosc　2009；51：1323-1328
7) 石川　真, 米田高志, 中沢哲也, 他：*Helicobacter pylori* の除菌療法が著効をみた cap polyposis の1例. 日臨外会誌　2010；71：2661-2664
8) Takeshima F, Senoo T, Matsushima K, et al：Successful management of cap polyposis with eradication of *Helicobacter pylori* relapsing 15 years after remission on steroid therapy. Intern Med　2012；51：435-439
9) 赤松泰次：Cap polyposis と粘膜脱症候群. 日本大腸肛門病会誌　2001；54：950-954
10) 赤松泰次, 中村　直, 上条寿一, 他：臨床からみた cap polyposis—報告例20例と自験例5例の検討. 胃と腸　2002；37：641-650
11) 清水誠治, 木本邦彦, 岸本光夫, 他：発症初期から典型像形成に至る経過を観察しえた cap polyposis の1例. 胃と腸　2002；37：103-108
12) 津金永二, 赤松泰次, 大和理務, 他：妊娠中に発症した分類不能型大腸炎の1例. ENDOSCOPIC FORUM digest dis　1989；5：258-262

Cap polyposis

■ 典型像

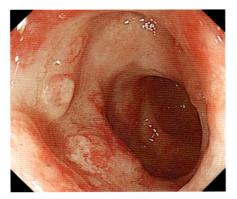

直腸からS状結腸にかけての内視鏡像でCPとしては典型像である. やや発赤した隆起の表面に壊死物質と思われる滲出物の付着がみられる. 周辺粘膜はやや浮腫状である.

■ 地図状発赤

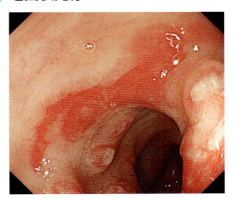

発赤した隆起以外に不整形の発赤所見がみられる. 地図状発赤などと表現されることもある.

■ 生検組織像

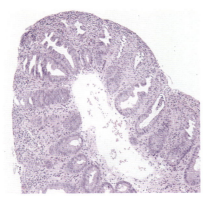

不整形な発赤領域からの生検組織であるが, 腺管上皮がやや過形成を示し, 表層に向かうに従い炎症性肉芽組織に移行している.

粘膜脱症候群

赤松泰次, 下平和久

粘膜脱症候群の疾患概念

　粘膜脱症候群（mucosal prolapse syndrome；MPS）は，腸管粘膜が慢性的な機械的刺激を受けることによって起きる炎症性疾患である．下部直腸のほか，憩室が多発しているS状結腸，人工肛門の口側腸管，手術後の腸管吻合部近傍など，腸管の逸脱によって機械的刺激を受けやすい部位に発生する．とくに直腸に発生する粘膜脱症候群が一般によく知られており，本稿では直腸粘膜脱症候群について解説する．直腸粘膜脱症候群は1983年にBoulayら[1]によって提唱され，従来「孤立性直腸潰瘍」あるいは「深在性嚢胞性大腸炎」と呼ばれていた疾患を含む広い疾患概念である．

直腸粘膜脱症候群の臨床症状

　排便時の血便，粘液分泌，肛門違和感，残便感などの症状を訴えることが多い．排便習慣について問診すると，「いきみを繰り返す」とか「トイレにこもる時間が長い」といった内容がよく聞かれる．腹痛，発熱，下痢，体重減少などの消化器症状を伴うことはまれである．

直腸粘膜脱症候群の診断

　上記の臨床症状に加えて，排便習慣の異常を認める場合は本疾患を疑う．全身状態は良好で，血液検査は正常のことが多く，貧血，炎症反応の高値，低蛋白血症などを認めることはまれである．診断は大腸内視鏡検査を行い，下部直腸前壁を中心に発赤した広基性隆起性病変や潰瘍形成を認め，生検組織所見で線維筋症の所見があれば診断が確定する．内視鏡所見は，隆起型，潰瘍型，混合型の3型に分類される[1,2]が，平坦な発赤粘膜（平坦型）を認める場合もある[3]．

鑑別診断

　隆起型や平坦型はcap polyposisとの鑑別が必要になる場合もあり，両者の鑑別点を**表**に示す．一方，潰瘍型は放射線性直腸潰瘍，急性出血性直腸潰瘍，大腸癌などとの鑑別が重要で，①病変が存在する部位，②潰瘍周辺の粘膜所見，③病歴聴取の内容，に注目することが大切である．

表　直腸粘膜脱症候群と cap polyposis の鑑別点

	直腸粘膜脱症候群	cap polyposis
臨床症状	排便習慣の異常（排便時間が長い，いきみ），排便後の残便感，血便	粘血便，粘液下痢，腹痛，下腿浮腫
性　差	なし	女性に多い
低蛋白血症	まれ	しばしば認める
好発部位	下部直腸前壁	直腸またはS状結腸
内視鏡所見	隆起性病変または潰瘍性病変	多発性広基性ポリープまたは平皿状隆起，表面は発赤と粘液の付着，介在粘膜は正常，軽症例では地図状発赤を呈することがある
組織所見	線維筋症	粘膜表面には炎症性肉芽組織 粘膜表層は炎症性細胞浸潤と上皮細胞の萎縮 粘膜深層は crypt の延長および蛇行
治　療	排便習慣の改善（いきみを避ける）	*Helicobacter pylori* 除菌療法

〔文献2）より転載〕

直腸粘膜脱症候群の治療

　直腸粘膜脱症候群は，残便感や肛門違和感のために異常な排便習慣が身につくことにより下部直腸の機械的刺激がさらに強くなり，病変が増悪してますます症状が悪化するという悪循環に陥っていることが多い．治療に当たっては患者に対して病態のメカニズムをよく理解させ，この悪循環を断ち切るように排便習慣の改善（「無理にいきまない」，「トイレに長くこもらない」など）に努めるように説明することが大切である．緩下剤の投与が有効なこともある．排便習慣の指導だけで効果が不十分な場合は，隆起型では経肛門的あるいは内視鏡的に病変を切除したり，潰瘍型ではステロイドや 5-アミノサリチル酸製剤の局所療法（座薬）を行う[2]．

文　献
1) Boulay CEH, Fairbrother J, Issacson P : Mucosal prolapse syndrome—a unifying concept for solitary ulcer syndrome and related disorders. J Clin Pathol　1983；36：1264-1268
2) 赤松泰次，長屋匡信，中村　直：直腸粘膜脱症候群と cap polyposis. INTESTINE　2010；14：68-73
3) 大川清孝：粘膜脱症候群．赤松泰次，斉藤裕輔，清水誠治 編：炎症性腸疾患鑑別診断アトラス．172-175，南江堂，東京，2010

直腸粘膜脱症候群

■ 隆起型

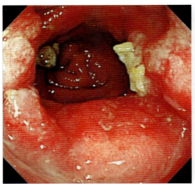

下部直腸前壁を中心に拡がるやや発赤した広基性隆起性病変を認める．

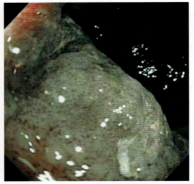

隆起性病変の一部の近接像（Narrow band imaging）．表面にⅠ型pit patternが観察される．

■ 潰瘍型

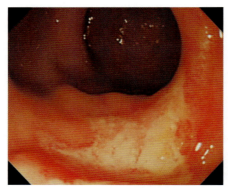

下部直腸前壁に不整形の潰瘍性病変を認める．

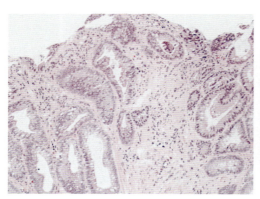

直腸粘膜脱症候群（隆起型）より採取した生検組織像（ヘマトキシリン・エオジン染色）．不整なcryptと間質の増生が認められ，線維筋症の所見である．

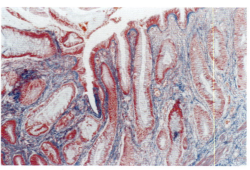

同アザン・マロリー染色．増生した間質の線維が青く染まっている．

大腸疾患の病理組織

菅井　有，上杉憲幸

　大腸疾患は腫瘍性疾患と炎症性疾患に大別される．大腸腫瘍と炎症性腸疾患は臨床上も病理学的にも重要な疾患群である．腫瘍性疾患は病理学的所見を基礎にしているが，炎症性腸疾患は病理学的所見のみではその理解に不完全なことが多く，臨床側の双方的理解が必要である．内視鏡医にとって腫瘍性疾患と炎症性腸疾患の理解が日常診療上も重要である．

　本邦の大腸腫瘍性病変の診断は『大腸癌取扱い規約』の組織分類（以下，規約分類）を用いて診断することが一般的である[1]．しかし世界的には WHO（World Health Organization）による組織分類が広く用いられているため[2]，論文を書く際などには両者の互換性が問題になることもある．両者の組織分類には基本設計のレベルで大きな違いがみられるため，互換性が不十分なことは当然予想される．われわれ病理医はもちろん臨床医も日常診療に大きな障害が生ずることがないように，両者の異同について熟知しておくことが望ましい．本稿では規約分類と WHO 分類を対比しながら大腸腫瘍性病変の組織分類とその意義について述べる．

　炎症性腸疾患（inflammatory bowel disease：IBD）は欧米では潰瘍性大腸炎とクローン病を指すが，本邦では他の炎症性腸疾患も含めた総合的な分類を用いることのほうが多い．鑑別診断の観点からは本邦の考え方のほうが有用と思われる．IBD の病理像の特徴は活動期と寛解期があることであり，両者は組織学的にもまったく異なるが，同一症例の経過過程を見ていることに注意が必要である．臨床情報がないと両者を別々の疾患と判断する可能性もある．このように IBD の場合（とくに生検の場合）は病理側のみで確定診断が得られることのほうがまれで，臨床経過を参考にしないと診断を誤ることがあることを認識しておく必要がある．本稿では IBD の生検診断を中心に病理像を述べる．

大腸粘膜内腫瘍性病変は通常型腺腫，粘膜内癌，鋸歯状病変に大別される

　大腸粘膜内腫瘍性病変は，通常型腺腫，粘膜内癌，鋸歯状病変に大別されている[1]（表1）．通常型腺腫は，管状，管状絨毛，絨毛腺腫に分類するのが一般的である（p.362）．三者の分類の基準は絨毛成分の比率によって決定される．比率については種々の基準があるが，絨毛成分が 25％ 未満の場合は管状腺腫，25％ 以上 75％ 未満の場合が管状絨毛腺腫，75％ 以上が絨毛腺腫とする基準が一般的である[2]．通常型腺腫の場合はグレーディングを行うことが推奨されており，低グレード，高グレードに分類することが広く行われている[1,2]（p.362）．癌化の危険性の高い腺腫として advanced adenoma の概念が提案されており，① 高グレード，② 10 mm 以上，③ 絨毛成分の腺腫[3]，これらの所見を有する腺腫は現在癌を有しているか，将来癌を罹患する可能性が高いという報告が多い[3]．

疾患別内視鏡像

［その他］　大腸疾患の病理組織

Ⅲ. 疾患別内視鏡像　［その他］

表 1　大腸ポリープの分類

大腸癌取扱い規約分類[1]	WHO の組織分類[2]
腺腫　Adenoma 　管状腺腫　Tubular adenoma 　管状絨毛腺腫　Tubulovillous adenoma 　絨毛腺腫　Villous adenoma 　鋸歯状腺腫　Traditional serrated adenoma 腫瘍様病変 　過形成結節　Hyperplastic nodule 　過形成性ポリープ　Hyperplastic polyp 　広茎性鋸歯状腺腫/ポリープ　Sessile serrated adenoma/polyp	通常型腺腫　Conventional adenoma 　管状腺腫　Tubular 　管状絨毛腺腫　Tubulovillous 　絨毛腺腫　Villous Dysplasia（Intraepithelial neoplasia），low grade Dysplasia（Intraepithelial neoplasia），high grade 鋸歯状病変　Serrated lesions 　過形成性ポリープ　Hyperplastic polyp；microvesicular, goblet cell, mucin 　Sessile serrated adenoma 　Traditional serrated adenoma

（本稿に必要な箇所のみ抜粋して作成）

 ## 大腸の粘膜内癌の概念は本邦と欧米で近接してきている

　本邦では粘膜内癌の診断は細胞異型と構造異型に基づいて診断されるが，欧米では診断学と医療政策上の問題が密接に関連しているため転移をしない粘膜内癌は癌と診断せず intraepithelial neoplasia, high grade として扱ってきた[4]．しかし欧米においても低分化胞巣や desmoplasia のみられる癌腺管に限って粘膜内癌の概念を認めていた[2,4,5]．しかし最近世界的に広く用いられている WHO のテキストでは粘膜内癌と intraepithelial neoplasia, high grade は同義として説明している[2]．このことが欧米の病理医の標準的な考えであれば，欧米でも本邦と同様の粘膜内癌の存在を認めていることになる（したがって欧米では低分化胞巣や desmoplasia を伴う癌腺管と intraepithelial neoplasia, high grade の 2 種類の粘膜内癌があることになる）．しかし intraepithelial neoplasia, high grade と粘膜内癌が同義という考え方には賛同できない．intraepithelial neoplasia, high grade は高グレード上皮内腫瘍を意味するので，固有層浸潤を含む本邦の粘膜内癌とは概念的に異なることになるからである．両者が同義ということの意味は欧米の病理医が積極的に粘膜内癌を認めているのではなく本邦の病理医との互換性を考えたための可能性もある．代表的な粘膜内癌の像を p.363 上段に示す（WHO の分類では intraepithelial neoplasia, high grade という診断になるものと思われる）．

 ## 鋸歯状病変の分類は独立した分類が望ましい

　鋸歯状病変の考え方は本邦と WHO では異なっている[1,2]．本邦の規約分類では過形成性ポリープ（HP）は非腫瘍性病変，鋸歯状腺腫（traditional serrated adenoma；TSA）は腫瘍性病変，sessile serrated adenoma/polyp（SSA/P）は腫瘍様病変と分類されており，これらの三者の関連性が示されていない[1]（表 1）．しかしながら，これらの三者は組織学的

にも分子レベルから見ても密接に関連していることが明らかにされており，三者を一連の病変として扱うことには科学的，合理的な根拠がある[6]〔*BRAF/KRAS*，CpG island methylation phenotype（CIMP），microsatellite instability（MSI-high）という順序で共通の分子異常を獲得する病変が主要な経路とされる〕．WHO はこれら三者を鋸歯状病変として同一のカテゴリーとして扱っており，この考え方が世界的にも受け入れられている[2]（p.363）．本邦には SSA/P を未だ腫瘍性病変として認知しない研究者もおり，このことが鋸歯状病変の分類に欧米との差異をもたらしている．個人的には WHO の分類は実務でも使用しやすく，上記の三者を鋸歯状病変とした WHO 分類が適していると考えている[6]（通常型腺腫と鋸歯状腫瘍とは分子腫瘍発生経路がまったく異なっており，両者は別々のカテゴリーの病変と理解することが合理的と考える）[6),7]．

　鋸歯状病変の組織診断基準であるが，SSA/P では本邦の大腸癌研究会のプロジェクト研究の基準が用いられている．簡単に述べると，① 腺底部の走行異常，拡張（逆 T 字，L 字形態など），② 陰窩の不規則な分岐（左右不対称性），③ 陰窩の拡張像，である．このうち二つ以上の所見があれば SSA/P と診断する．TSA についてはコンセンサスの得られた統一的な基準はないが，① 鉛筆状の核と好酸性の細胞質を有する円柱細胞（dysplastic cell），② 表面は乳頭状，絨毛様構造を有する，③ 芽出像（budding もしくは ectopic crypt foci；ECF）が，筆者が用いている診断基準である．詳細は文献 6)，7) を参照してほしい．

　SSA/P に通常型腺腫に類似した組織像を示す異型腺管がみられた場合は WHO に従って "sessile serrated adenoma/polyp with cytological dysplasia" と診断することが世界的にも広く推奨されているが[7]，この意味は組織学的には通常型腺腫に類似していても SSA/P 由来の異型病変であることを指摘することであるとされる（通常型腺腫の混在ではないので，SSA/P の癌化の危険性が高まった病変として認識することの意義が強調される）[7]．本邦では本邦の基準に従って癌と診断できる場合は "cancer in/with SSA/P" とし（p.364），腺腫の範疇の場合は WHO に従って "SSA/P with cytological dysplasia" とすることが一般的と思われる（p.364）．問題は鋸歯状異型病変の扱いである．WHO では "SSA/P with serrated dysplasia" とする場合もあるとしているが，多くは SSA/P としての連続的な異型度の上昇であるので，通常型腺腫のように異型度を付記するほうがよいと考えている（SSA/P with low/high grade）[4]（p.364）．最近実務で問題になっているのは SSA/P における TSA の合併であるが，この問題は本邦の病理医間において十分な意見の一致がないと思われる．今後の検討課題の一つであろう．

大腸癌の組織分類は本邦と WHO では基本設計が異なっている

　大腸癌の組織分類も本邦の規約分類と WHO のそれとは異なっている（**表 2**）．本邦の組織分類は癌細胞の分化度として高，中，低分化を使用している[1]（p.364〜365）．一方 WHO はそうではなく grading として高，中，低分化を用いている[2]．同じ terminology であるが，本邦では分化度として，WHO では grading として用いているので両者のニュアンスが異なっていることに注意が必要である．分化型腺癌の基本的な組織像は，高分化腺癌は管状構造が主体で，中分化腺癌の基本像は篩状構造である（p.365）．乳頭状腺癌は乳頭状構造であるので，他の分化型腺癌（高分化，中分化）との鑑別に迷うことは少ないと思われる（p.364）．

Ⅲ. 疾患別内視鏡像　[その他]

表2　大腸癌の組織分類

大腸癌取扱い規約分類[1]	WHO の組織分類[2]
1．腺癌　Adenocarcinoma	Adenocarcinoma
1）乳頭腺癌　Papillary adenocarcinoma（pap）	
2）管状腺癌　Tubular adenocarcinoma（tub）	
a．高分化　Well differentiated type（tub1）	Cribriform comedo-type adenocarcinoma
b．中分化　Moderately differentiated type（tub2）	Medullary carcinoma
3）低分化腺癌　Poorly differentiated adenocarcinoma	Micropapillary carcinoma
a．充実型　Solid type（por1）	Mucinous adenocarcinoma
b．非充実型　Non-solid type（por2）	Serrated adenocarcinoma
4）粘液癌　Mucinous adenocarcinoma（muc）	Signet ring cell carcinoma
5）印環細胞癌　Signet-ring cell carcinoma（sig）	
6）髄様癌　Medullary carcinoma	
2．内分泌細胞癌　Endocrine cell carcinoma（ecc）	
3．腺扁平上皮癌　Adenosquamous carcinoma（asc）	Adenosquamous carcinoma
4．扁平上皮癌　Squamous cell carcinoma（scc）	Spindle cell carcinoma
5．その他の癌　Miscellaneous carcinoma	Squamous cell carcinoma
	Undifferentiated carcinoma

（本稿に必要な箇所のみ抜粋して作成）

　近年癌浸潤部の組織像に注目が集まっており，浸潤部分の tumor budding が重視されている[8]．tumor budding の部は組織像としては低分化腺癌に分類されるが，胞巣を構成する細胞数によって規定されており，5核以下の胞巣が budding 胞巣の定義になっている[8]．これらの budding 胞巣の数によって grading が行われているが，粘膜下層浸潤癌におけるリンパ節転移との関連性が指摘され，実務でも使用されている[8]．さらに最近の報告では低分化腺癌が予後指標になることが報告されている[9]．分化型腺癌（高，中，乳頭状腺癌）と低分化腺癌には臨床病理学的な差異があり，両者を分けて分類することが実務のうえでも有用である．

　WHO 分類では腺癌の亜分類として，① cribriform comedo-type adenocarcinoma，② medullary carcinoma，③ micropapillary carcinoma，④ mucinous adenocarcinoma，⑤ serrated adenocarcinoma．⑥ signet-ring cell carcinoma の6型を区別している[2]．規約分類と共通しているのが，②，④，⑥であるが，WHO のみで採用されているのが残りの①，③，⑤である[1,2]．③，⑤は本邦でも今後独立した組織像としての意義が検討されていると思われるが，③は予後不良の予測因子として注目されている．一方，⑤は鋸歯状病変の癌化の際の代表的な癌の組織形態，①についてはその組織像の特徴も明瞭ではない（乳腺の面皰癌がプロトタイプとされるが，篩状構造を呈する癌との鑑別がはっきりしない）．本邦の規約分類で採用されているが，WHO で採用されていない組織型として低分化腺癌と乳頭状腺癌がある[1,2]．前者の重要性については前述したが，乳頭状腺癌の独立性については十分な根拠が示されているとは言い難い[10]．われわれの検討では，① 右側に発生する高齢の女性，② 胃型の粘液形質，③ microsatellite instability（MSI）陽性および CpG island methylation phenotype（CIMP），の条件を充足する乳頭状腺癌のみが管状腺癌と異なった臨床病理学的および分子病理学的所見を示した（鋸歯状腺癌との異同が問題になる可能性がある）[10]．単に乳頭状所見を呈する癌という単純な基準では上記の特徴をもった乳頭

状腺癌を管状腺癌から分離できない．新しい乳頭状腺癌の診断基準の作成が必要と思われる．

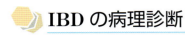 IBDの病理診断

　　IBDは欧米では潰瘍性大腸炎（ulcerative colitis；UC）とクローン病（Crohn's disease；CD）に大別されるが，本邦では他の炎症性腸疾患すべてを含むことが多い[11),12)]．ここではUCとCDを中心に述べる．

　炎症の場合は腫瘍性疾患と異なり，決め手になる所見がないことが多い[11),12)]．乾酪肉芽腫であっても結核以外の可能性も否定できない．臨床所見をかなりの程度診断に組み入れることが必要になる．したがって，内視鏡医には生検を行う際には以下のような留意点が必要になる[11),12)]．腫瘍のように病変内を生検すれば腫瘍の診断が得られるというわけではない．

- 臨床診断の記載は当然であるが，依頼書に臨床所見や内視鏡所見の記載をすることが重要である．臨床診断以外に臨床所見や内視鏡所見の記載をまったくしない依頼書に遭遇することがあるが，これなどは論外である．病理の報告書は診断であり検査結果ではない．病理診断の依頼は内視鏡医から病理医への他科紹介でもあるので，そのつもりで記載をしっかり行ってほしい．とくに鑑別診断の記載を忘れないことが重要である．
- IBDの診断は，組織所見より肉眼所見のほうが診断に有用である．したがって内視鏡所見の記載が重要になる．
- 複数箇所の生検が必要である．病変が大腸全体の場合，直腸，S状結腸，下行結腸，横行結腸，上行結腸，盲腸，といった具合に大腸全体から生検を行うことが必要である．炎症が高度な部分がある場合には，その部分はさらに複数箇所の生検を行うべきである（直腸の炎症が高度の場合は直腸から数個の生検を行うなど）．
- 炎症の範囲外からの生検も複数行う．炎症部位と非炎症部位の比較を行うためである．
- 便培養（便中の遺伝子検査なども）の結果を記載する．いかに組織所見が他の疾患に類似していても，特定の病原菌が検出されれば，感染性腸炎の診断になる．
- 炎症の組織像は特異的な所見がないことが多く，非特異性炎症の場合が多い．確定診断のためには事前，事後の内視鏡医との相互の対話が重要である（対話により炎症の分布，潰瘍の形態などに具体性を与えることもある）．非特異性炎症でも鑑別診断の提示が可能なこともある．
- 手術材料から得られるIBDの特徴は，生検では得られないことも多い．さらに生検診断は病変初期になされることが多く，病変の極期の所見である手術材料の所見とは異なった所見であることが多い．
- 炎症は寛解と再発を繰り返すことが多い．加えて組織所見が治療に影響を受けて変化する．
- IBDの場合，固有層が垂直に薄切されていることが重要であるが，しばしば水平や斜めに薄切されており，所見の把握が限定的になりやすい．
- 直腸粘膜はIBDの場合は病変の有無にかかわらず，必ず生検をしておくことが診断上有用である．

疾患別内視鏡像

［その他］大腸疾患の病理組織

Ⅲ．疾患別内視鏡像　［その他］

IBD の生検の場合には以上のような事情があるので，依頼内視鏡医はしっかり認識しておくことが重要である（双方向診断）．

次に個々の疾患の病理診断の要点を述べる．

1．潰瘍性大腸炎（ulcerative colitis）

若年者が血便を主訴に来院した場合，鑑別診断の第一に挙げるべき疾患である．近年UC の罹患率は上昇傾向にあり，日常診療でもまれな疾患ではない．生検診断にとって年齢，血便の性状，炎症の分布の記載は必須である．

生検でみられる重要な組織所見は，① 間質のびまん性炎症性細胞浸潤，② 陰窩の減少，ねじれ，③ 固有層深部にリンパ濾胞もしくは巣状のリンパ球浸潤，④ 陰窩底部と粘膜筋板の間に lymphoplasmacytosis，⑤ 表面の構造が絨毛状，乳頭状構造，である[4),11),12)]．上記の所見を組み合わせることにより UC の生検診断は可能なことが多い．代表的な UC の生検像を示す（p.366）．これらの所見は活動期の粘膜所見であるが，寛解期の所見も重要である．寛解期の所見として，① 間質の炎症性細胞浸潤が軽度か消失していること，② 陰窩の不規則な分岐，③ 陰窩底部と粘膜筋板との距離の開大，④ 粘膜筋板の肥厚（活動期にもみられることがある）が重要である[4),11),12)]．上記の所見は他の炎症性腸疾患にみられることはまれであるので，寛解期の所見からも UC の可能性を推定できる．

炎症のグレーディングとしては Matts の分類が用いられている．

Grade 1：正常
Grade 2：円形細胞，多核白血球の粘膜・粘膜固有への浸潤
Grade 3：より多くの細胞浸潤，一部粘膜下層
Grade 4：陰窩膿瘍，粘膜全層の著明な細胞浸潤
Grade 5：びらん・潰瘍・粘膜壊死，著明な細胞浸潤

UC は直腸を含む連続性，びまん性炎症であることが通例である．これは罹患範囲内には正常粘膜の介在はもちろん炎症の濃淡差もみられない，ということを意味しているが，実際の生検では罹患範囲内の炎症の強弱がみられることもある．UC は直腸を含む連続性，びまん性の炎症性分布であることが多いが，最近では直腸が正常である場合や右側型の UC を見ることもあるので注意が必要である（このような場合は病理のみで診断を下さず内視鏡医との協議が必要である）．

UC の病理診断で重要な所見として dysplasia と癌化の問題がある．UC 関連の腫瘍性（異型性）病変か孤発性病変（sporadic lesion）かの鑑別が重要であるが，生検では困難なことが多い[13)～15)]．EMR もしくは ESD で提出される検体で診断する機会が多いと思われるので，内視鏡切除材料の場合の診断の要点を述べる．

dysplasia 全般の注意点として，① dysplasia の判定は急性炎症が高度でない部分で行うこと，② dysplasia は粘膜の表面側にみられることが多いこと，③ dysplasia は限局性にみられることが多いこと（内視鏡的に指摘困難な病変もまれではない），④ dysplasia の病理診断は消化管専門の病理医にコンサルテーションを行える体制を整備しておくこと，などが重要である[5),13)～15)]．dysplasia の組織所見は，① low grade dysplasia，② high grade dysplasia，③ indefinite for dysplasia に大別される[5),13)～15)]．low grade dysplasia の所見は，ⓐ 極性の保持された腫大した紡錘形核で，腺管密度の高い比較的規則性のある腺管形成，ⓑ 粘液減少，を認める[5),13)～15)]．high grade dysplasia は，ⓐ 核異型が高度，ⓑ 核の

極性が乱れている，ⓒ 篩状構造を認める，などが指摘されている[4),13)～15)]．孤発性腺腫との鑑別は，病変の範囲外の場合に孤発性腺腫と診断する[4),13)～15)]．病変内に発生した場合の両者の鑑別は困難で，TP53 過剰発現の有無が参考になるが，これがみられないことも多く，TP53 過剰発現に対する絶対的な過信は禁物である．

　UC に発生した癌の病理診断も dysplasia の場合と同様な問題点があるが，病変内に発生した癌の場合周囲に dysplasia がみられる場合は UC 関連癌と診断する．周囲に dysplasia を伴わない場合が問題であるが，病変内に発生した癌は UC 関連癌と考えたほうがよいと思われる（TP53 過剰発現は通常の癌にも陽性になるので，癌の場合は参考にはならない）．UC 関連癌の組織像として，低分化腺癌，印環細胞癌，粘液癌が多いことが指摘されるが[4),13)～15)]，分化型腺癌の場合も多い（p.367）．

　鑑別診断：潰瘍性大腸炎と組織学的に鑑別が必要な病変は，感染性腸炎と CD である．とくにアメーバ赤痢の原虫が確認できない場合は UC と誤診されて治療されていることがある．CD も UC と鑑別困難な場合があるが，肉眼像に違いがあるので内視鏡所見の記載を確認すべきである．多くの CD は UC ほどの粘膜障害を引き起こさないので，上記で述べた組織所見が複数みられる場合は UC を念頭に置いたほうがよいかもしれない．

2．クローン病（Crohn's disease）

　消化管全体に発生する原因不明の炎症性疾患で，非乾酪性肉芽腫の存在を特徴とする．本邦においても CD の罹患率も上昇傾向にある．若年の下痢を主訴とする疾患の鑑別診断において常に考慮すべき疾患である．

　CD の病理所見として，① 肉眼的に cobble stone appearance もしくは縦走潰瘍（腸間膜側）を呈する，② 所見は回盲部を含む場合が多い，③ 病変は正常粘膜を介してスキップ病変を形成する，④ 組織学的に全層性炎症（巣状のリンパ球やリンパ濾胞が全層性にみられる），⑤ 非乾酪性肉芽腫を認める，⑥ 裂孔や壁内膿瘍を形成する，⑦ 肛門部病変（痔瘻）を認める，などが重要とされる[4),11),12)]．上記の所見のなかで，生検で確認することができるものは非乾酪性肉芽腫である（p.367）．生検の際に参考になる所見として不釣り合い炎症（disproportionate inflammation）があるが，粘膜下層まで垂直に標本が薄切されていることが必要なのでいつも利用可能な所見ではない．また病変の指摘できない直腸粘膜に非乾酪性肉芽腫を検出することがあるので，直腸粘膜の生検は CD の診断にも有用と思われる．非乾酪性肉芽腫が生検で確認できたとしても CD と確定診断できるわけではないので，生検での CD の診断は，実務上は困難である．CD にとって肉芽腫の存在は"たかが肉芽腫，されど肉芽腫"なのである．

　CD の癌化は最近注目されているが，実務で遭遇するのは痔瘻癌であることが多い．CD の罹患腸病変内の癌化はまれであり，CD との因果関係を証明することも困難であることが多いが，CD 罹患病変内に発生した癌は CD との関係性を疑うべきである．

　鑑別診断：腸結核と UC が鑑別診断として重要である．UC との鑑別診断はすでに述べた．結核との鑑別では，肉眼所見として結核は回盲部に好発し，輪状潰瘍＋周囲の瘢痕萎縮帯がみられるが，この所見は診断上有用である．乾酪肉芽腫が確認できることは腸結核の場合は少ないので肉眼診断が組織診断より重要である．UC との鑑別も同様に組織像より肉眼像のほうが優位である．

Ⅲ．疾患別内視鏡像　［その他］

3．他の炎症性腸疾患

1）虚血性腸炎（Ischemic colitis）

　急激な新鮮下血を主訴に高齢者に発生する疾患である．肉眼的には腸間膜反対側に縦走潰瘍（びらん）を認めることが特徴的である[4),11),12)]．組織学的には，①好酸性間質，②陰窩細胞の変性，壊死像，が重要で，この所見は診断上有用である[4),11),12)]（p.368）．上記の組織所見を呈する他の疾患として，薬剤起因性出血性腸炎，O-157などの病原性大腸菌による感染性腸炎が重要である．組織像のみでは鑑別困難であるから，臨床所見を加味して診断すべきである．

2）アメーバ赤痢（Amoebic colitis）

　本症は *Entamoeba histolytica* の嚢子型の経口摂取により，腸管などに炎症を起こす原虫感染症である．

　肉眼的には，発赤や点状出血，びらんを呈するものから，潰瘍形成の目立つものまで，多彩な肉眼像を呈することが特徴である[4),11),12)]．組織学的には，組織の融解・壊死がみられ，粘膜の炎症性細胞浸潤もみられる[4),11),12)]．大きさ20〜30 μmの栄養型，嚢子型のアメーバがみられる．栄養型の細胞質は好酸性から好塩基性で，辺縁に1個の寄った核を有する（p.368）．しばしば赤血球の貪食像を認める[4),11),12)]．細胞質はPAS反応で陽性である．

3）偽膜性腸炎（psedomembranous colitis；PMC）

　腸粘膜に偽膜形成を見る薬剤起因性腸炎であり，抗菌薬が原因であることが多い．原因は抗菌薬投与により腸内細菌叢が変化することにより増殖するクロストリジウム・ディフィシル（*Clostridium difficile*）が産生する菌毒素である[4),11),12)]．偽膜は肉眼的には黄色調のドーム状隆起物に見え，多発することが通例である．偽膜の構成要素は，好中球を含む滲出物，上皮の断片などで，それらがドーム状に粘膜の上に覆いかぶさっている[4),11),12)]（p.368）．偽膜と粘膜が一体になって採取されている場合は診断が容易であるが，偽膜の一部のみが採取されている場合は診断が困難になることもある．本症はS状結腸，直腸に好発する[4),11),12)]．

4）非特異性多発性小腸潰瘍症（chronic nonspecific multiple ulcers of the small intestine，CEAS；chronic enteropathy associated with *SLCO2A1* gene）

　1968年に九州大学の岡部，崎村らによってはじめて報告された疾患である．肉眼的には小腸に潰瘍が多発する非特異性炎症性疾患である．おもに思春期に，高度の低蛋白血症による手足の浮腫，貧血や腹痛といった症状で発症する．これまで原因は不明とされていたが，最近になり *SLCO2A1* の胚細胞変異が原因であることが判明した（常染色体劣性遺伝）[16)]．病理学的には非特異的な組織像を呈する浅い潰瘍が終末回腸以外の回腸に多発する．小腸病変の肉眼所見はきわめて特徴的であり，輪走ないし斜走する帯状の潰瘍が枝分かれ，あるいは融合しながら多発する[12)]．組織像としては特徴的な所見はないが，*SLCO2A1* の免疫染色が有用である．毛細血管内皮の *SLCO2A1* 発現低下は本症の診断に有用とされる．

5）単純性潰瘍（simple ulcer），腸管ベーチェット病

　単純性潰瘍症（SU）の肉眼像の特徴は回盲部近傍に発生する下掘れ状の深い潰瘍形成（punched out ulcer）であるが，回腸から結腸に浅い潰瘍性病変が多発することもある[11),12)]．腸病変の肉眼形態のみから腸管ベーチェット病との鑑別は困難である．ベーチェット病の診断基準を満足した症例が腸管ベーチェット病で，そうでない症例を単純性潰瘍と診断す

る[11),12)]．組織学的には Ul-Ⅲ 以上の深い下掘れ潰瘍が特徴で，消化性潰瘍の潰瘍底の組織像と類似しており，組織学的な特異像はないとされる[11),12)]．生検の組織像は非特異性で生検での診断は困難である．

　大腸腫瘍の組織分類については，規約分類と WHO 分類を対比しながら両者の異同について述べた．炎症性腸疾患については生検の病理所見を中心に述べた．

文　　献

1）大腸癌研究会 編：大腸癌取い扱い規約（第8版）．金原出版，東京，2013
2）Hamilton SR, Bosman FT, Boffetta P, et al：Carcinoma of the colon and rectum. WHO Classification of Tumours of the Digestive System. 134-146, International Agency for Research on Cancer, Lyon, 2010
3）Ng SC, Lau JY, Chan FK, et al：Risk of advanced adenomas in siblings of individuals with advanced adenomas：A cross-sectional study. Gastroenterology　2016；150：608-616
4）Clouston AD, Walker NI：Polyp and tumor-like lesions of the large intestine. Shepherd NA, Warren BF, Williams GT, et al（eds）：Morson and Dawson's Gastrointestinal Pathology（5th ed）Wiley-Blackwell, USA, 2013
5）Hamilton SR, Bosman FT, Boffetta P, et al：Premalignant lesions of the digestive system. WHO Classification of Tumours of the Digestive System. 10-12, International Agency for Research on Cancer, Lyon, 2010
6）菅井　有，山本英一郎，木村友昭，他：大腸鋸歯状病変の臨床病理と分子異常．日消誌 2015；112：661-668
7）Hamilton SR, Bosman FT, Boffetta P, et al：Serrated polyps of the colon and rectum and serrated polyposis. WHO Classification of Tumours of the Digestive System. 160-165, International Agency for Research on Cancer, Lyon, 2010
8）Japanese Society for Cancer of the Colon and Rectum：Japanese Society for Cancer of the Colon and Rectum（JSCCR）Guidelines 2014 for treatment of colorectal cancer. Int J Clin Oncol　2015；20：207-239
9）Ueno H, Kajiwara Y, Shimazaki H, et al：New criteria for histologic grading of colorectal cancer. Am J Surg Pathol　2012；36：193-201
10）菅井　有：大腸がんの病理診断．杉原健一 編：最新醫學別冊 診断と治療の ABC．大腸腺腫・大腸がん，42-53，最新医学社，大阪，2015
11）長廻　紘：大腸疾患の鑑別診断．医学書院，東京，1983
12）武藤徹一郎：炎症性大腸疾患のスペクトル．医学書院，東京，1986
13）Mescoli C, Albertoni L, D'incá R, et al：Dysplasia in inflammatory bowel diseases. Dig Liver Dis　2013；45：186-194
14）Harpaz N, Polydorides AD：Colorectal dysplasia in chronic inflammatory bowel disease：pathology, clinical implications, and pathogenesis. Arch Pathol Lab Med　2010；134：876-895
15）Odze R：Diagnostic problems and advances in inflammatory bowel disease. Mod Pathol 2003；16：347-358
16）Umeno J, Hisamatsu T, Esaki M, et al：A hereditary enteropathy caused by mutations in the *SLCO2A1* gene, encoding a prostaglandin transporter. PLoS Genet　2015；11：e1005581

Ⅲ．疾患別内視鏡像　［その他］

大腸腫瘍性病変の病理組織像

■ 通常型腺腫

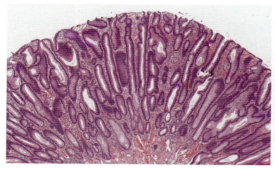
管状腺腫．異型腺管が規則正しく配列されている．

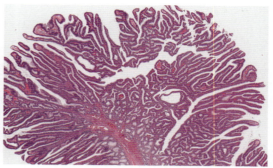
管状絨毛腺腫．異型細胞の管状絨毛状増殖を見る．

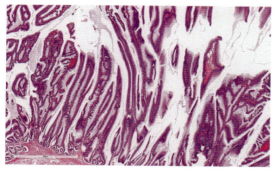
絨毛腺腫．異型細胞の絨毛状増殖を認める．

■ 通常型腺腫のグレーディング

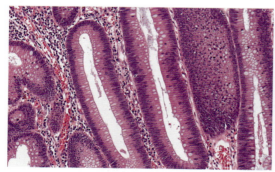
低グレード腺腫．核は低位に配列されている．

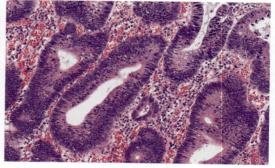
高グレード腺腫．核クロマチンの増量と多重化を認める．

大腸腫瘍性病変および腫瘍類似病変の病理組織像

■ 粘膜内癌

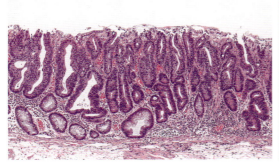

高分化粘膜内癌の弱拡大像．異型腺管の不規則な配列を認める．

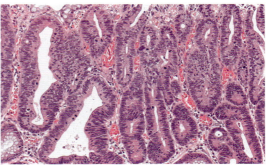

同 拡大像

■ 鋸歯状病変

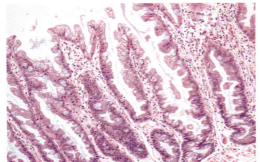

過形成性ポリープ．鋸歯状腺管を認める．

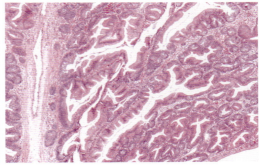

鋸歯状腺腫．好酸性細胞質と鉛筆状核を有する円柱細胞で構成されている．

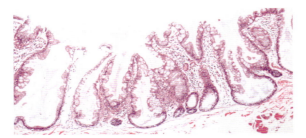

SSA/P．不規則な分岐と腺底部の拡張を認める．

Ⅲ．疾患別内視鏡像　［その他］

大腸腫瘍性病変および腫瘍類似病変の病理組織像

■ SSA/P

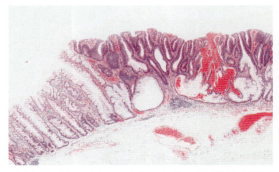

SSA/P with cytological dysplasia. 管状腺腫様構造を認める．

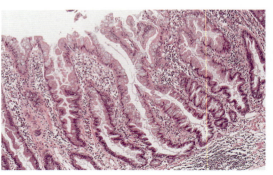

Cancer in SSA/P の SSA/P 部分

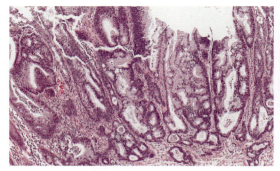

同　癌部分．中分化腺癌を認める．

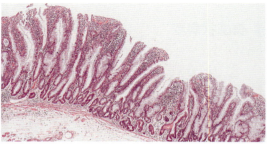

高グレード SSA/P もしくは SSA/P with serrated dysplasia ともいわれることがある．

■ 大腸癌

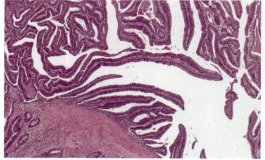

乳頭状腺癌．異型細胞の乳頭状増殖を認める．

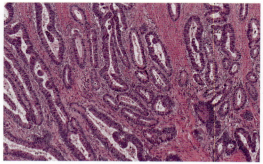

高分化腺癌．異型細胞の管状構造を認める．

大腸腫瘍性病変の病理組織像

大腸癌

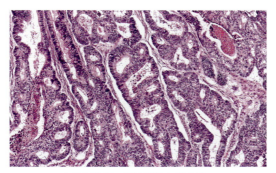
中分化腺癌．篩状構造を認める．

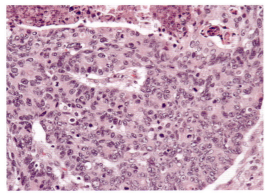
低分化腺癌（充実型）．充実性増殖を認める．

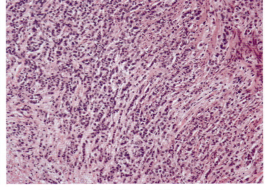
低分化腺癌（索状型）．索状増殖を認める．

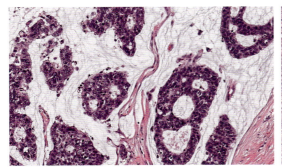
粘液癌．粘液湖形成と中分化腺癌浮遊を認める．

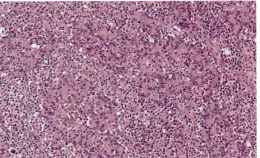
髄様癌．異型細胞の充実性増殖と炎症性細胞浸潤を認める．

Ⅲ．疾患別内視鏡像　[その他]

大腸炎症性病変の病理組織像

■ 潰瘍性大腸炎の生検の組織像

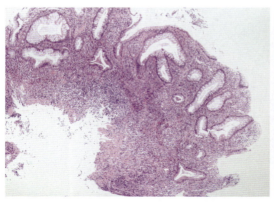

弱拡大像．陰窩の不規則な分岐像（ねじれ）と陰窩の減少を見る．間質には高度な炎症性細胞浸潤を見る．固有層深部には lympho-plasmacytosis を見る．

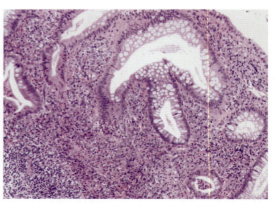

拡大像．高度な炎症性細胞浸潤とねじれを見る．

■ 潰瘍性大腸炎の寛解期の粘膜

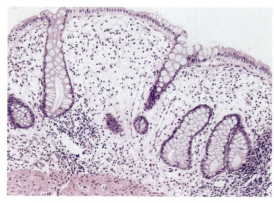

陰窩底部と粘膜筋板との距離の開大を見る．

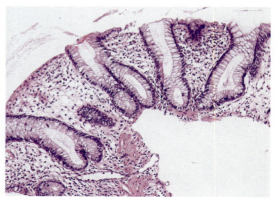

陰窩の不規則な分岐を見る．

366

大腸炎症性病変の病理組織像

■ 潰瘍性大腸炎の癌化例

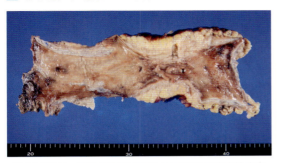

手術材料例．管腔の狭窄を認める浸潤性の潰瘍性病変を見る．

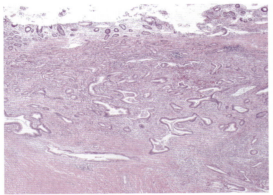

癌の弱拡大像．核が基底側に配置された不規則な異型腺管を見る．

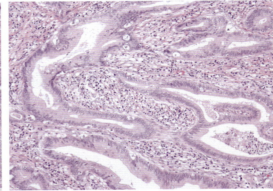

拡大像．核異型は軽度であるが，不規則な管腔形成を見る．

■ クローン病の生検像

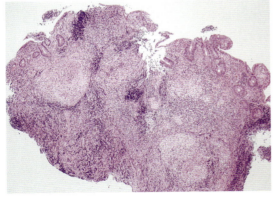

粘膜固有層に非乾酪性肉芽腫を複数認める．

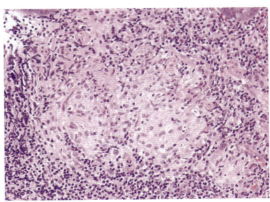

拡大像

Ⅲ．疾患別内視鏡像　[その他]

大腸炎症性病変の病理組織像

■ 虚血性腸炎の生検像

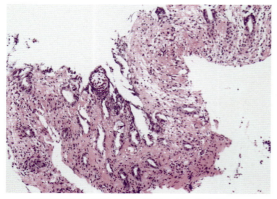

好酸性間質，陰窩細胞の変性，壊死像を見る．

■ アメーバ赤痢の生検像

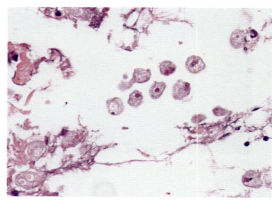

栄養型アメーバの付着と赤血球の貪食像がみられる．

■ 偽膜の組織像

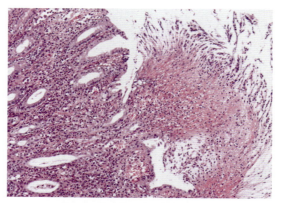

フィブリン，炎症性細胞などで構成される．

内視鏡医が知っておくべき肛門病変

松田　聡

 概　説

　大腸内視鏡検査を始める前には，まず布で覆われている患者の殿部，肛門部の視診と，直腸肛門指診が必須である．

　視診では病変があれば，その色調，しこり，腫脹，脱出の有無，病変の範囲，分泌物の有無をすばやく診て確認し記載する．肛門部ではやはり痔核，裂肛，痔瘻，腫瘤の存在を確認しておくことが第一である．

　次いで肛門指診を行い，肛門管が緩くないか，狭くないか，硬くないか，強い痛みがないか，などを診るが，示指だけでなく拇指と示指による双指診がより有効である（双指診：ゴム手袋を付けて，右示指にゼリーを塗布した後，肛門入口部にゼリーを塗って滑りを良くして，肛門管にそっと指を挿入する．右示指と拇指で内外肛門括約筋を挟んで，全周にその性状を調べる．しこりがあったり硬化していたら，血栓性外痔核や悪性腫瘍を，弾力性があって圧痛を伴うなら肛門周囲膿瘍を考える）．そして，直腸肛門部から，直腸深部へ十数 cm までを触診する．男性では前立腺の大きさ，硬さを，女性では子宮筋腫の有無，直腸腟壁の弛緩程度をチェックしておく．

　しかし，これらの一連の診察を数十秒ですませるべきである．肛門病変が発見されたら内視鏡検査中に直腸・結腸病変との関連性を考慮し，治療に関する検討をする．内視鏡医の守備範囲であれば改めて処置し，外科系のものであれば外科医に依頼する．ここで具体的な疾患（表）について解説する[1),2)]．

表　内視鏡医が知っておくべき肛門病変

1．痔核	7．肛門部悪性疾患
2．肛門周囲膿瘍	1）痔瘻癌
3．痔瘻	2）扁平上皮癌
4．裂肛	3）Paget 病
5．膿皮症	4）直腸肛門部癌浸潤による Pagetoid 現象
6．その他の肛門疾患	5）Bowen 病
1）尖圭コンジローマ	6）平滑筋肉腫
2）毛巣瘻	7）直腸 GIST
3）直腸瘤	8）肛門管癌
4）直腸脱	9）肛門部悪性リンパ腫
5）肛門ポリープ	
6）帯状疱疹	
7）壊疽性筋膜炎（Fournier 症候群）	
8）クローン病	
9）出産時裂傷	

各種肛門病変の特徴

1．痔　核
　　　肛門周囲の外痔核性皮垂が著明だったり，血栓性外痔核でしこりができていたり，嵌頓痔核では全周性に腫脹と脱出が著明である．

2．痔瘻・肛門周囲膿瘍
　　　肛門周辺の瘻孔や排膿をみたら，まずは肛門周囲膿瘍・痔瘻を考える．肛門後方の肛門挙筋が硬いときは深部痔瘻である．もし肛門部のむくみや深く掘れた裂肛を診たときはクローン病を考慮する．

3．裂　肛
　　　指診で痛みが強く，出血するときは裂肛で，肛門前後にできやすい．硬い皮垂や肛門ポリープを形成しやすい．肛門ポリープだけが脱出して目立つこともある．

4．膿 皮 症
　　　殿部にできる病変で比較的頻度が高く大切なものである．これは皮膚の慢性炎症であり，化膿性汗腺炎の形態をとることもある．肛門周辺から殿部にかけて黒ずんで，肥厚した皮膚病変で，痔瘻と鑑別しにくく，切開排膿後も外側に進展してゆき完治せず，痔瘻を高頻度に合併する．治療は切除して縫合する．広範囲のものは円形くり抜き法で切除したり，全層皮膚移植術を行う．

5．尖圭コンジローマ
　　　肛門周囲，肛門管に褐色または白っぽい疣（乳頭腫）が密集する疾患で，ヒト乳頭腫ウイルス（HPV）による性行為感染症である．最近HIV感染症との合併例が多くなってきたので，スコープ洗浄時に注意すべき疾患である．

6．肛門部悪性疾患
　　　痔瘻の瘻孔からゼリー状粘液性物質が出たら痔瘻癌を疑う．肛門縁に硬い痔核様硬結があれば扁平上皮癌（HPVが原因という報告もある）を，粘液状分泌物を出すしこりは肛門管癌を，肛門管で異常に黒っぽい痔核様病変をみたら悪性黒色腫を想定する．肛門周辺の赤褐色を帯びた難治性の肛囲皮膚炎をみたら，Paget病または，直腸肛門部癌の浸潤によるPagetoid現象を思い浮かべる．同じく，丘疹と鱗屑ではBowen病を疑う．
　　　以上いずれにしても，見慣れた病変と違う印象をもったら慎重に対処すべきである．

文　献
1）松田保秀：その他の肛門疾患．岩垂純一 編著：肛門疾患診療プラクティス．117-146，永井書店，大阪，2001
2）松田保秀，浅野道雄：その他の肛門良性疾患の診断と治療．外科治療　2003；89：659-666

　　＊本項は初版より第3版まで故 松田保秀が執筆し，第4版は松田　聡が改訂を行った．

内視鏡医が知っておくべき肛門病変

■ 痔核および痔核と間違いやすい疾患

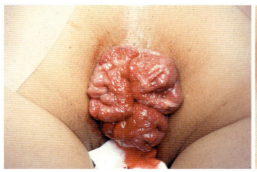

a：全周性の内痔核が拍動を伴って脱出・腫脹している．強くこすらなければ多量に出血することはない．

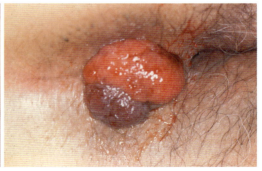

b：痔核のようにみえるが，直腸肛門部の直腸ポリープ（腺腫）である．括約筋に絞められて血行障害を起こし，一部変色している．

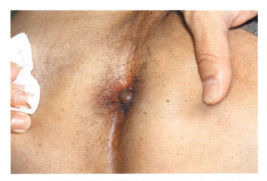

c：小豆粒ほどの血栓性外痔核である．意外と痛みが強い．

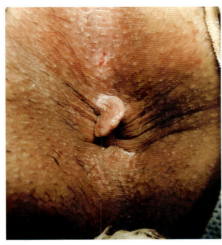

d：肛門皮垂．肛門右前方の軟らかい皮垂である．肛門部のべとつきとかゆみが特徴．裂肛の刺激で生じることも多い．

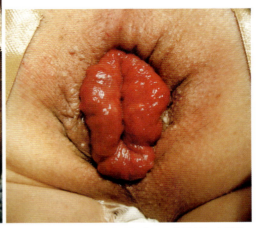

e：直腸粘膜脱．直腸脱と違って全周性に直腸粘膜が痔核のように脱出し，排便時はポタポタ出血する．

Ⅲ．疾患別内視鏡像　[その他]

内視鏡医が知っておくべき肛門病変

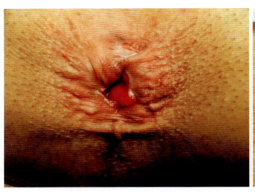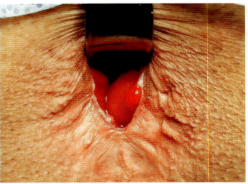

f：ホワイトヘッド肛門．
左：全周性の瘢痕状狭窄と粘膜脱がある．
右：皮膚と直腸粘膜が全周に縫合されていて肛門上皮が欠損している．

■ 肛門周囲膿瘍

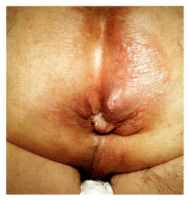

肛門後方から右側全体の膨隆と発赤，腫脹があり膿の貯留を思わせる．

■ 痔　瘻

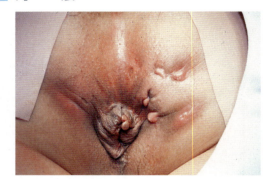

肛門周囲の右側に複数の二次口（外口）をもつ坐骨直腸窩痔瘻（複雑痔瘻）である．

■ 膿皮症

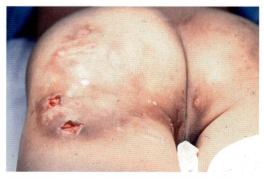

両側殿部，とくに左殿部に広範囲に変色し肥厚した感染病巣があり，排膿を認める．慢性的にゆっくり拡大していくので受診・治療が遅れる．

■ 裂　肛

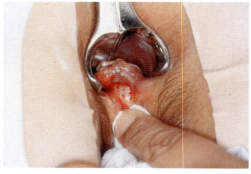

肛門前方に線維化した裂創がある．その奥にある肛門ポリープ状に腫大した痔核が排便時に引っ張られて慢性的な裂創を生じ，そのために痔核がさらに腫大するという悪循環を繰り返している（症候性裂肛）．

内視鏡医が知っておくべきその他の肛門病変

尖圭コンジローマ

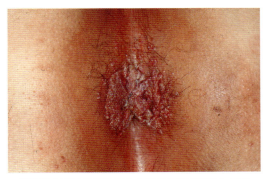

肛門部全周に集簇性で白色調の疣贅が発生しており，肛門縁が見えない．湿潤して痒みを伴い徐々に拡大する．性行為感染症の一つとして頻度が高く重要な疾患である．

毛巣瘻

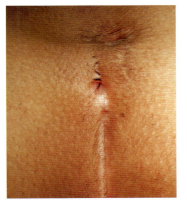

尾骨の後方で正中線上に化膿性しこりと，排膿する瘻孔があり，数本の毛髪が陥入する．

直腸瘤

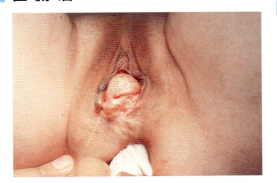

中高年の女性で排便時に肛門・膣部の膨らみを伴うものであり，便が出口まではくるが，それ以上力んでも出ないという典型的な症状を呈する．排便障害の最大の原因である．

直腸脱

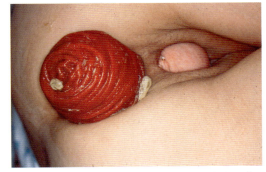

肛門括約筋のトヌスが低く，力ませると大きく脱出する．確実な診断は，怒責診で行う．この症例は膣脱，子宮脱もあった．

直腸脱

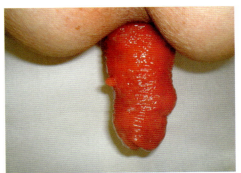

15 cm の長さに直腸が脱出している．ポリープも認められるが，脱出の先端はもともと直腸 S 状結腸部の粘膜である．

肛門ポリープ

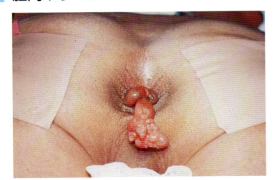

肛門歯状線の肥大乳頭が刺激を受けて大きく伸びたものである．裂肛の副産物としてよくできるが，悪性変化はしない．

III．疾患別内視鏡像　［その他］

内視鏡医が知っておくべきその他の肛門病変

◼ 肛門帯状疱疹

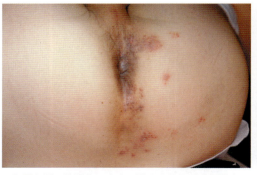

肛門左側に片側的に水疱，膿疱を伴う疱疹が散在している．時期が過ぎると黒く変色してくる．発疹前から神経痛様疼痛がある．

◼ 壊疽性筋膜炎（Fournier 症候群）

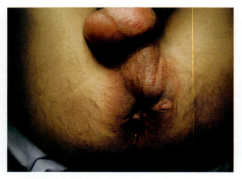

陰嚢が発赤腫脹し，会陰部に膿瘍の貯留を認める．

◼ クローン病

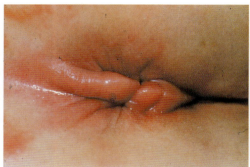
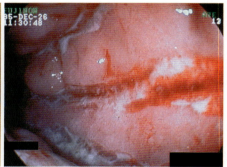

中年女性で，肛門周囲皮膚が浮腫状に腫大し，一部痔瘻形成もある．右は同症例の直腸縦走潰瘍である．

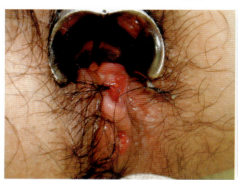
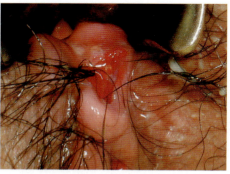

クローン病における下掘れ裂肛．

拡大写真．不整形の潰瘍を認める．

374

内視鏡医が知っておくべきその他の肛門病変

■ クローン病

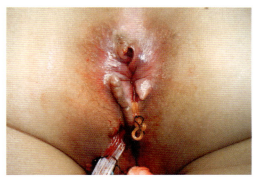

多発する瘻口．複雑な瘻管と浮腫状の皮膚肥厚が特徴的．

■ 出産時会陰裂傷

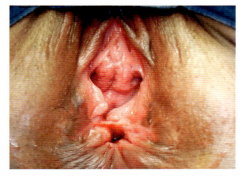

膣と肛門が一体となっている．会陰筋・肛門括約筋は完全に断裂している．

内視鏡医が知っておくべき肛門部悪性疾患

■ 痔瘻癌

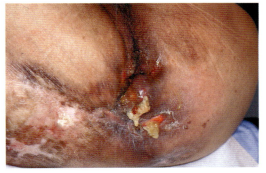

肛門後方で，硬い手術瘢痕から粘液物質が出てきている．痔瘻が断続的に十数年活動していた．

■ 扁平上皮癌

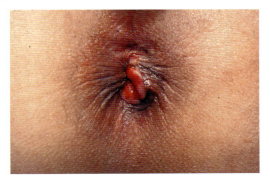

肛門左後方に出血を伴い痛みの少ない裂肛様の病変がある．周囲の組織と明らかに硬さが違うので，生検をした結果，診断がついた．

■ Paget 病

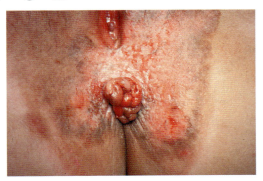

肛門・膣部を中心に，やや赤みを帯びた鱗屑を伴う湿疹様病変があり，表面は平滑なところと細顆粒状のところがある．Paget 細胞の検出が決め手である．

Ⅲ．疾患別内視鏡像　[その他]

内視鏡医が知っておくべき肛門部悪性疾患

■ Pagetoid 現象

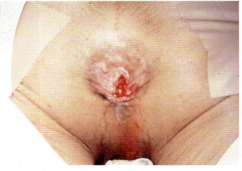 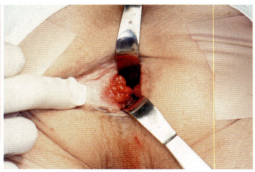

a：左側を中心とする肛門周辺の湿疹を思わせる色素沈着と肛門皮膚の浮腫状変化がある．

b：肛門左前方寄りの直腸肛門部に癌腫（腺癌）があり，癌細胞の浸潤が肛門皮膚に及んでいるために，あたかも Paget 病の皮膚外観を有するものである．

■ 肛門管癌

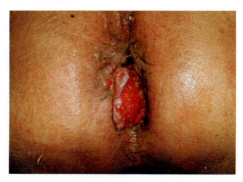

肛門後方の肛門管粘膜から発生した高分化腺癌であった．硬くて易出血性である．

■ 肛門部悪性リンパ腫

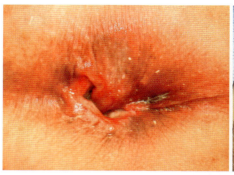 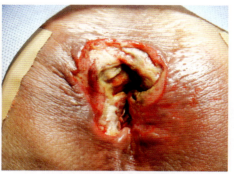

肛門出血，疼痛，分泌物で来院．不整形潰瘍と治癒傾向に乏しい肉芽が認められる．

3カ月後．急速に潰瘍が増大し次第に肛門管全周の上皮が融解し，肛門外へ病変が拡大した．

●索 引 （太字の頁には，症例画像があることを示す）

和　文

あ

アーチファクト　**231**
アウエルバッハ神経叢　46
アフタ　**144, 185, 191**
　――様潰瘍　**200**
　――様大腸炎　191, **194**
　――をきたす疾患　191
アミロイドーシス　**248**
アメーバ
　――性大腸炎　**329**
　――腸炎　**207, 272**
アメーバ赤痢　**196, 223, 236**
　――の生検組織像　**368**
　――の病理組織　**360**
アレルギー性紫斑病　**269**
悪性黒色腫の大腸転移　**227**
悪性リンパ腫　**156, 185, 194,**
　246, 259
　――の分類　305
　AIDS を背景とした――　**273**
　肛門部――　**376**
亜有茎性　**143**
淡い発赤　**215, 234**

い

イマニチブメシル酸塩　308
インジゴカルミン　55, **80, 84**
インフォームド・コンセント　29
異所性膵（小腸）　**256**
院内・施設内感染　326

う

打ち抜き潰瘍　**210, 267**
打ち抜き状アフタ様病変　**196**
打ち抜き様潰瘍　**182**

え

エルシニア腸炎　**196, 329**
会陰裂傷　**375**
壊死型虚血性腸炎　**252**
壊疽性筋膜炎　**374**
鉛管状変形　**238, 247**

お

円形，類円形潰瘍　**200**
炎症性腸疾患関連腫瘍　114
炎症性ポリープ　**203, 252**
　多発性――　**157**
炎症性ポリポーシス　**252**

お

横行結腸中央屈曲部　44

か

カプセル内視鏡　65
　――の偶発症　66
　――の読影　75
カルチノイド
　大腸――　**161**
　直腸――　**173, 221**
　直腸――腫瘍の EUS 像　**135**
カンジダ症　**272**
カンピロバクター腸炎　**208,**
　329
回腸 MALT lymphoma　**62**
海綿状血管腫　**162, 223, 237,**
　338
回盲部の打ち抜き潰瘍　**210**
回盲弁　44
　――小帯　45, **46**
潰瘍性大腸炎　**157, 184, 197,**
　235, 247
　――（Matts）　**316, 319**
　――（Mayo スコア）　317
　――（UCEIS）　317
　――（炎症性ポリープ）　**224**
　――（膿性粘液を伴う小潰瘍）
　206
　――（深掘れ潰瘍）　**206**
　――活動期　177, **224, 315**
　――活動期内視鏡所見分類
　314
　――癌化　**367**
　――寛解期　**176, 224**
　――寛解期粘膜　**366**
　――関連腫瘍性病変　**358**
　――サーベイランス内視鏡

　114
　――診断基準　314
　――随伴腫瘍　288
　――の生検組織像　**358, 366**
　――の内視鏡所見　313
　――の病理診断　357
潰瘍瘢痕のひだ集中　**169**
架橋ひだ　**144**
拡大内視鏡観察　**91**
過形成性ポリープ　**158, 298,**
　354
　――の病理組織像　**363**
下行結腸　43
家族性大腸腺腫症　295
　――の多発大腸腺腫　**164**
　――非密生型　**304**
　――密生型　**304**
家族性大腸ポリポーシス　258
活動性腸結核　**176**
顆粒細胞腫（大腸）　**161**
陥凹
　――内隆起　186, 188, **189,**
　190
　――辺縁　179
　――面　179
　吸引による――　**182**
　著明な――　**188**
鉗子触診　311
感染性腸炎　**183, 251**
　――の好発部位　327
　――の分類　326
乾酪肉芽腫　357
関連痛　21
肝彎曲部　44

き

キシロカイン　32
偽憩室　**176, 242**
偽膜性(大)腸炎　**194, 226, 334**
　――回復期　**183**
　――の病理組織　**360**
偽膜の組織像　**368**
吸引による陥凹　**182**

377

索　引

牛眼像　143
急性出血性直腸潰瘍　184, 201
　　──との鑑別　202
局所麻酔薬　32
虚血性（大）腸炎　184, 195, 211,
　225
　　──一過性型　338
　　──壊疽型　338
　　──急性期　242, 332
　　──治癒期　332
　　──と腸管出血性大腸菌腸炎と
　　の鑑別　202
　　──の重症度分類　330
　　──の縦走潰瘍　242
　　──の生検組織像　368
　　──の病型　330
　　──の病理組織　360
　　──瘢痕期　242, 332
鋸歯状腺腫　158, 220, 354
鋸歯状病変の組織診断基準　355
緊満感　151, 152, 153, 186,
　188, 189, 190

く

クッションサイン　144, 163,
　167, 222, 223, 311
クラミジア腸炎　195
クリスタルバイオレット　55, 84
クリップ法　347
クローン病
　　──肛門病変　321, 374, 375
　　──上部消化管病変　321, 323
　　──診断基準　320
　　──と腸結核の鑑別　359
　　──の生検組織像　367
　　──の病理所見　357, 359
クローン病（小腸）
　　──アフタ　262, 324, 325
　　──アフタの縦走配列　262
　　──敷石像　324, 325
　　──縦走潰瘍　324, 267, 325
　　──びらん　262
　　──不整形～類円形潰瘍　324,
　325
クローン病（大腸）
　　──アフタ　197
　　──アフタ（縦走傾向を有する）
　185, 197
　　──アフタ（縦列する）　321

　　──活動期　225
　　──寛解期　177
　　──敷石像　203, 321, 322
　　──縦走潰瘍　185, 203, 242,
　321, 322
　　──初期病変　197
　　──不整形潰瘍　204
　　──不整形潰瘍（縦列する）
　321, 322
空気量　34, 168
偶発症全国調査　31

け

下血　25
血管拡張症　337, 338
血管性病変　336
血管透見の消失　228, 231, 234
結節集簇病変　152
結腸過長例　50
結腸ひも　46
結腸膨起　46
下痢　23
　市中感染性──症　326
原因不明消化管出血　68, 69
顕微内視鏡観察　91

こ

コントラスト法　55, 78, 84
紅暈　192
広角内視鏡　103
抗癌剤起因性大腸炎　334
抗凝固薬　32
抗コリン薬　32, 36
高周波超音波細径プローブ　129
後出血　32
抗生物質起因性大腸炎　333
　　──（急性出血性）　202
硬度可変式スコープ　37
肛門縁　42
肛門管　42
　　──癌　376
肛門指診　369
肛門周囲膿瘍　370, 372
肛門帯状疱疹　374
肛門皮垂　371
肛門部視診　369
肛門部扁平上皮癌　375
肛門ポリープ　373
鼓腸　25

弧の硬化　190
孤立性直腸潰瘍　350

さ

サーベイランス内視鏡　114
サイトメガロウイルス腸炎
　204, 268
サルモネラ腸炎　183, 208, 209,
　251, 329
臍形成　144
山梔子　340
蚕食像　144

し

シングルバルーン内視鏡　57
　　──の挿入方法　59
痔核　370, 371
色素拡大観察　83
色素内視鏡観察　78
色調の変化　214
軸保持短縮法　50, 64
持続性刺激痛　22
持続性鈍痛　22
下掘れ潰瘍　199, 200
脂肪腫　163, 222
　小腸──　257
島状粘膜残存　144
島状隆起　144
若年性ポリープ　160, 220
若年性ポリポーシス　304
縦走潰瘍　199, 200, 359
縦走狭窄　238
周堤隆起　145
絨毛　62
　　──所見　61
　　──の萎縮　62
重力方向と病変の位置関係　54
宿便性潰瘍　201, 202
出血
　　──性大腸炎　334
　原因不明消化管──　68, 69
術後吻合部狭窄　244
術前マーキング　347
受動湾曲スコープ　64
腫瘤　26
消化管間葉系腫瘍　308
消化管血管腫　237
消化管ポリポーシス　148
上行結腸　44

378

小腸潰瘍　264
小腸カプセル内視鏡　65，73
　──用 FICE　70
小腸カルチノイド　**258**
小腸癌隆起型　**259**
小腸結核　260，263，268
小腸血管腫　**257**
小腸脂肪腫　**257**
小腸腺腫　258
小腸内視鏡挿入観察法　56
小腸のアフタ・びらん　260
小腸の色素拡大観察　62
小腸の色素内視鏡観察　62
小腸の内視鏡観察　61
小腸隆起性病変　**254**
小腸リンパ管腫　**256**
静脈硬化性虚血性腸炎　209，
　339
静脈硬化性大腸炎　226，236
静脈麻酔　32，36
痔瘻　370，**372**
　──癌　359，370，**375**
心因性疼痛　22
深在性嚢胞性大腸炎　350
伸展不良　**186**，190

す

スクリーニングにおける NBI の
　有用性　101
スコープの洗浄・消毒　38
髄様癌の病理組織像　**365**

せ

性感染症　327
生検　105，**253**
　──で生じた線維化　253
　完全──　253
成人 T 細胞白血病（ATL）　**209**
　──/リンパ腫（びまん型）
　307
切除断端　291
尖圭コンジローマ　274，370，
　373
鮮血便　25
穿孔　33
仙骨腫による直腸圧排　245
染色法　55，79，84
前処置　35
洗腸剤　36

疝痛　22

そ

側方発育型腫瘍の分類　277，283，
　284
狙撃生検　114

た

タール便　25
ダブルバルーン内視鏡　57
　──の挿入方法　59
体位変換　53
帯状潰瘍　199
台状挙上　145，186
大腸 NBI 拡大内視鏡所見分類
　→JNET 分類を見よ
大腸癌
　──のハイリスク群　295
　──の病理組織像　**364**
　──のリスクファクター　295
大腸癌治療ガイドライン　286，
　296
大腸癌取扱い規約　276，291
　──の組織分類　353
大腸鋸歯状病変
　──の病理組織像　**363**
　──の分類　298
大腸憩室炎　**251**
大腸腫瘍の肉眼型分類　277
大腸進行癌
　──1 型　157，219，285
　──2 型　157，211，241，
　246，285
　──2 型（Ⅰs＋Ⅱc 様）　172
　──2 型（Ⅱa 様）　172
　──2 型（Ⅱa＋Ⅱc 様）　219
　──3 型　157，285
　──4 型　157，285，248，
　249，250
大腸腺腫
　──0-Ⅰp　150
　──0-Ⅰs　150
　──0-Ⅰsp　216
　──0-Ⅱa　231
　──0-Ⅱa（LST-NG）　175，
　217
　──0-Ⅱb　232
　──0-Ⅱc　216，232
　──Ⅱc 様　181

　──の病理組織像　**362**
大腸内視鏡挿入観察法　48
大腸粘膜内癌の病理組織像　**363**
大腸の区分　276
大腸の血管支配　46
大腸の正常組織　**47**
大腸の走行　41
大腸の部位別解剖　41
大腸表在癌
　──0-Ⅰp　153，278
　──0-Ⅰp（決潰を伴い 2 型進
　　行癌へ移行中）　152
　──0-Ⅰs　153，154，155，
　190，279
　──0-Ⅰs（決潰を伴う）　151
　──0-Ⅰs＋Ⅱc　185，186，
　188，189，190，281
　──0-Ⅰsp　151，212，217，
　222，278
　──0-Ⅰsp＋Ⅱc　151
　──0-Ⅱa　156，186，279
　──0-Ⅱa＋Ⅰs　282
　──0-Ⅱa＋Ⅱc　155，170，
　171，187，218，235，280
　──0-Ⅱa＋Ⅱc（LST-NG）
　175
　──0-Ⅱb　279
　──0-Ⅱc　181，280
　──0-Ⅱc（LST-NG）　233，
　234
　──0-Ⅱc＋Ⅰs　281
　──0-Ⅱc＋Ⅱa　170，280
　──0-Ⅱc＋Ⅱa（LST-NG）
　218
　──の治療方針　286
　──ひだ集中変形　241
大腸ポリポーシスの分類　302
大腸隆起性病変　146
滞留　66，74
たこいぼ状潰瘍　207
たこいぼ状隆起　143
たこいぼびらん　**196**
脱気水充満法　129
多発性炎症性ポリープ　157
炭酸ガス（CO_2）　34
単純性潰瘍　**210**
　──の病理組織　360
　腸型ベーチェット病・──（小
　腸）　267

379

索　引

断層イメージング　91

ち

地図状発赤　239
遅発性出血　32
遅発性穿孔　33
虫垂開口部　45
超音波細径プローブ　129
超音波内視鏡　→EUS を見よ
腸型ベーチェット病・単純性潰瘍
　（小腸）　267
腸管外腫瘍による圧迫　245
腸管子宮内膜症　245
　　（S 状結腸）　165
　　――と転移性大腸癌との鑑別
　　245
腸管出血性大腸菌腸炎　202,
　251, 329
腸管嚢胞性気腫症　164
腸管ベーチェット病　182, 210,
　241
　　――の病理組織　360
腸間膜脂肪織炎　250
腸結核　197, 272, 329
　　――（小腸）　260, 263, 268
　　――（盲腸）　183
　　――アフタ様小潰瘍　205
　　――回盲弁上の潰瘍　205
　　――活動期　243
　　――治癒期　243
　　――輪状潰瘍　243
　　活動性――　176
　　陳旧性――　176
直腸 S 状部　42
直腸肛門部の直腸ポリープ　371
直腸静脈瘤　223, 339
直腸脱　373
直腸粘膜脱　371
直腸横ひだ　42
直腸瘤　373
陳旧性腸結核　176

つ

通常観察　91

て

転移性小腸癌（肺癌）　259
転移性大腸癌　160, 250
点墨法　347

と

動静脈奇形　336, 338
特発性腸間膜静脈硬化症　340,
　341, 342

な

内視鏡検査の適応と禁忌　29
内視鏡処置具の再生処理　40
内視鏡切除後の瘢痕　241
内視鏡的摘除後外科的追加腸切除
　287
内視鏡的摘除後の T1 癌の治療方
　針　286
内臓痛　21

に

ニフレック　36
日本住血吸虫症　226

ね

粘液癌の病理組織像　365
粘液洗浄　55
粘血便　25
粘膜下腫瘍　223
　　――の EUS 像　135
粘膜橋　203, 252
粘膜集中　155
粘膜脱症候群（MPS）　165, 201,
　350
　　――EUS 像　136
　　――潰瘍型　165, 201, 352
　　――と cap polyposis　167, 351
　　――隆起型　165, 352

の

膿皮症　370, 372

は

バーキットリンパ腫　246
ハウストラ
　　――の異常　169
　　――の消失　177, 209, 224
　　――の変形　176
バウヒン弁　44, 45
　　――上の脂肪腫　163
パテンシーカプセル　66
パラチフス　211
バルーン内視鏡による観察　61

バルーン内視鏡の原理　56
白色光　91
白斑　151, 153
箱根 pit pattern シンポジウム
　87, 288
抜去方法　53
発熱の分類　27
半月ひだ　46
　　――の消失　238
瘢痕萎縮帯　197
反応法　79

ひ

ピコプレップ　36
ビジクリア　36
非乾酪性肉芽腫　359, 367
ひだ集中　144, 168, 170, 171,
　172, 173, 174, 186, 241
　　処置に伴う――　169
ひだのひきつれ　176, 234
ひだ乗り上げ所見　169, 175
非特異性多発性小腸潰瘍症　265
　　――の病理組織　360
びまん性大細胞型 B 細胞性リンパ
　腫（DLBCL）　246, 259, 307
日和見感染症　271, 327
びらん　191
　　――をきたす疾患　191
脾彎曲部　43

ふ

深掘れ潰瘍　206, 241, 267
腹水　26
腹痛　21
腹部膨満感　25
腹壁圧迫　50
腹膜刺激痛　21
不整形潰瘍　200, 206, 208, 209

へ

ペニシリン　225
平滑筋腫の EUS 像　137
便秘　23

ほ

ポリペクトミー後遺残再発　173
ホワイトヘッド肛門　372
放散痛　21
放射線性腸炎　247, 339

発赤　215
　淡い――　215，234

ま

マイスネル神経叢　46
マグコロール　36
マントル細胞リンパ腫（混合型）　307
まだら色を呈する病変　220
末梢性T細胞リンパ腫（混合型）　307

む

無茎性　143
無名溝消失　181

め

メッケル憩室　270
　――翻転　256
メラノーシス　220

も

モニタリング　36
モビプレップ　36
毛細血管拡張　162
毛巣瘻　373
盲腸　45

や

薬剤性潰瘍　269
薬剤性小腸炎　261，263
薬剤性大腸炎　225，251，333
　――の分類　333

ゆ

有茎性　143

ら

ランソプラゾール　344

り

リーベルキューン陰窩　46
リンチ症候群　295
リンパ管腫　163
　――（小腸）　256
　――のEUS像　136
リンパ濾胞過形成　195
旅行者下痢症　326
輪状潰瘍　176，199，200，268
輪状狭窄　238

れ

レーザー内視鏡　119
裂肛　370，372

ろ

濾胞性リンパ腫　259
　――（MLP型）　306

欧　文

A

aループ法　50
abdominal distension　25
abdominal fullness　25
ACF（aberrant crypt foci）　312
　――との異同　158
adenoma-carcinoma sequence　295
AFI（autofluorescence imaging）　91，116，125
　――による腫瘍・非腫瘍の鑑別　126
　――による大腸ポリープ拾い上げ診断　125
AIDSとの鑑別　223
AIDSの下部消化管病変　271
angioectasia　337
aphtha　144
Auerbach's plexus　46
AVM（arteriovenous malformation）　336

B

B細胞リンパ腫　305
Bauhin弁　44，45
BLI（Blue LASER Imaging）　91，119
　――-bright　119
BRBN（blue rubber bleb nevus）症候群　237
bridging fold　144
bull's eye appearance　143

C

cap polyposis　167，348，349
Capillary pattern　108
CEAS（chronic enteropathy associated with *SLCO2A1* gene）　265，270
CEST（Capsule Endoscopy Structured Terminology）　70
*c-kit*遺伝子産物　308
Clostridium difficile　326，333
　――感染症　329

C

CMSEP（colonic mucosubmucosal elongated polyp）　164
cobblestone appearance　203，359
colicky pain　22
colitic cancer/dysplasia　114
　――に対するNBI・色素拡大内視鏡　116
collagen band　343
collagenous colitis　343，345
　――の縦走潰瘍　242，346
Colon Tumor NBI Interest Group　111
Conventional Endoscopy　91
Cowden病　304
Cronkhite-Canada症候群　304
CT colonography　240
cushion sign　144

D

DBV（dilated and branching vessel）　109
delle　144

381

索　引

discrete ulcer　228
DLBCL（びまん性大細胞型 B 細胞リンパ腫）　**246**，**259**，**307**

E

ECO（expanded crypt opening）　109
EMR 後遺残再発　**174**
EMR 後瘢痕　**174**，**221**
encroachment　144
EndoCapsule®　73
EndoCapsule10®　76
Endocytoscopy（EC）　138
　――-CAD（computer-aided diagnosis system for EC）　139
　――と NBI の併用　**139**
　――分類（大腸）　**139**
　――を用いた自動診断システム　139
EUS（endoscopic ultrasonography）　129
　――による深達度診断　**132**
　――による正常大腸の壁構造　132

F

FAP（familial adenomatous polyposis）　295
fibromuscular obliteration　165
FICE（Flexible spectral Imaging Color Enhancement）　91
fold convergence　144
Fournier 症候群　**374**

G

GIST（gastrointestinal stromal tumor）　308
　小腸――　**63**，**257**，**308**，**311**
　大腸――　**161**
　大腸――の特徴　**309**
　直腸――　**311**

H

haustra coli　46
hematochezia　25
Henoch-Schönlein 紫斑病　**269**
herpes simplex virus（HSV）感染症　272

HFUP（high-frequency ultrasound probes）　129
Houston's valves　42
hyperplastic polyp　298

I

idiopathic mesenteric phlebosclerosis　340
IEE（Image-Enhanced Endoscopy）　91
IgA 血管炎　**269**
inverted hyperplastic polyp　**187**
islet-like nodule　144

J

JNET（The Japan NBI Expert Team）　92，292
　――分類　97，108，111，292，**293**，**294**
　――分類と BLI 拡大内視鏡観察　121，293

K

Kaposi 肉腫　**273**
KIT レセプター　308
Kohlraush ひだ　42

L

LCI（Linked Color Imaging）　119
LST（laterally spreading tumor）　276，277，**283**，**284**
　――の細分類　277，283，284
Lynch syndrome　295

M

magnifying endoscopy　91
MALT リンパ腫　**62**，**306**
marginal swelling　145
Matts 分類　316，**319**，358
Mayo スコア　317
Meissner's plexus　46
meshed capillary（MC）vessel　107
meteorism　25
microscopic endoscopy　91
moth-eaten appearance　144
MPS（mucosal prolapse syndrome）　→粘膜脱症候群を

見よ
Mycobacterium avium complex（MAC）感染症　272

N

NBI（Narrow Band Imaging）　91
　――による潰瘍性大腸炎サーベイランス内視鏡　115
　――による腫瘍・非腫瘍の鑑別　106
　――によるスクリーニング　101
　――による組織型・深達度診断　111
　――のシステム条件設定　96，97
NET（neuroendocrine tumor）　**173**，**221**
NICE 分類（NBI International Colorectal Endoscopic Classification）　92，97，108，111
NK/T 細胞リンパ腫　305
non-lifting sign　**253**
NPG（non polypoid growth）　212
　――の隆起型　**186**，**189**
NSAIDs 潰瘍　196，201，243
NSAIDs 起因性小腸炎　263，269
NSAIDs 起因性大腸炎　333，335
NSAIDs 腸炎　182

P

Paget 病　**375**
Pagetoid 現象　376
PCI（pneumatosis cystoides intestinalis）　**164**
pedunculated（I p）　143
Peutz-Jeghers 症候群　**304**
　――の小腸ポリープ　258
Peutz-Jeghers ポリープ　**160**
PG（polypoid growth）　212
PillCam SB3　65
pit pattern 診断　83
pit pattern 分類　288，**289**
　――V I 型　87，**289**，**290**
　――V N 型　87，**289**
　開 II 型――　166，288，299，**300**，**301**

382

R

radiating pain　21
RAPID ワークステーション　66
referred pain　21
right turn shortening　50

S

S 状結腸　**42**
　　──から下行結腸への屈曲部
　　43
　　──捻転症　**244**
　　──の走行　43
SD junction　43
semilunar fold　46
semipedunculated（I sp）　143
serrated adenoma　**158**
SSA/P（sessile serrated ade-
　noma/polyp）　103, 124, 288,
298, **300**, 354, **363**, **364**
　　──with cytological dysplasia
　298, **364**
　　──の NBI 所見　109
　　──の病理組織像　**363**, **364**
　cancer in──　298, 301, **364**
sessile（I s）　143
SM 浸潤距離の実測法　296
Spaulding の分類　38
stalk invasion　**152**
standard precausion　38
surface pattern　93, 292

T

telangiectasia　**162**
teniae coli　46
tomographic endooscopy　91
traditional serrated adenoma
　（TSA）　298, 354

U

UCEIS　317
ulcer mound　145

V

varioliform of erosive gastritis
　143
vessel pattern　93, 292
visceral pain　21

W

white light endoscopy　91
WHO の組織分類（大腸腫瘍性病
　変）　353
worm eaten appearance　193,
　197

改訂第4版
内視鏡診断のプロセスと疾患別内視鏡像
　　　　　　　　　　　　　　　　　[下部消化管]

2005 年 10 月 10 日	第 1 版 1 刷発行
2007 年 2 月 1 日	第 2 版 1 刷発行
2010 年 3 月 1 日	第 2 版 3 刷発行
2011 年 10 月 25 日	第 3 版 1 刷発行
2012 年 9 月 25 日	第 3 版 2 刷発行
2018 年 3 月 10 日	第 4 版 1 刷発行

監　修　田尻　久雄
編　集　田中　信治, 長南　明道, 武藤　　学
発行者　増永　和也
発行所　株式会社　日本メディカルセンター
　　　　東京都千代田区神田神保町 1-64（神保町協和ビル）
　　　　〒101-0051　TEL 03（3291）3901 ㈹
印刷所　三報社印刷株式会社

ISBN978-4-88875-303-6
ⓒ2018　　乱丁・落丁は，お取り替えいたします.

本書に掲載された著作物の複製・転載およびデータベースへの取り込みに関する許諾権
は日本メディカルセンターが保有しています.

JCOPY ＜出版者著作権管理機構　委託出版物＞

本書のコピーやスキャン等による無断複製は著作権法上での例外を除き禁じられています. 複製され
る場合は, そのつど事前に, 出版者著作権管理機構（電話 03-3513-6969, FAX 03-3513-6979, e-mail：
info@jcopy.or.jp）の許諾を得てください.